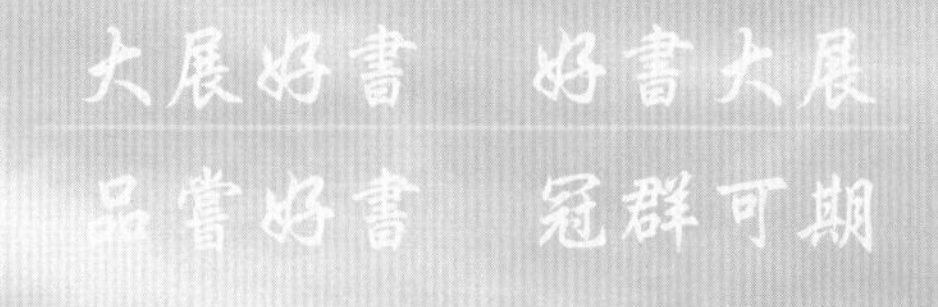
大展好書　好書大展
品嘗好書　冠群可期

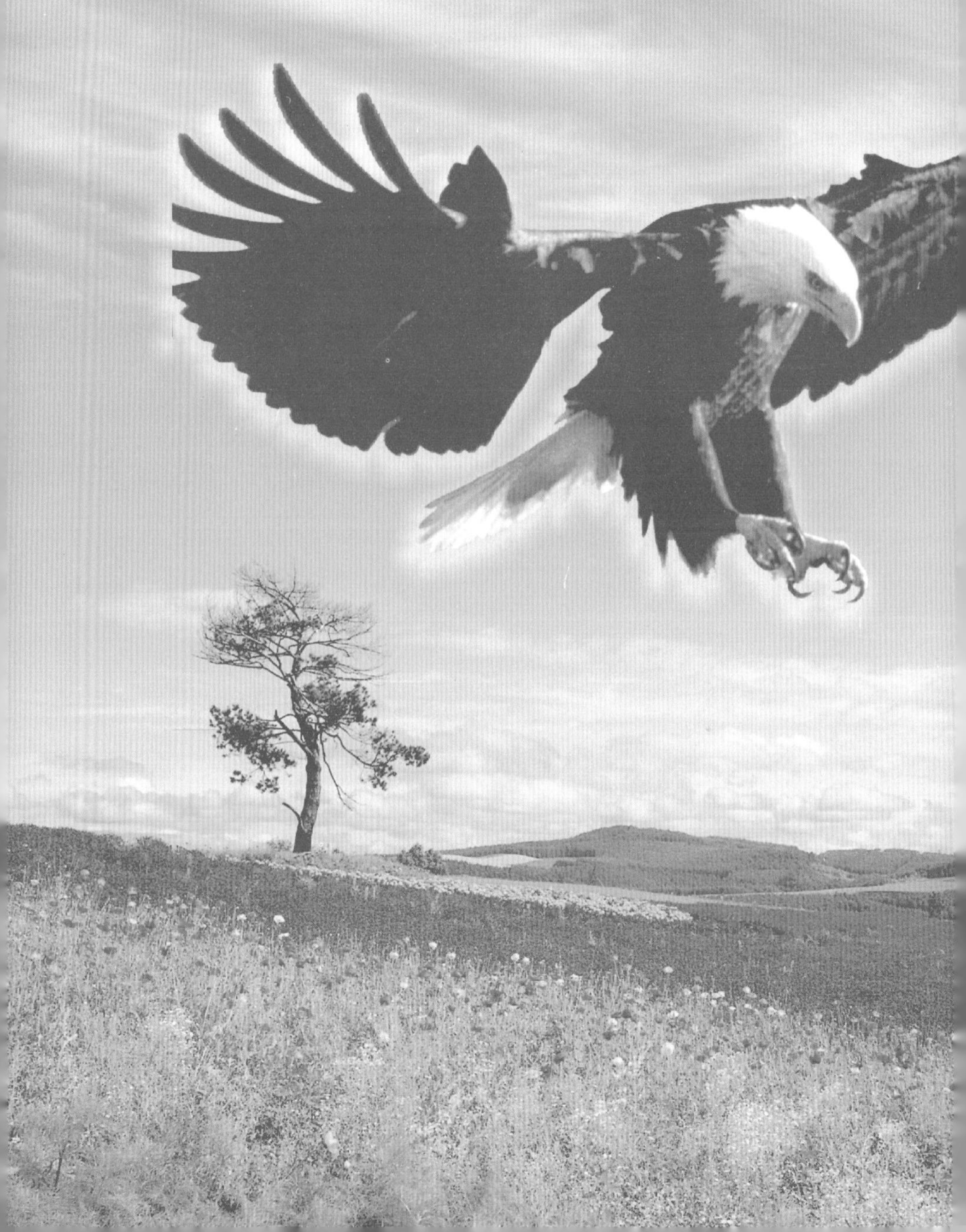

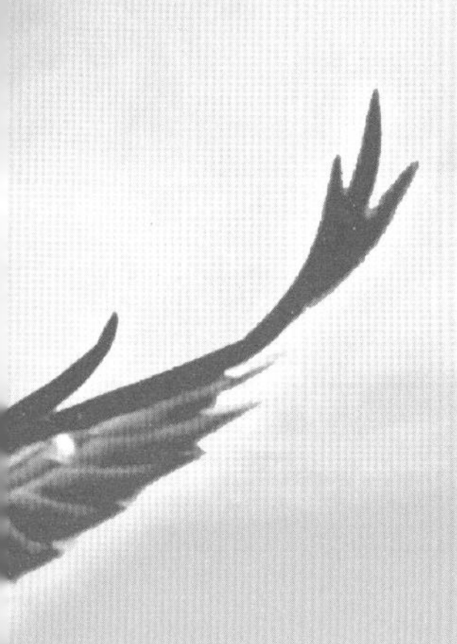

中醫保健站 101

施今墨
對藥臨床經驗集

呂景山　著

大展出版社有限公司

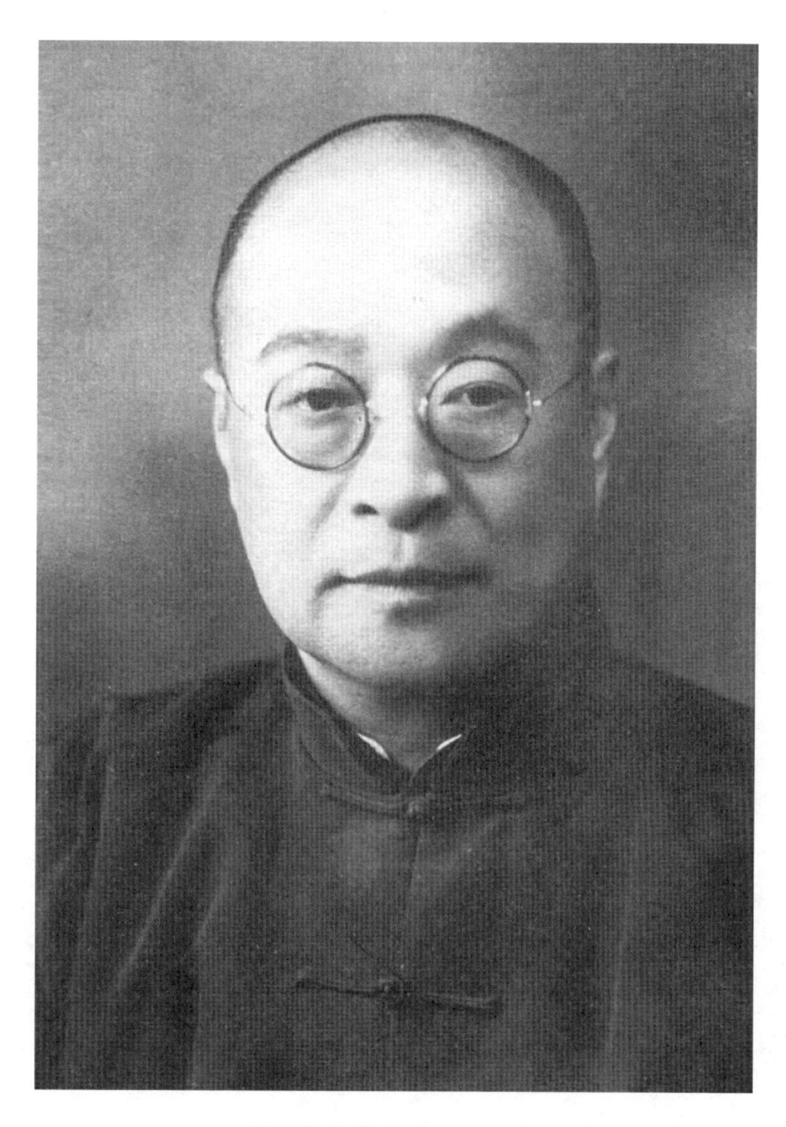

恩師施今墨（1881-1969）

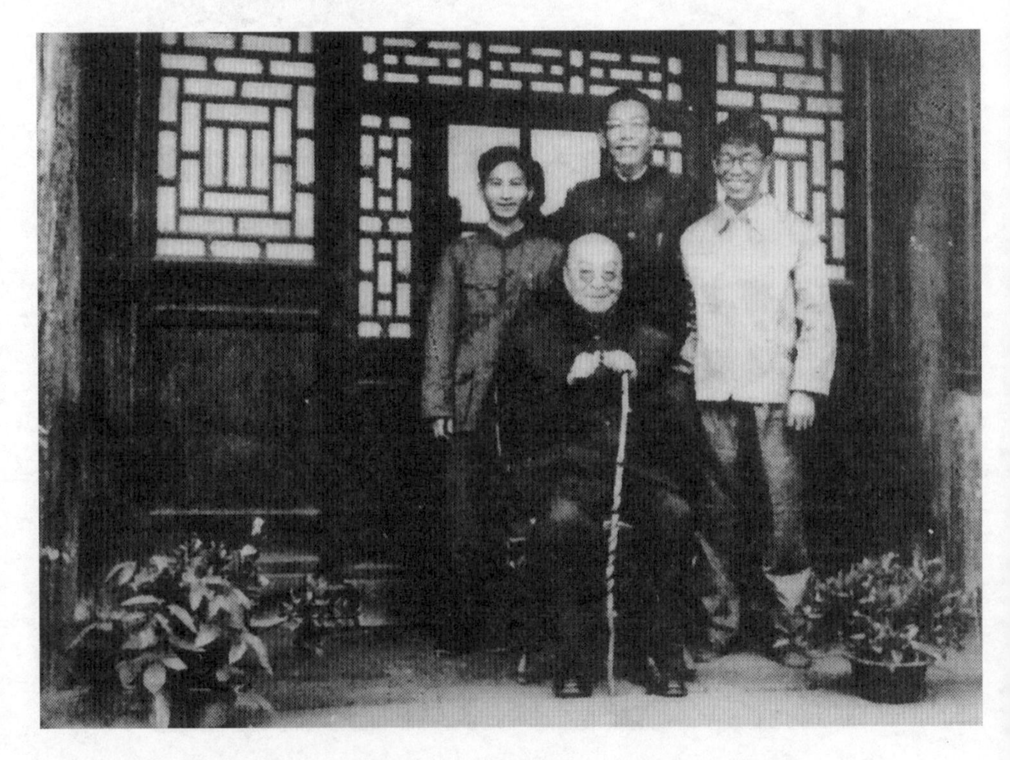

師生合影（中為施今墨，左起呂景山、祝諶予、呂仁和）

一九六二年五月初游龍江之
鏡泊湖作成五截句并序
[illegible] 施今墨
山疊青山湖套水陸愛泥古
來者何須更覓桃源路勝
境天然一畫圖 湖
多楊號春緣不必風光旋映
來中遠林染層巒原无光路
終峰迴又一湖
鏡開艷頭秀方塘通芝漏
西來鄉六收湖山層黑樂有
詩還說貫如來
絕少水鄉饒為地此湖必有
何湖淹漫氣為都相視通珠
不同濤金珠
山形曲曲水彎彎百里風程是
往還處處湖名宜勿稍將
鏡泊易遙環
古今來凡治病有效之方劑無不建
并辯證法的規律即是以言觀能動性
發今於家觀事實作出判斷的決定學
術一切證都使之並後由量到質發
展有到長而已
一九六二年初夏 今墨隨筆

施今墨手稿

（一）

南京药学院

吕景山同志编著《施今墨药对临床经验集》是一本饶有兴味和实用意义的学习资料，对于后学来说可以作为学习中药和方剂的桥梁工作。无论古方的桂麻、姜附、硝黄，时方的荆防、银翘、桃仁等，都是構成处方的相须相使合理配伍，由此而進研究方剂学的配合规律，不是更好些吗？

葉橘泉

一九八二年四月

电话号码：3201　第　頁

註：叶橘泉先生为中国科学院学部委员、南京药学院副院长。

葉橘泉教授評語

北齊徐子才曾有《药對》一書之作，惜已亡佚。吕景山同志整理施師及前人经验，编写為《施今墨对药》一书，根据药物作用分為廿四类。这样，不仅填補了自南北朝迄今一千四百多年以来药物配伍书籍的空白，而且將對药应用学，指导臨床起着重要的作用；对豐富祖国医学内容，是一个有意義的貢献。

周鳳梧　于山东中医学院

一九九六年十二月廿五日

周鳳梧教授評語

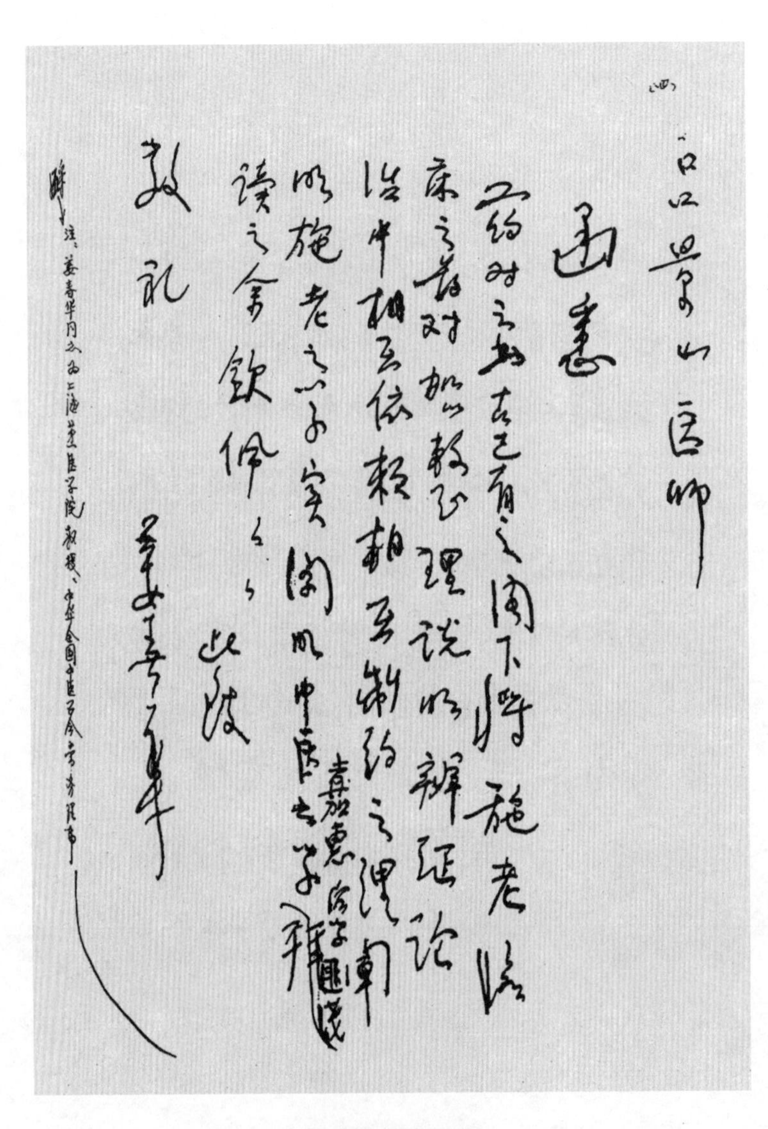
（四）

呂景山醫師：

函悉。藥對之書，古已有之，閣下將施老臨床之藥對，又加以整理，說明辨證論治中相互依賴、相互制約之理，闡明施老之心得，實開風氣，中醫之學嘉惠後學，讀之令人欽佩之至。此致

敬禮

姜春華

附注：姜春華同志為上海中醫學院教授、中華全國中醫學會常務理事

姜春華教授評語

北京中医学院公用笺

山西人民出版社科技编辑室：

吕景山同志：

来信及書均收到，谢谢！

《对药》《虚证论》两書，编写的方式，排印的质量，都是很好的，主要是具有临床实用價值，宜其不胫而走。既是两本好書，适合广大读者需要，肯定会一版再版，风行于世。为了进一步提高质量，谨提出以下两点不成熟的意見，谨供参考。

一、编写方面：各个对药的解说，都本着性味功能和配伍作用进行分析，这是本書最成功的，但个别药味似失之于泛。如谓花椒与苍术能治寒湿内蕴，脘腹冷痛，泄泻日久不愈，舌苔白腻厚浊，女子寒湿带下，这是对证的，因为两者之性，辛温辛热，最能散寒胜湿。惟以中下焦虚寒，摆在首位，便应多加考虑。因为虚寒证，只是元阳的不足，是白术附子的治疗范围。元阳大虚，而用如此辛散之品，似欠确切。从舌苔来看，所治是阳虚而寒湿盛者，单是虚寒证，不会出现这样舌苔。因此，两药所

字第　　号　（复信时务请写明发文编号）

任應秋教授評語（一）

北京中医学院公用笺

治殊非虚寒所宜，不如不提虚寒为好。又前言过于简略，既是施老的宝贵经验，应该提高到理论上加以发挥，才对广大读者更有启发作用。

二、出版方面：两本书的排印和装帧，基本上是好的。大三十二开本，落落大方，百寿图封面设计，亦觉典雅。惟美中亦略有不足之处，如：①版式的左右两方有的篇页不太齐齐。②标点符号排得过稀。③墨色偏大，290页两面透了。④有的字丁，过于老化，全书的"量"字都模糊不清。⑤封面设色过深，题签应再靠上靠边一些。⑥书里的扉页可以不用图案，或用极浅色的。⑦图像应摆在扉页之后。（《虚证论》的安排的次序是对的）

《虚证论》的版式不如《对药》，最突出的是差不多每页都有用一个人名占了四行以上的空白，这样既不好看，亦浪费。

以上都是外行话，敬希原谅，敬祝多编好书，多出好书！

任应秋 1983.2.10.北京

字第　　　号　　　（复信时务请写明发文编号）

任應秋教授評語（二）

呂景山同志：寄来大作《施今墨对药临床经验集》粗阅一遍，我觉得你对施老临证遣药之妙处颇有领会，尤其是又得到祝谌予同志的亲为教导，理解颇深，更可贵的是你主观努力钻研，确有很多发挥之处，诚为佳作，此书可惠及后学，特贺。

祝你和同志们好！

哈荔田

注：哈荔田同志为天津市卫生局副局长、天津中医学院院长、教授、中华全国中医学会副会长，卫生部医学科学委员

哈荔田教授評語

福建中醫學院

景山同志：

来信并惠赐《施今墨对药临床经验集》一册，均收到谢谢！该书确如祝谌予老先生在序言中所说，此书之作，堪称今之《药对》。我认为初学中医者，在临床之际，能手此一编，对处方遣药，帮助甚大。至於您整理和搜集施老的经验，裨益后学，实非浅鲜！也可以说为中医事业的大厦作了添砖添瓦的努力。特此致贺！

祝谌予老先生处，仍为致意！

耑复並致

敬礼！

赵棻启

1983.3.31.

注：赵棻同志系福建中医学院院長、教授。

趙棻教授評語

我阅读了吕景山付主任医师主编，
山西人民出版社出版的"施今墨
对药临床经验集"一书以后，觉得
本书颇具特色。

1. 总结了我国名老中医临床用药
的经验，特别是处方中应用对药配
伍所产生的独特功效，可以增强
临床中药治疗效果。

2. 现今出版的中药学书籍中，有论述
"对药"的，但均零星叙述或附带涉及，
不够全面。古人曾有《药对》专书，惜已
佚传。吕景山编写的这本书填补了对
药的空白，使施老临床运用对药经
验不至失传。

3. 本书搜集施老对药配伍，较为详
尽，数量为他书之冠，分类详尽，查阅方
便。对药物单味功能、伍用功能及其
主治叙述较详，因而具备了系统性

葉廷珖教授評語（一）

和科学性。

4. 介绍对药中"经验"一项，为施老用药经验之精华所在，颇为可贵。这是本书特色之一。

因此，我认为本书是近年来出版的中药学书籍中较好的一本，也是受到广大中医界读者欢迎的一本书。

兰州医学院
中医教研室 任教授 叶廷珖

1983.4.11. 于兰州

葉廷珖教授評語（二）

第　　頁

药物疗法是中医治病手段的主流，汉以前已积累不少经验。《神农本草经》及张仲景著作，是中医药治史上一个飞跃。明代李时珍《本草纲目》举世闻名，是中药学的集大成者。自古及今，由单味药到复方，由复方到辨证论治，是中医药学从实践中发展的主要途径。复方释义，绝大多数是来自实践中使用药物的配伍得当，历代本草学及医案中，说及某药配某药如[illegible]，某药配某药又如何者，更绝大多数是经验之谈。施老是现代有远见卓识的著名中医，从文献到自己心得，将药物配伍的宝贵经验传播后学，弥足珍贵。吕景山医师花了不少精力，既发挥施老经验，又从其中寻找中药配伍规律，写成《施今墨对药临床经验集》，精切实用

20×15=300　　梁乃津稿紙

梁乃津教授評語（一）

第　頁

口徐之才《药对》已不可得见、《得配本草》又失语焉不详。是书之出、既裨益临床、又开阔学习研究中药的道路和方法、循此有步骤地进一步做中药配合应用的临床和实践工作，是一件极有意义的事业。

梁乃津 1983.9.6。於广州。

注：梁乃津为广州中医学院首任教务长

20×15=300　　梁乃津稿紙

梁乃津教授評語（二）

祝序

先師施今墨精於辨證，善於用藥。嘗云：「臨證如臨陣，用藥如用兵。必須明辨證候，詳慎組方，靈活用藥。不知醫理，即難辨證；辨證不明，無從立法；遂致堆砌藥味，雜亂無章。」

古人原以單味藥立方，即謂之單方，後來體會出藥物之配合運用較之單味藥增強療效，所以後世才有七方之分類，充分體現出藥物配伍的功效。

施今墨先生處方時，常常雙藥並書，寓意兩藥之配伍應用。其間有起到協同作用者，有互消其副作用專取所長者，有相互作用產生特殊效果者，皆稱之為對藥。余曾於施先生臨床用藥中積累百數十對藥，講授於北京中醫學院。景山先生當時在學，後又為我助手，也曾侍診於施今墨先生。經其潛心研究，重新整理，加以注釋，說明對藥之功用，在臨床使用頗為方便。北齊徐之才在前人《雷公藥對》一書基礎上，增修撰成《藥對》一書（已佚），其寓意亦是藥物配伍之運用。景山先生之作，亦可謂今之《藥對》矣！

現因索要此對藥之人甚多，遂由山西人民出版社出版，以適應廣大醫務人員之需要。

祝諶予　序於北京

自序

《施今墨對藥臨床經驗集》自1982年10月由山西人民出版社出版發行以來，深受廣大讀者的厚愛，並於1983年榮獲全國優秀科技圖書一等獎，也是當年中醫類圖書中唯一的一等獎。正如當時的科技圖書評審委員會主任沈鴻在發獎大會上所說：「這是一本好書，好就好在實用，不存在過時的問題。」中醫老前輩葉橘泉教授對本書也曾給出這樣的評價：「《施今墨對藥臨床經驗集》是一本饒有興味和實用意義的學習資料，對於後學來說，可以作為學習中藥和方劑的橋梁工作。無論是古方的桂麻、薑附、硝黃，時方的荊防、銀翹、桃紅等，都是構成處方的相須、相使，合理配伍，由此而進行研究方劑學的配伍規律不是更好嗎？」本書受到廣大同道的一致稱贊，更被諸多臨床醫生作為必備的臨證參考書閱讀、收藏。

回顧歷史，當年的好書依然在閃耀著她的智慧光芒。在新時代下，是書由山西科學技術出版社有限責任公司以原著形式出版，讓更多的中醫同仁再次學習並深入領會施老的對藥經驗，在幫助臨床中醫師提高處方用藥水準的同時，也使得優秀的中醫文化得到了有效的傳承與弘揚。這既是筆者的中醫初心，也是時代的要求。

呂景山

前言

中國醫藥學是一個偉大的寶庫。中藥學又是偉大寶庫的重要組成部分。它是我國勞動人民長期與疾病做抗爭過程中的經驗總結。為繼承發揚中國醫藥學遺產，謹將著名老中醫施今墨先生臨床用藥配伍的經驗，並結合自己的心得、體會，整理成冊，取名為《施今墨對藥臨床經驗集》。

該書收編對藥282對，按照藥物的功能和主治，分為24類，每組對藥的編排順序如下：

一、對藥：即每對對藥的組成。本書所載之對藥，有為前賢已用者，有為施老獨創者，多係臨床經驗所得，甚為珍貴。

二、單味功用敘述每種藥物的性味、歸經、功能、主治（在另一章節如有重複者從見前頁）。

三、伍用功能著重論述兩味藥物配伍的功能、作用。這種作用，有相互協助增強藥力者，有相互制約消其副作用而展其長者，有為兩味合用另生其他作用者，有為溝通之作用者，等等。總之，二藥相合，有其相互促進，相互制約，相互依賴，相互轉化之意義。

四、主治：即對藥的主治證、主治病，亦是本組對藥的適應範圍。

五、常用量：是指臨床上常規用的分量。我們認為，臨證之際，應根據病人的具體情況，予以靈活掌握，隨證加減。

六、服用法除有特殊用法（如研末沖服、布包煎服、先煎、後下等）加以注明之外，一律為水煎服。

七、經驗：在引證前人經驗的基礎上，側重闡述施老之經驗，同時也記述了我們的體會，以便加深對對藥的理解與運用。

本書在編寫過程中，得到有關同志的大力支持和協助，特別是祝諶予老師、李介鳴老師抽暇審閱初稿，在此一併致謝。

呂景山

目錄

第一章　疏風解表、清熱退燒類

第二章　芳香化濁、清熱祛暑類

第三章　疏表透疹、解毒止癢類

第四章　和表裏、調氣血類

第五章　止汗類

第六章　清熱解毒、消腫止痛類

第七章　通竅亮音、療耳鳴類

第八章　化痰止咳、下氣平喘類

第九章　益胃止渴、健脾降糖類

第十章　醒脾開胃類

第十一章　健脾和胃、降逆止嘔類

第十二章　瀉下通便類

第十三章　健脾止瀉、固精止遺類

第十四章　理氣解鬱、行滯消脹類

第十五章　活血化瘀、止血止痛類

第十六章　寧心安神療失眠類

第十七章　平肝息風、鎮靜鎮驚類

第十八章　降血壓類

第十九章　強心止痛類

第二十章　利水消腫、利濕排膿類

第二十一章　通竅亮音、療耳鳴類

第二十二章　補肝腎、強筋骨類

第二十三章　祛（疏）風除濕、通絡止痛類

第二十四章　其他類

第一章　疏風解表、清熱退燒類

一、麻黃　桂枝

【單味功用】

麻黃味辛、微苦，性溫。入肺、膀胱經。本品中空而浮，長於升散。它既能發汗散寒而解表，用於治療外感風寒，以致惡寒發熱、頭痛鼻塞、無汗、脈浮緊等表實證；又能散風止癢、散邪透疹，用於治療麻疹透發不暢以及風疹身癢等症；還能宣肺平喘、利尿消腫，用於治療風寒外束、肺氣壅閉，以致咳嗽氣喘、胸悶不舒以及水腫兼見表證者。另外，還可溫散寒邪，以治風濕痹痛、陰疽痰核諸症。

桂枝味辛、甘，性溫。入心、肺、膀胱經。本品為肉桂的嫩枝，體輕、色赤，有升無降。它既能解肌發表、調和營衛、溫陽化氣、利水消腫，用於治療體弱表虛、外感風寒，症見發熱、惡風、微有汗出而表證不解者；又治心脾陽虛、水濕內停，以致胸脅支滿、心悸、氣短，以及浮腫、小腹脹滿、小便不利等症；又能橫行手臂、溫經通脈、祛風除濕、宣通閉阻、散寒止痛，用於治療胸陽不振、心血瘀阻，以致胸膈不利、胸滿悶痛、痛引肩背、心悸、氣短、脈結代等症；又治風寒濕邪侵襲經絡而引起的關節疼痛，以及婦女經寒瘀滯、月經不調、閉經、痛經諸症。

【伍用功用】

麻黃辛溫氣薄，中空外達，善行肌表衛分，開腠理散寒邪，開玄府以發汗；桂枝辛溫發散，色赤入營，解肌以和營，協同麻黃入於營分，隨麻黃又出於血分，以引營分之邪達於肌表，令汗出而解。二藥伍用，發汗解表，善治風寒感冒，惡寒發熱，頭、身疼痛之表實證，為辛溫解表之重劑。

【主 治】

1. 感冒風寒，以致發熱、無汗、惡寒、怕風、頭身疼痛之表實證。

2. 風寒濕邪所致之痹痛諸症。

3. 表邪壅盛，陽氣不得宣發，而致咳喘諸症。

【常用量】

麻黃 3 ～ 6 克；桂枝 6 ～ 10 克。

【經 驗】

麻黃、桂枝伍用，出自仲景《傷寒論》麻黃湯。用於治療太陽病風寒在表之表實證，風、寒、濕三氣所致之痹證以及冷風哮嗽。

麻黃、桂枝配伍，為辛溫解表重劑，其開腠理散寒邪之作用最強。嘗治高寒地區患者，冬日深夜外出，被大寒所襲，惡寒發熱，四肢疼痛，不能轉動，用麻黃湯一劑而解。此時麻黃開玄府行衛氣，桂枝解肌表和營氣同時並重。若以治痹痛，則用桂枝溫經散寒，並以通血脈為主，而麻黃解風寒宣衛氣為輔（麻黃配桂枝治痹痛，仍以風寒痹痛為宜，或佐以附子、防風，其效更佳）；用以治喘，則麻黃為之專功，而須以麻黃為主矣。

二、荊芥　防風

【單味功用】

荊芥味辛，性溫。入肺、肝經。生用發汗祛風解表，治感冒風寒，症見發熱惡寒、無汗、頭痛、身痛等症，又能透發麻疹，治麻疹透發不暢諸症；炒用則入血分，可止血祛風，治衄血、便血、崩漏等症。另外，本品還可用於治療瘡瘍初起而有表證者。

防風味辛、甘，性微溫。入膀胱、肝、脾經。本品浮而升，為祛風聖藥。它既可治風寒之感冒，發熱惡寒、頭痛、身痛諸症，又可治風熱之感冒，症見發熱惡寒、目赤、咽痛等症；還能祛風濕而止痛，治風濕痹痛等症。防風炒用，也有止血之功，可用於治療便血、崩漏等症。

【伍用功用】

荊芥芳香而散，氣味輕揚，性溫而不燥，以辛為用，以散為功，偏於發散上焦風寒，炒黑入藥，又入於血分，可發散血分鬱熱。防風氣味俱升，性溫而潤（昔謂：「風藥之潤劑」），善走上焦，以治上焦之風邪，又能走氣分，偏於祛周身之風，且能勝濕（凡風藥皆能勝濕）。二藥伍用，相輔相成，並走於上，發散風寒，祛風勝濕之力增強。

【主　治】

1. 四時感冒，見發熱惡寒、無汗、頭身疼痛等症。

2. 風疹（類似蕁麻疹）、皮膚瘙癢症。

3. 瘡瘍初起諸症。

【常用量】

荊芥 6 ～ 10 克；防風 6 ～ 10 克。

【經 驗】

荊芥、防風伍用，名曰荊防散。《本草求真》說：「荊芥……不似防風氣不輕揚，祛風之必入人骨肉也，是以宣散風邪，用以防風之必兼用荊芥者，以其能入肌膚宣散故耳。」

荊芥發汗散寒之力較強，防風祛風之功較勝。二藥參合，既能發散風寒，又能祛經絡中之風熱，故凡四時感冒，症見惡寒怕風、發熱無汗、全身疼痛之症，均可配伍應用。施老認為，若屬外感表證，用麻桂（辛溫發表重劑）嫌熱、嫌猛，用銀翹嫌寒時，荊防（辛溫發表輕劑）用之最宜。

三、蔥白淡豆豉

【單位功用】

蔥白味辛，性溫。入肺、胃經。本品生辛而散，熟甘而溫，外實中空，升多降少，功專發散，既能疏散風寒、發汗解肌（發汗之力較弱），用於治療感冒風寒輕證；又能明目利竅通便、通陽氣而散陰寒，用於治療氣血凝聚致頭昏頭痛，寒凝氣滯致腹脹腹痛，以及膀胱氣化失司而小便不利等症。

淡豆豉為豆科植物大豆的成熟種子經加工發酵而成。

製法有二：①通常於夏季將黑豆洗淨、蒸熟，攤在席上，用桑葉、鮮青蒿蓋在上面，使發酵成黃色後取出，去其桑葉、青蒿，拌以清水，放入甕內，封口置於露天曬三星期，然後取出曬乾備用。②每百斤黑大豆，用蘇葉、麻黃各四斤，水浸汁，將黑豆煮透，藥汁煮乾，倒於竹匾內，曬至八成乾後，裝入大罎內，夏季三天、冬季五天，待其充分發酵，取出曬至將乾，再行蒸透，然後曬乾收存備用。本品前一製法，味辛、甘、微苦，性寒；後一製法，味辛，性微溫。它既能發散表邪、透邪外達，用於治療四時感冒，症見發熱、惡寒、惡風、頭痛等症；又能散鬱清熱除煩，用於治療熱性病後期的餘熱未盡，以致胸中煩悶、虛煩不眠等症。

【伍用功用】

蔥白辛而帶潤，溫而不燥，升多降少，入肺宣散，發汗解肌，以通上下之陽；淡豆豉氣味俱降，祛風散熱，利水下氣，活血解毒，散鬱除煩。二藥伍用，一升一降，直通上下左右，通陽發汗，解表散邪，祛風散寒。二藥參合，通陽發汗而不傷陰，更無寒涼遏邪之慮。清代張璐云：「豆豉吐虛熱懊，得蔥則發汗。」可謂二藥相合，相得益彰矣。

【主　治】

外感病初起，邪在衛分者，症見惡寒發熱（或微惡風寒）、頭痛、四肢酸痛、苔薄白、脈浮數，或鼻塞、咳嗽等。

【常用量】

蔥白 3～10 克，或 2～5 寸；淡豆豉 6～12 克。

【經　驗】

蔥白、淡豆豉伍用，出自《肘後方》蔥豉湯。用於治療感冒風寒初起，頭痛鼻塞，邪輕病微者；亦治溫病初起，而有惡寒者。

筆者認為，二者參合，以解肌發汗，可代麻黃湯之用。清代張璐謂：「本方藥味雖輕，功效最著，凡虛人風熱，伏氣發溫，及產後感冒，靡不隨手獲效。」

四、桑葉　桑枝

【單味功用】

桑葉為桑樹的葉子，又叫冬桑葉、霜桑葉。其味苦、甘，性寒。入肺、肝經。

本品質輕氣寒，輕清發散，既能疏散在表之風熱；又能清泄肺熱、滋肺燥、止咳嗽，用於治療外感風熱之發熱、頭痛、咽喉腫痛、咳嗽等症；還能散風熱、清肝熱，用於治療肝經風熱，或實火引起的眼睛流淚、紅腫澀痛等症。另外，還可涼血止血、烏鬚黑髮，用於治療血熱吐血、髮鬚早白、脫髮諸症。

桑枝為桑樹的嫩枝，故又叫嫩桑枝。其味苦，性平。入肝經。本品長於祛風活絡、通利關節、利水消腫，用於治療周身風熱癢疹、膚乾欠潤、風濕痹痛以及經絡瘀滯所致的關節疼痛、筋脈拘攣、四肢麻木等症。

【伍用功用】

桑葉質輕氣寒，輕清發散，長於疏表邪、散風熱、涼血滋燥、清肝明目；桑枝長於通絡道、行津液、利關節、祛風除痹止痛。桑葉以散為主，桑枝以通為要。二藥伍用，疏通兼備，清熱疏風解表，祛風通絡止痛益彰。

【主　治】

1. 外感初起，見身熱不甚，頭痛，周身不適、疼痛等症。

2. 風濕痹痛、四肢拘攣、關節疼痛等症。

3. 風熱癢疹等症。

【常用量】

桑葉 6 ～ 10 克；桑枝 15 ～ 30 克。

【經　驗】

桑葉、桑枝伍用，善治四時感冒諸症。若風寒較甚，與荊芥、防風伍用；若風熱較重，與銀花、連翹參合，其效更著。

五、梔子　淡豆豉

【單味功用】

梔子又名山梔。其味苦，性寒。入心、肝、肺、胃、三焦經（入心、肺、三焦為主）。本品生用瀉火（內熱用仁，表熱用皮），炒黑止血，薑汁炒止煩嘔。它既能清瀉三焦之火邪而除煩，用於治療熱病心煩、鬱悶不舒、躁擾不寧等症；又能清肝明目，以治肝熱目赤腫痛等症；還能清熱解毒、清利濕熱，用於治療濕熱黃疸、脅肋脹滿、疼痛、發熱、納呆、尿少色黃等症。另外，還能清熱瀉火、涼血止血，用於治療血熱妄行所致的吐血、衄血、尿血諸症。

淡豆豉（見第 35 頁）。

【伍用功用】

梔子味苦氣寒，輕飄向肺，色赤入心，善瀉心肺之邪熱，使其由小便而出，又善解三焦之鬱火而清熱除煩。本品炒後入藥，既能走血分，以清血分之熱；又能出於氣分，以清氣分之熱，可謂氣血兩清是也。豆豉色黑，味苦氣寒，經蘇葉、麻黃煮水浸製之後，其氣由寒轉溫，故能發汗開腠理，宣透表邪，散鬱除煩。梔子突出一個「清」字；豆豉側重一個「解」字。二藥伍用，一清一解，清解合法，發汗解肌，宣透表邪，清泄裏熱，解鬱除煩甚妙。

【主　治】

1. 外感風熱或溫病初起諸症。

2. 熱性病後期，餘熱未清，以致胸中煩悶、躁擾不寧、失眠等症。

【常用量】

梔子 4.5 ～ 10 克；淡豆豉 6 ～ 10 克。

【經　驗】

梔子、淡豆豉伍用，出自漢 ・ 張仲景《傷寒論》梔子豉湯。用於治療傷寒汗、吐、下後，虛煩不得眠，反覆顛倒，心中懊者。《本草求真》說：「煩屬氣，躁屬熱。仲景梔子豉湯用梔子以治肺煩，用香豉以治腎燥。又用梔子作吐藥，以散膈上之邪。即經所謂高者因而越之是也。故梔子豉湯吐虛煩客熱，瓜蒂散吐痰食宿食。」

我們體會，不論普通感冒，還是流行性感冒之發燒者，均宜施用。尤其用於治療外感初熱，凡以銀翹散或荊防之類熱不退，而心下鬱煩不適者，即應手取效。

施老治外感病，以「清」和「解」為要法。清是清熱，解為解表。即臨證一面清裏，一面解表。根據患者的臨床表現，參以脈象、舌苔，辨清寒熱的比重，分別給予三分清七分解，或五分清五分解，或七分清三分解，方可收到事半功倍之效。此二藥雖然簡單，一以梔子之清，一以淡豆豉之解，亦示後人治外感之大法也。

六、桑葉　菊花

【單味功用】

桑葉（見第 37 頁）。

菊花味辛、甘、苦，性微寒。入肝、肺經。本品質輕氣涼，為疏風清熱之要藥，用於治療外感風熱，溫病初起之頭痛、發熱等症；又能清肝瀉火、平降肝陽，用於治療肝陽上擾、頭痛頭暈、肝火上攻、目赤腫痛等症；還能清熱解毒，用於治療瘡瘍腫毒諸症。

【伍用功用】

桑葉質輕氣寒，輕清發散，能升能降，為疏散風熱、宣肺泄熱、潤肺止咳之要藥；菊花質輕氣涼，輕清走上，善疏風清熱、清肝明目。桑葉長於散風，菊花長於清熱。

桑葉清疏之力較強，菊花清疏之力較弱。故二藥協同為用，疏風清熱、解毒退燒、清肝明目、潤肺止咳效力增強。

【主　治】

1. 風熱感冒，風溫初起，身熱不甚，有汗表不解，咳嗽，口微渴者。

2. 肝陽上擾，或風熱為患，所引起的頭暈、頭痛、目赤腫痛等症。

【常用量】

桑葉 6 ～ 10 克；菊花 6 ～ 10 克。

【經　驗】

桑葉、菊花伍用，為辛涼解表之劑，出自清・吳鞠通《溫病條辨》桑菊飲。用於治療風溫咳嗽。筆者體會，桑葉長於散風，菊花長於清熱。二藥參合，散風清熱、解表退燒之力加強。故凡四時感冒，證屬風熱者，或風溫初起，有汗表不解等症，用之均有良效。

七、金銀花　連翹

【單味功用】

金銀花又名忍冬花、銀花、二花、雙花。其味甘，性寒。入肺、胃、心、脾經。本品質體輕揚，氣味芬香。它既能清氣分之熱，又能解血分之毒，且在清熱之中又有輕微宣散之功，故善治外感風熱，或溫病初起、表證未解、裏熱又盛的病證。同時，金銀花的清熱解毒之力頗強，又能涼血而解毒熱，故可用於治療瘡瘍腫毒、咽喉腫痛、瀉痢膿血等症。

連翹味苦，性微寒。入心、膽經。本品輕清上浮，故善走上焦、能瀉心火、破血結、散氣聚、消腫毒、利小便，為瘡家之聖藥，用於治療外感風熱，或溫病初起，症見發熱、煩躁、口渴等症，又治瘡瘍腫毒、瘰癧、丹毒、乳癰等症。

【伍用功用】

金銀花質體輕揚、氣味芬香，既能清氣分之熱，又能解血分之毒；連翹輕清上浮，善走上焦，以瀉心火，破血結，散氣聚，消癰腫。二藥伍用，並走於上，輕清升浮宣散，清氣涼血，清熱解毒的力量增強。二藥參合，還能疏通氣血，宣導十二經脈氣滯血凝，以消腫散結止痛。

【主　治】

1. 四時感冒，證屬風熱者。

2. 溫熱病初起，表證未解，裏熱又盛諸症。

3. 風熱為患，以致頭痛、目痛、牙痛、鼻淵以及咽喉腫痛、口舌生瘡等症。

4. 風熱癢疹。

5. 瘡癰腫毒，屬於「陽證」者（脈管炎可用）。

【常用量】

金銀花 10 ～ 15 克；連翹 10 ～ 15 克。

【經　驗】

金銀花、連翹伍用，出自清・吳鞠通《溫病條辨》銀翹散。用於治療溫病初起諸症。亦治多種熱性傳染病之初起諸症。

筆者體會，還可治療瘡瘍腫毒、脈管炎諸病，但用量宜大，15 ～ 30 克均可。

八、鈎藤　薄荷

【單味功用】

鈎藤又叫雙鈎藤、鈎藤鈎。其味甘，微寒。入肝、心包經。本品既能清肝熱、平肝風、降血壓、舒筋脈、除眩暈，用於治療肝經有熱致頭脹頭痛，肝陽上亢致頭暈目眩、血壓增高，以及風熱頭脹頭昏等症；又能瀉心包絡之火，以清心熱、息風止痙，用於治療驚癇抽搐、熱性病之手足痙攣、四肢抽搐，以及小兒驚啼瘛瘲（筋急而縮為瘛，筋緩而舒為瘲，伸縮不已為瘛瘲，即今之搐搦是也）等症。

薄荷味辛、性涼。入肺、肝經。本品辛能發散，功擅祛風清熱，用於治療風熱感冒、溫病初起而有發熱、微惡寒、無汗、頭身疼痛等症；涼可清熱，涼可清利，故能清利咽喉，以治咳嗽失音、咽喉腫痛、頭痛目赤、口齒諸病症；還可散邪透疹、祛風止癢，以治痘疹初期隱隱不透，或麻疹將出之際，外感風邪，以致束閉不出諸症，又治風疹、皮膚瘙癢等症。

另外，薄荷性浮而上升，為藥中春升之令，故能解鬱散氣，可用於治療肝氣鬱滯所致的胸痛、脅痛等症，還可用於治療暑月痧症、嘔吐、腹瀉、腹痛等症。

【伍用功用】

鈎藤清熱平肝，鎮痙息風；薄荷清熱解表，透疹，清利咽喉，疏肝解鬱。鈎藤質輕氣薄，輕清走上，善於清熱解痙；薄荷輕清芳香，辛涼行散，長於表散風熱，清利咽喉。二藥伍用，祛風清熱，利咽鎮咳，解表退燒。

【主　治】

1. 風熱感冒，或溫病初起，症見發熱、微惡寒、無汗、頭痛、身痛者。

2. 內傷、外感咳嗽，且久久不癒者。

3. 風熱上擾，症見頭暈、頭痛、視物不明者。

4. 肝陽上擾，以致頭脹頭痛、頭暈目眩等症。

【常用量】

鈎藤 10 ～ 15 克；薄荷 6 ～ 10 克。

【經　驗】

鈎藤、薄荷伍用，有良好的祛風清熱、利咽止咳、解表退燒作用。每遇傷風感冒，咽癢咳嗽等症初起，或將癒時，有咽喉咳嗽時，祝諶予老師常囑患者，以本組對藥泡水代茶飲之，效果甚佳。若病情較重者，仍宜隨症配伍應用為妥。入煎劑時，亦宜後下，方能取得良效。

九、蔓荊子　連翹

【單味功用】

蔓荊子味辛、苦，性平。入膀胱、肝、胃經。本品輕浮升散，直奔頭面，既能疏散風熱、祛風止痛、通利九竅，用於治療外感風熱、上犯清竅，以致偏正頭痛、目赤腫痛、流淚怕光、牙痛、耳鳴等症；又能搜風除濕，以治風濕痹痛、肢體攣急等症。

連翹（見第 41 頁）。

【伍用功用】

蔓荊子氣升而散，輕浮上行，既能涼散風熱，又可清肝明目，通竅止痛；連翹輕清而浮，既能散肺熱，又能清心火。二藥伍用，其功益彰，專清上焦風熱，以解表清熱、解毒止痛。

【主　治】

1. 風熱聚於上焦，以致頭暈、頭痛、發熱等症。

2. 風火頭痛、暴發火眼等症。

【常用量】

蔓荊子 6 ～ 10 克，打碎煎服；連翹 9 ～ 15 克。

【經　驗】

施老以蔓荊子、連翹伍用治療頭痛，證屬風寒頭痛，常與荊芥穗、防風同用；證屬風熱頭痛，常與桑葉、菊花配伍，其效更著。

十、僵蠶　荊芥穗

【單味功用】

僵蠶又叫白僵蠶，為家蠶的幼蟲感染白僵菌而發病僵死的蟲體。其味鹹、辛，性平。入肝、肺經。本品得清化之氣，故僵而不腐。其氣味俱薄，輕浮而升，它既能疏散風熱、祛風止痛，用於治療風熱為患所引起的頭痛（類似神經性頭痛等）、喉痹（類似咽喉炎）、喉風（類似咽部化膿性疾患），以及目赤腫痛等症；又能息風止痙，用於治療痰熱壅盛所引起的驚癇抽搐、小兒急慢驚風、中風失語等症；還能化痰散結，用於治療瘰癧痰核。另外，還能祛風止癢，用於治療風疹瘙癢等症，還可治療崩中帶下以及面（類似面頰色素沉著）。

荊芥穗即荊芥的花穗。本品味辛芳香，性溫不燥，氣質輕揚，輕宣發散，疏解在上、在表的風寒外邪，並能入於血分，清散血分之伏熱，以引邪外透，可用於治療感冒，以及外感久久不癒而入於血分者，又能治療痲疹透發不暢等症。

【伍用功用】

白僵蠶僵而不腐，得清化之氣為最，其氣味俱薄，輕浮而升，故能祛風清熱，息風解痙，化痰散結，通絡止痛；荊芥穗味辛芳香，氣質輕揚，宣發升散，功專散風熱，清頭目，止疼痛。二藥伍用，並走於上，祛風清熱，清肝明目，行血散瘀，勝濕止帶，通絡止痛之力增強。

【主 治】

1. 感冒風寒，惡寒發熱，鼻塞流涕，無汗頭痛等症。
2. 風疹（類似蕁麻疹）、皮膚瘙癢等症。
3. 赤白帶下諸症。
4. 崩漏諸症，屬風熱乘脾者。
5. 中風失音。

【常用量】

僵蠶6～10克，研末吞服，每服1～1.5克；荊芥穗6～10克。

【經 驗】

僵蠶、荊芥穗伍用，治病範圍很廣，如能辨證準確，適當選配應用，均能取得良效。若治婦女崩中漏下（子宮出血）者，荊芥穗宜炒黑入藥，必要時加米醋50～100克，與藥同煎，止血作用更速。

十一、金銀花 金銀藤

【單味功用】

金銀花（見第41頁）。

金銀藤即常綠藤本植物金銀花之帶葉的嫩枝，因經冬不雕，故又叫忍冬藤。本品除具有金銀花的清熱解毒等功效外，還具有清經絡之中的風濕熱邪，並能疏通絡道的氣機而達止痛消腫之作用，用於治療風熱感冒、頭身疼痛，以及風濕熱痹（相當於風濕性關節炎有風濕活動者，結節性紅斑），關節紅、腫、熱、痛、屈伸不利者。

【伍用功用】

金銀花質體輕揚，氣味芬香，既能清氣分之熱，又能解血分之毒，故為清熱解毒之佳品；金銀藤即是忍冬的帶葉嫩枝，具有生發之氣，故能理氣行滯，通絡止痛，疏風清熱。

金銀花以清熱解毒為主；金銀藤以通絡止痛為要。二藥伍用，清熱消炎、解毒（抗菌、抗病毒）消腫、通絡止痛之力增強。

【主　治】

1. 溫病初起，邪在衛分者，或外感風熱，以致發熱惡風、咽喉腫痛、四肢酸楚疼痛等症。

2. 瘡瘍紅腫諸症。

3. 熱痹，類似結節性紅斑、風濕性關節炎有風濕活動者諸症。

【常用量】

金銀花 10 ～ 15 克；金銀藤 15 ～ 30 克。

【經　驗】

金銀花、金銀藤伍用，習以治療外感風熱，或溫病初起，四肢酸楚、疼痛等症。若治熱痹諸症，常與丹皮、丹參、蒼朮、黃柏配伍應用，其效更捷。

據報導，近人亦合用本組對藥，用於治療脈管炎，並證實它具有解毒消炎、通絡止痛的功效。

十二、白茅根　蘆根

【單味功用】

白茅根味甘，性寒。中空有節，入肺、胃經。本品善清肺胃之熱，而生津止渴，以治熱性病之煩渴，以及肺熱咳嗽、胃熱嘔噦等症；又能涼血止血，以治血熱妄行、吐血、尿血等症。另外，本品還有利尿之功，故可導熱下行，可治水腫、熱淋、黃疸等症。

蘆根與葦根原係同一藥物，其生於水邊乾地，小者為蘆，生於水深之處，大者為葦。其味甘，性寒。入肺、胃經。本品中空能理肺氣，其味甘多液，更善滋陰養肺，上可祛痰排膿、清熱透疹，中可清胃熱、生津止渴、止嘔，下可利小便導熱外出，用於治療溫熱病之高燒、口渴、胃熱嘔吐，以及肺熱咳嗽、痰稠而黃、吐之不爽等症。

【伍用功用】

白茅根味甘而不膩膈，性寒而不礙胃，利水而不傷陰，善清血分之熱；蘆根味甘而不滋膩，生津而不戀邪，專清氣分之熱。二藥伍用，氣血雙清，發汗解表，清熱退燒。白茅根清裏，蘆根透表，一清一透，故於肺熱咳喘，清透疹毒尤所擅優。

【主 治】

1. 感冒發燒，感冒之初，只用蘆根，二三日不解者，加入白茅根。

2. 溫病之發熱、煩渴、煩躁不安等症。

3. 肺熱咳喘（支氣管肺炎、大葉性肺炎、病毒性肺炎等病均宜使用）。

4. 麻疹初起，臟腑鬱熱，疹毒過盛，宜表散者，用之可透發疹毒。

5. 急性腎炎，尿路感染，表現有發熱、小便不利、水腫者亦可使用。

6. 止熱呃。

【常用量】

白茅根鮮品用 30 ～ 60 克，乾品取 10 ～ 15 克；蘆根鮮品用 30 克，或 30 公分，乾品取 10 ～ 15 克。

【經 驗】

蘆根、白茅根伍用，出自《千金方》，蘆根、白茅根各 60 克，水四升，煮二升分服，治反胃上氣。施老經驗不論外感發燒，還是內傷發熱，以及原因不明之低燒均宜使用。若發熱甚者，可伍用山梔、豆豉，則退熱更速。

另外，二藥煎水代茶頻頻飲之，尚有預防小兒麻疹合並肺炎之功。

十三、淡竹葉　荷梗

【單味功用】

竹子分為苦竹、淡竹兩種。其葉均可入藥。其鮮品者，稱為鮮竹葉；其乾品者，稱為淡竹葉。本品味甘淡，性寒。入心、胃、小腸經。它上能清心火而除煩，以治熱病煩熱、口舌生瘡、咳逆喘促、小兒風熱驚癇等症；中能清胃熱，以治煩熱口渴、嘔噦吐血等症；下能滲濕、利小便，以治小便短赤、濕熱黃疸諸症。

荷梗為荷葉的葉柄。其味苦，性平。入肝、脾、胃經。本品除具有荷葉的解暑清熱、升發清陽的作用外，更擅長於理氣寬胸，用於治療夏季感受暑濕，症見胸悶不舒、噁心嘔吐、食慾不振等。另外，又能通氣利水，以治泄瀉、痢疾、淋病、帶下。

【伍用功用】

淡竹葉體輕氣薄，味甘而淡，氣寒而涼，輕能走上，辛能散鬱，甘能緩脾，涼能清心，寒能清熱；荷梗味苦氣平，中空體輕，生於水土之下，污穢之中，挺然獨立，富有長養生發之氣，故能祛暑清熱，理氣寬胸，升發清陽（升發脾胃之氣）。淡竹葉以清利為主，導熱下行，令其從小便而解；荷梗以升清為要，以理氣寬中，消脹除滿，醒脾開胃。二藥伍用，一升一降，相互為用，清心火，利小便，祛暑濕，快胸膈，消脹除滿，開胃增食之功增強。

【主　治】

1. 夏日中暑諸症。

2. 熱性病由衛分轉入氣分，症見煩熱、口渴、小便不利等症。

3. 小兒發熱、小便短赤等症。

4. 心熱下移小腸，症見小便澀痛等症。

5. 濕熱發黃諸症。

【常用量】

淡竹葉鮮品用 15 ～ 30 克，乾品取 10 ～ 15 克；荷梗 10 ～ 50 公分。

十四、知母　石膏

【單味功用】

知母味苦、甘，性寒。入肺、胃、腎經。本品質潤，苦寒不燥，沉中有浮，降中有升，上行能清肅肺氣，以瀉肺火、潤肺燥、除煩熱、止咳嗽，用於治療溫熱病，邪在氣分，症見高熱、煩躁、口渴、脈洪大者，以及陰虛燥咳或肺熱咳嗽諸症；入於中，善清胃火、除煩渴，用於治療消渴病之中消諸症；行於下，則能瀉相火、滋腎燥，用於治療陰虛火旺、骨蒸潮熱、盜汗等症。

石膏多以生品入藥，故又叫生石膏。其味辛、甘，性大寒。入肺、胃經。本品質重氣浮，入於肺經，既能清泄肺熱而平喘，以治肺熱氣喘諸症；又能清熱瀉火，清泄氣分實熱，以解肌膚邪熱，用於治療溫病，邪在氣分，以致壯熱汗出、口渴、煩躁、脈洪大之症。入於胃經，以清熱瀉火，而治胃火亢盛，胃火上炎，以致頭痛、牙齦腫痛等症。

【伍用功用】

知母甘、苦而寒，質潤多液，既升又降，上能清肺熱，中能清胃火，下能瀉相火；生石膏甘辛而淡，體重而降，氣浮又升，其性大寒，善清肺胃之熱，又偏走氣分，以清氣分實熱。二藥伍用，相互促進，清泄肺胃實熱之力增強。

【主　治】

1. 外感風寒，傳變化熱，或溫熱之邪，入於肺胃，症見高熱不退、口渴、煩躁，甚至神昏狂亂、脈象洪大而數等外感氣分實熱之證。

2. 糖尿病，表現為上消口乾、口渴甚則大渴引飲者。

【常用量】

知母 6 ～ 10 克；石膏 15 ～ 30 克，打碎先煎。

【經　驗】

生石膏、知母伍用，出自《傷寒論》白虎湯。治陽明病脈洪大而長，不惡寒，反惡熱，舌上乾燥，而煩躁不得臥，渴欲飲水數升者，脈滑數而手足逆冷，此熱厥也，亦主之。

生石膏亦可軋細水飛，水量須多，取一二大碗，頻頻飲之，以取微汗為佳，即古人所謂石膏可解肌退熱者是也。蓋石膏辛甘發散，有透邪外達之力，其性寒可乘發散之勢而逐熱外邪外解。若熱邪久稽，宜與青蒿、白茅根配伍，以透發鬱久之邪熱。

糖尿病屬於中國醫學「消渴」的範疇。所謂上消，多屬肺陰虛而化熱之故，宜用生石膏、知母為治。蓋以生石膏甘寒清熱，除煩止渴，用知母苦寒堅陰，滋陰潤燥，二藥相合，相得益彰，治療上渴諸症，確有實效。

十五、鮮地黃、乾地黃

【單味功用】

鮮地黃又叫鮮生地，為玄參科植物地黃的新鮮根莖。其味甘、苦，性寒。入心、肝、腎經。本品甘寒多汁，略帶苦味，性涼而不滯，質潤而不膩，長於清熱瀉火、生津止渴、涼血止血、止血而不留瘀，用於治療熱性病之邪熱入營，見身熱、口渴、舌絳，或身發斑疹，或陰虛火旺致咽喉疼痛，以及血熱妄行所引起的吐血、咯血、衄血、尿血、便血、血崩諸症。另外，還治虛勞骨蒸、消渴、便秘等症。

乾地黃又名乾生地、大生地，為玄參科植物地黃曬乾後的根莖。其味甘、苦，性涼。入心、肝、腎經。本品味厚氣薄，功專滋陰清熱、養血潤燥、涼血止血、生津止渴，用於治療溫病發熱、舌絳口渴，陰虛發熱，熱性病後期，症見低熱不退、消渴、吐血、衄血、尿血、便血、崩漏下血、月經不調、胎動不安、陰傷便秘。

【伍用功用】

鮮生地含水分較多，清熱瀉火，生津涼血力強；乾地黃所含水分較少，滋陰養血功最。

二藥伍用，其功益彰，養陰清熱，涼血退熱，生津止渴的力量增強。

【主　治】

1. 熱性病邪熱入營者。

2. 溫熱病傷陰，營血受損，低燒不退者。

3. 血熱妄行，或陰虛血熱，迫血妄行者（如咳血、吐血、鼻衄、皮下出血等）。

【常用量】

鮮地黃 15 ～ 60 克，也可搗汁入藥；乾地黃 10 ～ 15 克，大劑 30 ～ 60 克。

【經　驗】

施老臨證處方，習慣以大生地、鮮生地並書。大生地滋陰養血之力較強，善治慢性陰虛血少發熱等症；鮮生地清熱涼血之功較勝，擅治急性熱性病之發熱、失血等症。二藥伍用，相得益彰，清熱涼血，滋陰生津的力量增強。鮮生地：北京藥店所售為鮮細生地，其功遜於生地。

十六、乾地黃　白茅根

【單味功用】

乾地黃（見第 53 頁）。

白茅根（見第 48 頁）。

【伍用功用】

乾地黃色黑，味厚氣薄，善走血分，功專滋陰涼血，生血益精；白茅根具有透發之性，亦走血分，以清血分之熱，而托毒退熱。二藥伍用，清熱涼血，托毒退燒的功效增強。

【主　治】

1. 熱性病熱邪入營，所致的發熱、口渴、舌絳或身現斑疹等症。

2. 血熱妄行，症見衄血、吐血、脈細數者。

3. 熱性病傷陰，低燒不退者。

4. 手術後發燒，以及原因不明之低燒。

【常用量】

乾地黃 10 ～ 15 克；白茅根 15 ～ 30 克。

十七、鮮地黃　石斛

【單味功用】

鮮地黃（見第 53 頁）。

石斛生於石上，體瘦不肥，色黃如金，旁枝如釵，故又叫耳環石斛。其味甘、淡，性微寒。入肺、胃、腎經。它既能養胃陰、生津液、清虛熱、止煩嘔，用於治療胃陰不足、虛火上炎所致的煩渴、乾嘔、飲食乏味、胃脘疼痛、舌乾而紅或光剝無苔等症；也治熱病後期，陰液虧損，見虛熱微煩、口乾口渴、食慾不振、自汗等症；又能澀元氣、強腰膝、堅筋骨，用於治療腰膝軟弱無力、陰囊潮濕、精少、小便餘瀝等症。

【伍用功用】

鮮地黃甘寒多汁液，性涼而不滯，質潤而不膩，功專清熱瀉火，生津止渴，涼血散瘀，涼血止血（止血而不留瘀）；鮮石斛甘寒汁濃，功擅養胃陰，生津液，清虛熱，止煩渴。二者均為甘寒之品，又同取鮮品入藥，意即取其更多的汁液，以增強養陰生津、清熱退燒、泄熱除煩之功。

【主　治】

1. 熱性病後期，由於高燒傷陰，以致口乾舌燥、煩渴欲飲、津少納呆、舌紅少苔。

2. 溫熱病傷陰，陰虛內熱，低燒不退者。

3. 胃病日久，陰液不足，胃口不開（食慾不振）者。

【常用量】

鮮地黃 15 ～ 30 克；石斛 6 ～ 12 克，鮮品 15 ～ 30 克。

【經　驗】

鮮地黃、鮮石斛伍用，出自《時病論》清熱保津法。治溫熱有汗，風熱化火，熱傷津液，舌苔變黑。

十八、南沙參、北沙參

【單味功用】

南沙參又叫沙參、白沙參、泡沙參、桔參、土人參等。為桔梗科植物輪葉沙參、杏葉沙參或其他幾種同屬植物的根。其味甘、微苦，性涼。入肺、肝經。它能養陰清肺、祛痰止咳，用於治療肺熱燥咳、咯痰不爽、口燥咽乾、虛勞久咳、百日咳、虛火牙痛等症。

北沙參又名遼沙參、海沙參、銀條參、野香菜根、真北沙參。為傘形科植物珊瑚菜的根。其味甘、苦、淡，性涼。入肺、脾經。本品養陰清肺、祛痰止咳，用於治療肺熱燥咳、虛癆久咳，熱性病後陰傷咽乾、口渴等症。

【伍用功用】

《本草求真》云：「沙參有南、北二種，北沙參質堅性寒，南沙參體虛力微。」施老認為：「南沙參養陰生津，潤肺止咳力弱；北沙參養陰生津，潤肺止咳力強。」二藥伍用，相互促進，養陰生津、清熱止渴、潤肺止咳的力量增強。

【主　治】

1. 熱性病之傷津口乾舌燥、舌紅少苔或舌光無苔等症。

2. 肺虛有熱，咳嗽不已等症。

【常用量】

南沙參 10～15 克；北沙參 10～15 克。

【經　驗】

沙參古無南北之分，至清代《本草綱目拾遺》《本經逢原》始分南北二種。北者質堅，南者質鬆。北者力強，南者力弱。合而用之，以增強藥效也。

十九、瓜蔞皮　天花粉

【單味功用】

瓜蔞原植物名栝樓，其果實的果皮叫瓜蔞皮，又名栝樓殼。其味甘，性寒。入肺、胃、大腸經。功專清肺化痰、寬中利氣、開胸間胃口之痰熱，治痰熱咳嗽、咽痛、胸痛、吐血、衄血、消渴、便秘、癰瘡腫毒。

天花粉又稱瓜蔞根，為葫蘆科植物栝樓的根。其味甘、苦、酸，性涼而潤。入肺、胃經。它既能生津止渴、清肺潤燥、化胸中燥痰、寧肺止咳，治肺熱燥咳、熱病口渴、消渴、黃疸等症；又能通行經絡、消腫排膿、解一切瘡家熱毒，治癰腫瘡瘍諸症。

【伍用功用】

瓜蔞皮清肺化痰，寬中利氣；天花粉清熱化痰，養胃生津，解毒消腫。二藥伍用，藥效倍增，蕩熱滌痰，生津潤燥，開胸散結，潤肺止咳甚效。

【主　治】

1. 肺燥咳嗽，乾咳痰少，日久不癒者。

2. 熱性病傷陰之口乾、口渴、胸悶氣逆等症。

【常用量】

瓜蔞皮 6 ～ 10 克；天花粉 10 ～ 30 克。

【經　驗】

施老臨證處方時，多以瓜蔞皮、瓜蔞根並書，用於治療肺燥咳嗽甚效。若與南沙參、北沙參合用，其效更著。

二十、赤芍　白芍

【單味功用】

赤芍又名赤芍藥、紅芍藥。其味苦，性微寒。入肝經。它既能涼血散瘀、清熱退燒，以治溫熱病熱入營分，症見發熱、身發斑疹、舌絳，以及血熱妄行致吐血、衄血等症；又能活血化瘀、消腫止痛，治婦女經閉、癥瘕積聚、脅痛、腹痛、衄血、血痢、腸風下血、目赤、癰腫。

白芍又名白芍藥。其味苦、酸，性微寒。入肝經。本品既能養血斂陰，以治血虛引起的月經不調、痛經、崩漏以及自汗、盜汗等症；又能平抑肝陽，以治肝陰不足、肝陽上亢，症見頭脹、頭痛、眩暈、耳鳴或煩躁易怒等等；還能柔肝止痛，用治肝氣鬱滯致胸脅疼痛，肝氣犯胃致胃脘疼痛，肝脾不和致腹部攣急、疼痛，以及血虛、血不養筋引起的手足肌肉攣急、疼痛等症。

【伍用功用】

赤芍清熱涼血，活血散瘀；白芍養血斂陰，柔肝止痛。赤芍瀉肝火，白芍養肝陰。赤芍散而不補，白芍補而不瀉。二藥伍用，一散一斂，一瀉一補，清熱退燒，養血斂陰，散瘀止痛的力量增強。

【主 治】

1. 血分有熱，低燒久久不退者。

2. 陰虛津虧，口乾舌燥，目赤而痛，而有餘熱未清者。

3. 胸脅疼痛，腹痛堅積諸症。

4. 婦人月經不調、經閉諸症。

【常用量】

赤芍 6～10 克；白芍 6～10 克。

【經 驗】

古人認為赤芍、白芍主治不同，赤有散邪行血之功，白有斂陰益營之力。施老習慣以炒赤芍、炒白芍伍用，善入陰分，一補一瀉，以達相輔相成之功效。白芍斂陰，赤芍涼血，二藥相合，而退血分之熱（斂陰涼血而不戀邪）。白芍柔肝，赤芍行血，二藥參合，止痛之功益彰。故凡腹痛堅積，經閉目赤，因於積熱者其效更著。若營衛不和，氣血不調，絡道不暢，肢體疼痛者，可與柴胡、桂枝伍用，其效更佳。

二十一、天冬 麥冬

【單味功用】

天冬又名天門冬。其味甘、苦，性大寒。入肺、腎經。本品甘寒滋陰、苦寒泄熱，能滋陰潤燥、清肺瀉火、化痰止咳、滋腎陰、退虛熱，用於治療陰虛發熱、潮熱盜汗、陰虛肺燥、乾咳少痰，甚或吐血、肺痿、肺癰、咽喉腫痛、消渴、便秘等症。

麥冬又名麥門冬。其味甘、微苦，性微寒。入心、肺、胃經。本品既能養陰潤肺、化痰止咳，用於治療陰虛肺燥、乾咳少痰，或咳逆痰稠、咽喉不利，以及吐血、咯血、肺痿、肺癰；又能養胃陰、生津液、潤腸燥，以治熱病傷津、咽乾口渴、舌紅少苔、大便燥結；還能清心除煩，可治心陰不足所引起的心煩、失眠、心悸、怔忡。

【伍用功用】

天冬養陰清熱，潤燥生津，潤肺止咳；麥冬清心潤肺，養胃生津，養陰潤燥。二藥伍用，其功益彰，滋陰潤燥，清肺、心、胃、腎之虛熱，也有甘寒清潤，金水相生，暢利三焦之妙用。

【主　治】

1. 陰虛發熱，津少口乾，口渴，乾咳少痰，心煩不安等症。

2. 熱傷肺絡，血不循經，而致咯血諸症。

3. 糖尿病，表現為上消、中渴諸症者。

4. 慢性氣管炎，屬肺燥陰虛者，亦宜常服。

【常用量】

天冬 10 ～ 15 克；麥冬 10 ～ 15 克。

【經　驗】

天冬、麥冬伍用，名曰二冬膏，出自清・張璐《張氏醫通》。用以治療肺胃燥熱，咳嗽少痰，咽喉燥症。

張錫純說：「天冬，味甘微辛、性涼，津液濃厚潤滑。其色黃兼白，能入肺以清燥熱，故善利痰寧嗽；入胃以消實熱，故善生津止渴。津濃液滑之性，能通利二便、流通血脈、暢達經絡，雖為滋陰之品，實兼能補益氣分。」又說：「麥冬，味甘，性涼，氣微香，津液濃厚，色兼黃白。能入胃以養胃液，開胃進食，更能入脾以助脾散精於肺，定喘寧嗽，即引肺氣清肅下行，統調水道以歸膀胱。蓋因其性涼、液濃、氣香，而升降濡潤之中，兼具開通之力，故有種種諸效也，用者不宜去心。」

筆者體會，天冬、麥冬均為甘寒清潤之品，二者養陰潤燥之功相似，故相須為用。又麥冬入肺經，以養肺陰，天冬兼入腎經，以潤腎燥，二藥相合，有金水相生之妙用。

二十二、鱉甲　龜板

【單味功用】

鱉甲味鹹，性平。入肝、脾、腎經。本品既能滋肝腎之陰而潛納浮陽，治肝腎不足、潮熱盜汗或陰虛陽亢，以及熱性病、陰虛風動、手足抽搐等症；又能軟堅散結、破瘀通經，治久瘧、瘧母、胸脅作痛以及月經不通、肝脾腫大、癥瘕積聚等症。

龜板味鹹、甘，性平。入腎、心、肝經。本品既能滋腎陰而潛浮陽，治肝腎不足、骨蒸勞熱、潮熱盜汗，或熱病傷陰、陰虛風動諸症；又能益腎陰而健筋骨，治腰腳痿軟、筋骨不健、小兒囟門不閉合等症。

【伍用功用】

鱉甲滋陰潛陽，養陰清熱，散結消痞；龜板滋陰潛陽，益腎健骨。鱉甲為鱉的背甲，龜板是烏龜的腹甲。龜板滋陰力強，鱉甲退熱力勝。龜板通心入腎以滋陰，鱉甲走肝益腎以除熱。

二藥伍用，相互促進，陰陽相合，任、督之脈並舉，滋陰清熱退燒，育陰息風止痙力彰。

【主　治】

1. 陰虛發熱、骨蒸潮熱、盜汗、肺癆（類似肺結核）咳嗽等症。

2. 熱病傷陰，虛風內動，以致手足瘛瘲、痿軟無力、舌紅少苔等症。

3. 陰虛陽亢，肝陽上擾，以致頭暈、目眩、頭脹、頭痛、耳鳴等症。

4. 癥瘕積聚諸症（肝脾腫大者，亦宜使用）。

5. 高血壓病，證屬陰虛陽亢者。

【常用量】

鱉甲 10 ～ 30 克；龜板 10 ～ 30 克。同搗先煎。

【經　驗】

鱉甲、龜板有沙炒炮用者，有醋炙入藥者，還有生品使用者種種。

施老常以生品入藥，因炙品易破壞其有效成分而降低治療效果，故少用製品，多用生品入藥。

二十三、青蒿　鱉甲

【單味功用】

青蒿氣味芳香，故又名香青蒿。其味苦、辛，性寒。入肝、膽經。本品得春升之令最早（二月生苗），故陰中有陽，降中有升，專走肝腎三焦血分。它既能除陰火伏留骨節，而涼血除蒸、退虛熱，用於治療陰虛發熱，如虛癆病之午後潮熱，或原因不明的低熱久久不癒者；又治熱性病後期，邪入陰分，夜熱早涼等症；青蒿又能清熱解暑，用於治療暑熱外感之發熱、無汗等症；還能抑制瘧原蟲的發育，故可治療瘧疾（包括惡性瘧疾）。

鱉甲（見第62頁）。

【伍用功用】

青蒿氣味芬芳，性寒而不傷胃，既能達於表，透發肌間鬱熱，以清熱祛暑，又能入於裏，升發舒脾，泄熱殺蟲；鱉甲為介蟲之類，鹹寒屬陰，功專滋陰潛陽，軟堅散結，清骨間之邪熱。二藥伍用，相互促進，清虛熱、退伏邪的效力增強。

【主　治】

1. 陰虛發燒、骨蒸潮熱、盜汗、咳嗽等症。

2. 瘧疾（包括惡性瘧），兼見發熱、脾臟腫大者。

3. 溫熱病恢復期，邪熱傷陰，陰分餘邪未清，所致的暮熱早涼、口乾口渴、舌紅少苔等症。

4. 原因不明之低燒。

【常用量】

青蒿 5 ～ 10 克；鱉甲 10 ～ 15 克，打碎先煎。

【經 驗】

青蒿、鱉甲伍用，出自吳鞠通《溫病條辨》青蒿鱉甲湯。治瘧疾及溫病之暮熱早涼、汗解渴飲者。同時也治邪熱留於陰分（即所謂之「低燒」）。邪熱留陰，陰液已虛，但不可一味滋陰，滋陰則留邪。亦不能散邪，更不能用苦寒，因均可傷陰。只可以青蒿透熱，以鱉甲養陰退熱，使陰復則足以制火，邪熱自除。

青蒿退熱而不傷正，即古人謂：用之佐氣血之藥，退陰火，解勞熱，大建奇功也。

二十四、知母　黃柏

【單味功用】

知母（見第 51 頁）。

黃柏又名檗皮、黃檗。其味苦，性寒。入腎、膀胱、大腸經。本品沉陰下降，生用降實火，炙用不甚傷胃，酒製治上，蜜製治中，鹽製治下，炒黑能止血、止帶。它既能清實熱、退虛熱，而側重於瀉相火、退虛熱，用於治療陰虛發熱、骨蒸潮熱、夢遺滑精等症；又能清熱燥濕、瀉火解毒，用於治療濕熱黃疸、濕熱下痢、熱毒瘡瘍、濕疹，以及濕熱下注所引起的赤白帶下、足膝腫痛、熱淋（小便澀痛）等症。

【伍用功用】

知母甘寒滋腎潤燥，苦寒清熱瀉火；黃柏苦寒堅陰，清熱燥濕，瀉火解毒，善退虛熱。二藥伍用，相互促進，滋陰清熱退燒，瀉火解毒除濕，降低血糖之力益彰。

【主　治】

1. 陰虛發熱、骨蒸潮熱、盜汗等症。

2. 陰虛火旺，相火妄動，所引起的夢遺、滑精、婦女前陰瘙癢諸症。

3. 陰虛陽不能化，小便不利者。

4. 男子「強中」，女子性慾亢進，均宜使用。

【常用量】

知母 6 ～ 10 克；黃柏 6 ～ 10 克。

【經　驗】

知母、黃柏伍用，出自李東垣《蘭室秘藏》滋腎丸。治下焦濕熱，小便癃閉，點滴不通。

李杲曰：「知母其用有四：瀉無根之腎火，療有汗之骨蒸，止虛勞之熱，滋化源之陰。仲景用此入白虎湯治不得眠者，煩躁也。煩出於肺，躁出於腎，君以石膏，佐以知母之苦寒，以清腎之源，緩以甘草、粳米，使不速下也。又凡病小便閉塞而渴者，熱在上焦氣分，肺中伏熱，不能生水，膀胱絕其化源，宜用氣薄味薄淡滲之藥，以瀉肺火、清肺金而滋水之化源。若熱在下焦血分而不渴者，乃真水不足，膀胱乾涸，乃無陰則陽無以化，法當用黃柏。知母大苦大寒之藥，以補腎與膀胱，使陰氣行而陽氣自化，小便自通。」

李時珍曰：「知母之辛苦寒涼，下則潤腎燥而滋陰，上則清肺金瀉火，乃二經氣分藥也，黃柏則是腎經血分藥，故二藥必相須而行。」

《本草正義》載：「古書言知母佐黃柏滋陰降火，有金水相生之義。蓋謂黃柏能制膀胱，命門陰中之火，知母能消肺金，制腎水化源之火，去火可以保陰，是即所謂滋陰也。故潔古、東垣皆以為滋陰降火之要藥。」

知母、黃柏、甘草伍用，張景岳定名為「正氣湯」，治陰分有火盜汗。

「強中」即陰莖勃起堅硬，久久不痿而精液自泄的病證。

二十五、乾地黃　熟地黃

【單味功用】

乾地黃（見第 53 頁）。

熟地黃即是地黃用酒、砂仁、陳皮為輔料，經反覆蒸曬，至內外色黑、油潤，質體柔軟黏膩而得。其味甘，性微溫。入心、肝、腎經。本品味厚氣薄，為補血生精、滋陰補腎、滋陰退熱之要藥，用於治療血虛所引起的萎黃、眩暈、心悸、怔忡、失眠、月經不調、崩漏等症，以及肝腎陰虛所致骨蒸潮熱、盜汗、耳鳴、頭昏、遺精、滑精、消渴諸症。

【伍用功用】

乾地黃性涼而不寒，善於滋陰涼血，養陰生津，生血脈，益精髓，聰明耳目；熟地黃補血生津，滋腎養肝。二藥伍用，相互促進，其功益彰，共奏滋陰補腎、益精填髓、補血生血、養陰涼血、清熱退燒之功。

【主　治】

1. 熱性病之傷陰，低燒不退諸症。

2. 陰虛血虧，骨蒸潮熱等症。

3. 肝腎不足，精虧血少，以致眩暈、心悸、失眠、月經不調、月經稀乏或崩漏等症。

【常用量】

乾地黃 10 ～ 15 克；熟地黃 6 ～ 10 克。

【經　驗】

乾地黃即生地，熟地黃也叫熟地。二藥伍用，有的醫生臨證處方書寫二地，施老習以生熟地並書。生地以養陰為主，熟地以滋陰為要。生地以涼血止血為主，熟地以補血為要。二藥相合，相得益彰。

生地、熟地伍用，出自《景岳全書》二黃散，生地、熟地各等分，研為細末，每服 10 克。治胎漏下血，或內熱晡熱，或頭痛頭暈，或煩躁作渴，或脅肋脹痛等症。

熟地黏膩之性較甚，易於助濕礙胃，即俗云「膩膈」，故少佐砂仁，以去其弊。

第二章　芳香化濁、清熱祛類

一、藿香　佩蘭

【單味功用】

藿香味辛，性微溫。入肺、胃、脾經。本品氣味芳香，為解暑之上品，善治暑濕為患，症見胸悶不舒、倦怠無力、舌苔白膩等症；又能醒脾和胃、開胃進食、和中止嘔，用於治療濕阻脾胃，症見胸脘脹滿、胃納不佳、噁心嘔吐、心腹疼痛或有腹瀉等症。

佩蘭味辛，性平，氣香如蘭而得名。它既能解暑化濕，用於治療感受暑濕或濕溫初起，症見畏寒發熱、頭悶頭脹、胸悶納呆等症；又能化濕和中，用於治療濕阻中焦，症見胸脘滿悶、食慾不振、口中甜膩、噁心嘔吐、腹瀉、舌苔白膩等症。

【伍用功用】

藿香芳香而不嫌其猛烈，溫煦而不偏於燥熱，既能散表邪，又能化裏濕，取其鮮品，多用於夏秋之季，以增強解暑之力；佩蘭氣味芳香，既能發散暑邪，又能宣化濕濁，取其鮮品，藥力更彰。二藥伍用，芳香化濁，清熱祛暑，和胃止嘔，醒脾增食益彰。

【主　治】

1. 夏日受暑，頭昏頭脹，胸悶脘満，噁心嘔吐，甚則腹痛、腹瀉等症。

2. 胃、十二指腸潰瘍，證屬胃陰受損者。

3. 黃疸型肝炎、無黃疸型肝炎，證屬濕濁蘊結者。

【常用量】

藿香 6 ～ 10 克；佩蘭 6 ～ 10 克。

【經　驗】

藿香、佩蘭伍用，出自《時病論》芳香化濁法。治五月黴濕，並治穢濁之氣。施老臨證之際，藿香、佩蘭習慣用其鮮品，因為鮮者氣香濃郁，內含有效成分高，所以芳香化濁（化濕之意也）作用強，治療效果也佳。凡濕濁困脾、脘腹脹滿、噁心嘔吐等症，皆宜選用。

二藥入煎劑時，應該後下，不宜久煎，否則芳香之氣耗散，有效成分也隨之揮發而影響療效。

二、滑石　甘草

【單味功用】

滑石因其性滑而得名。本品味甘、淡，性寒，色白。入膀胱、胃經。它既能清暑泄熱、清熱降火、生津止渴，用於治療暑熱煩悶、頭昏頭脹、口乾口渴、噁心嘔吐等症；又能利竅通閉、利水通淋、滲濕止瀉，用於治療小便不利、小便赤熱澀痛、黃疸水腫、濕熱瀉痢、吐血衄血、乳汁不通、胎產難下等症。

甘草味甘，性平。入心、肺、脾、胃經。本品生者（生甘草、粉甘草）入藥，能瀉火解毒、潤肺祛痰止咳，用於治療癰疽瘡瘍、咽喉腫痛，以及藥物、食物中毒，咳嗽氣喘等症；炙後入藥，能益氣補中、緩急止痛、緩和藥性，用於治療心氣不足、心悸怔忡、脈結代、脾胃虛弱、氣血不足、倦怠無力以及腹中攣急疼痛等症。

【伍用功用】

滑石質體滑膩，故可利竅。上能清水源，下可通水道，蕩滌六腑之邪熱，從小便而出。甘草瀉火解毒，緩和藥性。以甘草之甘緩，制滑石之寒滑；又以滑石之寒滑，制甘草之甘滯。二藥伍用，名曰六一散，亦名天水散，顧名思義，則治暑熱、心煩口渴、小便不利諸症可知。本方除清暑熱之外，又長於滲濕利水、通利膀胱，使濕熱之邪從下滲泄，故又能利水通淋，善治一切砂石諸淋。

【主　治】

1. 夏日中暑，表裏俱熱，煩躁口渴，小便不利，或嘔吐腹瀉等症。

2. 淋濁（急慢性腎炎、腎盂腎炎、膀胱炎、尿道炎，表現為小便不利者）。

3. 石淋（尿路結石）。

【常用量】

滑石 10 ～ 18 克；甘草 3 ～ 6 克。

【經　驗】

滑石、甘草伍用，出自劉完素《傷寒標本心法類萃》。滑石 180 克、甘草 30 克，研為細末，每服 10 克，水調服。治暑邪表裏俱熱、煩躁口渴、小便不通、砂淋石淋、吐瀉瘧痢，又能下乳滑胎、解酒食毒。

柯琴曰：「滑石稟土中沖和之氣，行西方清肅之令，秉秋金堅重之形，寒能勝熱，甘不傷脾，含天乙之精而具流走之性，異於石膏之凝滯，能上清水源，下通水道，蕩滌六腑之邪熱從小便而泄。炙甘草稟草中沖和之性，調和內外，止渴生津，用以為佐，保元氣而瀉虛火，則五臟自安和矣。」

《本草求真》云：「然其開竅利濕，不獨盡由小便而下，蓋能上開腠理而發表（腠理為肺所主），是除上中之濕熱，下利便溺而行，是除中下之濕熱，熱去則三焦寧而表裏安，濕去則闌門通而陰陽利矣。河間益元散（六一散或加辰砂），用此通治上下表裏諸病，其意在此。」

施老經驗，六一散應用範圍較廣，除治療上述中暑吐瀉等症之外，嘗治尿路感染、尿路結石諸症均獲良效。尤其對尿路結石治癒以後，持久服用，有預防結石復發之功。

三、車前子　六一散

【單味功用】

車前子味甘，性微寒。入肺、膀胱、腎、小腸、肝經。本品甘寒滑利，性專降泄，既能利水通淋、滲濕止瀉、清泄濕熱，用於治療熱結膀胱引起的小便不利、淋瀝澀痛，以及濕盛泄瀉、暑熱瀉痢諸症；又能清熱明目、降低血壓，用於治療肝經風熱所致的目赤腫痛、頭昏頭痛，以及濕熱為患、血壓增高等症；還能清肅肝肺、化痰止咳，用於治療肺熱咳嗽等症。

六一散又叫益元散、天水散、太白散。《明論方》方：滑石 180 克、甘草 30 克。研末沖服，每服 10 克。功能清暑利濕，用於治療暑濕身熱、心煩口渴、小便不利以及三焦濕熱、小便淋痛。若加入辰砂，又名辰砂六一散、辰砂益元散。滑石180克、甘草30克、朱砂10克。上藥研為細末，沖服，每服6克。用於治療暑熱煩渴，驚悸多汗，小便不利。六一散的含義，汪昂解釋說：「其數六一者，取天一生水地六成之義也。」故又名天水散。

【伍用功用】

車前子清熱利尿，滲濕止瀉，清肝明目，化痰止咳；六一散清熱利濕，利水消腫。二藥伍用，相互促進，清暑退燒，鎮靜安神，利小水、實大便，通淋止痛益彰。

【主　治】

1. 夏日中暑，發熱汗出，煩躁口渴，小便黃少、不利，或嘔吐，腹瀉等症。

2. 淋濁（急性腎炎、慢性腎炎、腎盂腎炎、膀胱炎、尿道炎、前列腺肥大，表現為小便不利者）諸症。

3. 石淋（尿路結石）。

【常用量】

車前子6～10克；六一散6～10克。同布包煎。

四、六一散　荷葉

【單味功用】

六一散（見第73頁）。

荷葉味苦、澀，性平。入肝、脾、心、胃經。本品氣味清芳，它既能解暑清熱、升發清陽，用於治療感受暑熱、頭脹頭痛、胸悶不舒、口乾口渴、小便不利，以及夏季暑熱泄瀉等症；又能散瘀止血，用於治療吐血、衄血、尿血、便血、崩漏、產後惡露不盡等症。

【伍用功用】

六一散清熱祛暑，利尿滲濕，鎮靜除煩；荷葉解暑清熱，升發清陽，散瘀止血。諸藥參合，其功益彰，清熱祛暑，滲濕利尿，升清止瀉，升陽止血之力增強。

【主　治】

1. 夏季受暑，頭昏頭脹，胸悶不舒，食慾不振，全身無力，小便黃少等症。

2. 尿血諸症。

【常用量】

六一散 6 ～ 10 克，布包煎服；荷葉一角（全葉的 1/4 張），乾荷葉 3 ～ 10 克。

【經　驗】

施老臨證處方，習慣以鮮荷葉包益元散，水煎服。適用於夏月時感之證，屢見顯效。查其用意，黃宮繡說：「荷葉……生水土之下，污穢之中，挺然獨立，實有長養生發之氣。故昔人謂其色青，主屬木，其形仰，主上行，其中空，主上發，其象震，主入膽，為東方膽木必用之藥，故潔古枳朮丸方，用荷葉燒飯為丸，取其以為升發脾胃之氣。」故鮮荷葉功擅升陽散瘀，且以升為主。

益元散清熱祛暑，利尿滲濕，鎮靜除煩，降上中下之濁熱，且以降為要。二者參合，一升一降，相互促進，升降調和，清熱祛暑，滲濕利尿，升清止瀉，升陽止血的力量增強。

五、六一散　燈心草

【單味功用】

六一散（見第 73 頁）。

燈心草又名燈心、燈草。其味甘、淡，性微寒。入心、小腸經。本品能清熱利尿、止血通淋，用於治療心火過旺、心煩不寐、小便灼熱澀痛，以及小兒心熱煩躁、夜啼、黃疸、水腫、小便不利等症。

【伍用功用】

燈心草瀉心火以消水，能使上部鬱熱下行，從小便而出；六一散開竅利濕，降上中下之濕熱。二者協同為用，降下之力益彰，清熱瀉火、祛暑除煩、滲濕利尿之力增強。

【主　治】

1. 夏日受暑，身熱，面赤唇紅，口乾口渴，心煩不安，小便短少等症。

2. 淋證。

【常用量】

六一散 10 ～ 12 克，布包煎服；燈心草 1.5 ～ 3 克。

【經　驗】

燈心草、六一散參合，係施老所習用。除用於治療夏日中暑、五淋諸症外，亦常用於治療尿路結石諸症。它不僅有通淋利尿作用；尚有瀉火澄源，防止結石再生之效。

二者合用之理，《本草求真》說：「燈草……味淡而寒，形小氣微。」故清心火、利小水之力較為單薄，若與六一散清熱降下、滲濕利尿之力相合，其功益彰。

六、車前子　車前草

【單味功用】

車前子（見第 73 頁）。

車前草為車前草科植物車前的全草。其味甘，性寒。入肝、肺、腎、小腸經。本品既能清熱祛暑、利尿通淋、滲濕止瀉，用於治療暑熱吐瀉、濕熱下痢、水腫、小便不利、小便黃少，或小便混濁不清，或小便赤澀熱痛（類似急慢性腎炎、尿路感染等）；又能清熱解毒、涼血止血，用於治療濕熱黃疸、帶下、衄血、尿血，以及皮膚瘡毒；還能祛痰止咳、明目降壓，用於治療咳嗽、目赤腫痛、高血壓病等。

【伍用功用】

車前子偏於行有形之水液，車前草長於利無形之濕熱，兼能涼血止血，可治血尿諸症。二藥伍用，清熱利濕，通淋利尿之力增強。

【主　治】

1. 暑熱瀉痢。

2. 小便短少，小便不利，甚則癃閉，小便帶血，甚或尿血，以及浮腫者（急性腎炎、慢性腎炎、腎盂腎炎、膀胱炎均可使用）。

3. 石淋（尿路結石）。

【常用量】

車前子 6 ～ 10 克，布包煎服；車前草 10 ～ 30 克。

【經　驗】

車前子、車前草伍用，係施老習慣使用，諸凡泌尿系統疾患均有良效。

第三章　疏表透疹、解毒止癢類

一、葛根　升麻

【單味功用】

葛根味甘、辛，性平。入胃、脾經。

本品輕揚升發，既能發表散邪、解肌退燒，以治感冒、發熱、惡寒、頭痛、無汗、項背強痛之症；又能疏通足太陽膀胱經的經氣，改善腦血循環及外周血液循環，而治高血壓之頭痛、頭暈、項強、耳鳴、肢體麻木，以及胸悶不舒、心前區發作性疼痛等，如冠心病、心絞痛諸症；還能疏表透疹，以升發清陽之氣，引內陷之邪外出，故可透疹，而治麻疹透發不暢等症；還可升發清陽，鼓舞脾胃陽氣上升，而升清止瀉、生津止渴，用於治療脾虛泄瀉、濕熱瀉痢、熱性病之口渴，以及上消證（類似糖尿病）之口乾、口渴等症。

現代中藥研究認為，葛根內含黃酮苷（為葛根素、葛根黃苷、大豆黃酮苷、大豆黃酮等）以及多量澱粉等成分。透過動物實驗證明，葛根能擴張心腦血管，改善腦循環、冠狀循環，降低血糖，並有較強的解熱作用以及緩解肌肉痙攣等作用。

升麻又叫綠升麻。其味辛、甘，性微寒。入肺、脾、胃、大腸經。

本品體輕升散，能疏散風熱、解毒透疹，治外感風熱（包括時疫毒邪）所致的頭痛、咽痛、發熱不甚，以及斑疹初期（初發熱時）、斑疹透發不暢等症；又能升陽散鬱、清熱解毒、引藥上行，而治陽明胃熱所引起的頭痛、牙齦腫痛、口舌生瘡，以及皮膚瘙癢、風熱瘡癧諸症；還能升舉脾胃清陽之氣，用於治療中氣下陷所致的氣短、乏力、久瀉、脫肛、子宮脫垂及崩漏不止等症。

【伍用功用】

葛根升舉陽氣，發表透疹，清熱解毒；升麻解肌退熱，疏表透疹，生津止渴，止瀉。葛根輕揚升散，故可解肌透疹；升麻輕浮上升，亦可透疹解毒。

二藥伍用，通行肌表內外，可收升陽散邪、透發疹毒之妙用。

【主　治】

1. 斑疹出現、頭痛、發熱者。

2. 麻疹初起，發熱、疹出不暢者，或麻疹回之過早諸症。

【常用量】

葛根 6 ～ 10 克；升麻 3 ～ 6 克。

【經　驗】

升麻、葛根伍用，出自錢仲陽《閻氏小兒方論》升麻葛根湯。治陽明傷寒，中風頭痛身痛，發熱微惡寒，無汗口渴，目痛鼻乾不得臥，以及陽明發斑，欲出不出，寒暄不時，人多疫證。

升麻、葛根伍用，最擅透達疹毒，對麻疹透發不暢，噴嚏輕咳，疹毒欲達未達，其病機向外者，可用此藥因勢利導。若肺熱氣喘，疹毒內陷，消爍肺金者，是乃揚湯止沸，非其所宜。

二、浮萍　紫草

【單味功用】

浮萍浮於水面，隨風蕩漾而得名。因其背部為紫色，故又叫紫背浮萍。其味辛，性寒。入肺經。

本品體輕氣浮，升散之力較強。入肺經達皮膚，善開毛竅而發汗解表、透發疹毒，用於治療外感風熱，以致發熱、無汗等症；又治麻疹隱隱不出，或疹出不透，以及風熱隱疹、皮膚瘙癢等症；又能疏表通竅、利水消腫，用於治療水腫不消、小便不利，以及風濕內侵所引起的肢體癱瘓等症狀。

另外，還能通毛竅、利血脈、長鬚生髮，以治髮鬚早脫，證屬風盛血虛者。

紫草又名紫草根。其味甘，性寒。入心、肝經。本品甘鹹氣寒，色紫質滑，善走血分，為清熱涼血、解毒透疹之上品。蓋血得寒而涼，得鹹而降，得滑而通（通九竅、利二便），得紫而入，血涼毒消，諸疾可除，用於治療急性傳染病（麻疹、猩紅熱、丹毒等）之熱毒熾盛而斑疹透發不暢，或斑疹紫暗之症；又治瘡癰癤腫、濕疹、皮炎、外陰炎、火傷、燙傷、凍傷等。另外，還可預防麻疹，尚能減輕症狀，或減少麻疹的流行。

【伍用功用】

浮萍體輕氣浮，偏走氣分，善清氣分邪毒，以散風、祛邪、透疹、利尿；紫草專入血分，長於清血分熱毒，以清熱涼血，解毒化斑。

二藥伍用，一氣一血，氣血兩清，透疹解毒，祛風止癢，其功益彰。

【主　治】

1. 小兒初患麻疹，疹子欲出未出，或因血熱毒盛，疹出不透，疹色不鮮，呈暗紫色者，或熱毒犯肺，高燒，氣粗，氣喘，便閉等症。

2. 風疹（類似蕁麻疹），屬風熱者。

3. 瘡癤癰腫，兼見風熱表證者。

【常用量】

浮萍 6 ～ 10 克；紫草 10 ～ 12 克。

【經　驗】

治疹務在「清、透」二字，然總宜宣肺透發為主。浮萍上宣肺氣，外達皮毛，若裏熱熾盛，疹色深紅者，則當清血分裏熱，又為紫草之所長，二藥協同，故相得益彰。

施老臨證治療痘瘡時，常將紫草易為紫草茸，其用意是為增強活血起脹，升發透疹之性，令邪速退矣。

三、浮萍　牛蒡子

【單味功用】

浮萍（見第 82 頁）。

牛蒡子又名大力子、鼠黏子。其味辛、苦，性寒。本品辛寒宣散，苦寒泄熱。它既能疏散風熱、清熱解毒、利咽消腫，用於治療外感風熱，聚於上焦所致的咽喉腫痛、發頤、咳嗽、痰吐不利以及瘡毒腫痛；又能散風熱、透疹毒，治麻疹透發不暢或透而復隱、大便秘結等症。

【伍用功用】

浮萍輕浮升散，善開毛竅，入於肺經，達於皮膚，能發汗解表，利水消腫，宣肺透疹；牛蒡子既能降氣下行，又能宣散風熱、透發麻疹、解毒消腫。

二藥伍用，輕清並走上焦，共奏宣散風熱、透發疹毒、祛風止癢之妙用。

【主　治】

1. 外感風熱，咽喉腫痛等症。

2. 麻疹透發不暢諸症。

3. 風熱隱疹瘙癢等症。

【常用量】

浮萍 4.5 ～ 10 克；牛蒡子 6 ～ 10 克。

【經　驗】

浮萍、牛蒡子伍用，善解風熱毒邪諸證。浮萍浮於水上，體輕氣浮，味辛性寒，辛以行散解表，寒以降下清裏。古人所謂發汗勝於麻黃，下水捷於通草，即表裏雙解之意。

牛蒡子辛苦冷滑，既能降氣下行，復能散風除熱，亦是表裏雙解之意。故二者參合，其功益彰。

但是，牛蒡子性冷滑利，滑腸通下作用較強，非大便秘結者不可重用。亦不可多服久用，否則有損於中氣。

四、蟬蛻　薄荷

【單味功用】

蟬蛻又名蟬衣、蟬退殼、知了皮。其味甘，性寒。本品為土木餘氣所化，其體輕浮，其氣輕虛，故能疏散風熱、清熱透疹，用於治療感冒風熱或溫病初起，症見發熱、咽喉腫痛者；又治小兒麻疹風熱較甚、疹出不暢者；還治風邪束表、風熱癢疹、皮膚瘙癢症等。另外，蟬衣又善清肝經風熱，以祛風解痙、鎮靜安神，用於治療風熱為患、目赤、目生翳膜，以及破傷風、小兒驚風、小兒夜啼不眠之症。

薄荷（見第 43 頁）。

【伍用功用】

蟬蛻輕清升散，善走皮腠；薄荷輕清芳香，辛涼行散。二藥參合，相互為用，升散之力倍增，共收散風熱、利咽喉、行肌表、透斑疹、祛風止癢之效。

【主　治】

1. 風熱為患，溫疫發疹。

2. 麻疹初起，疹出不透者。

3. 風疹塊（類似蕁麻疹）、皮膚瘙癢症。

4. 小兒夜啼不眠之症。

【常用量】

蟬蛻 4.5 ～ 6 克；薄荷 6 ～ 10 克。

【經　驗】

蟬衣、薄荷伍用，名曰二味消風散，出自《景岳全書》，用於治療皮膚瘙癢症、風疹塊（蕁麻疹）。

施老常與過敏煎（銀柴胡、防風、烏梅、甘草）伍用，其效更著。

筆者多年來，每遇蕁麻疹時，常守施師所授之法加浮萍、紫草、丹皮、丹參施治，屢獲良效，尤其對初發患者療效更佳，常投2～4劑而癒。

第四章 和表裏、調氣血類

一、白芍　桂枝

【單味功用】

白芍（見第 59 頁）。

桂枝（見第 32 頁）。

【伍用功用】

白芍和營斂陰，桂枝和營解肌。二藥伍用，發汗中寓有斂汗之意，和營之內有調衛之力。白芍養血斂陰而不滯邪，桂枝和營解肌而不傷陰。二藥相合，一收一散，一寒一溫，相互制約，而收調營衛、和氣血、益陰止汗之功。桂枝色赤，入於血分，可通血脈，白芍善走陰分，能益陰護裏，緩急止痛；桂枝又能振奮脾陽，白芍又善養胃陰。二者相合，一陰一陽，共奏通調血脈、緩急止痛、振奮中陽、調整脾胃功能，以治虛寒性腹痛、四肢酸楚、疼痛以及脈管炎等。

【主　治】

1. 外感風寒表虛之證，症見發熱、頭痛、汗出惡風、鼻鳴乾嘔、口不渴、舌苔薄白、脈浮緩。

2. 自汗、盜汗，證屬營衛不和，惡風怕冷、脊背發涼，或有躁汗，平素易於感冒者。

3. 胸痹、胸痛，證屬心陽不振、經氣不和、氣血不調者。

4. 腹痛，證屬氣血不調，虛寒性腹痛（類似腸痙攣）。

5. 四肢酸楚、疼痛、麻木，證屬氣血不調者。

6. 脈管炎。

7. 妊娠惡阻，表現為畏寒、納少、乏力、噁心嘔吐、尺脈小弱者。

【常用量】

白芍 10 ～ 15 克；桂枝 6 ～ 10 克。

【經　驗】

桂枝、白芍伍用，出自張仲景《傷寒論》桂枝湯。治外感風寒表虛證，症見發熱頭痛，汗出惡風，鼻鳴乾嘔，口不渴，舌苔薄白，脈浮緩。

《傷寒論》云：「太陽病，頭痛、發熱、汗出、惡風，桂枝湯主之。」又云：「病人臟無他病，時發熱自汗出而不癒者，此衛氣不和也，先其時發汗則癒，宜桂枝湯。」

《醫宗金鑒》云：「此為仲景群方之冠，乃解肌發汗，調和營衛第一方也。」

施老臨證處方時，習慣以川桂枝、杭白芍同炒並書。善治營衛不和，時有躁汗，表虛寒證不解者。若治四肢麻木、酸楚、關節疼痛者，易桂枝為桂枝木，但用量宜大，15 ～ 30 克均可。若寒甚四肢發涼者，也可酌加製附片，其效更著。

二、白芍　柴胡

【單味功用】

白芍（見第 59 頁）。

柴胡味苦、辛，性微寒。入心包絡、肝、膽、三焦經。本品味薄氣升，功擅透表泄熱，為治邪入少陽半表半裏所致的寒熱往來、胸脅苦滿、口苦咽乾、頭暈目眩之症的要藥，也治瘧疾的往來寒熱以及外感發熱等症；又能疏肝解鬱、宣暢氣血、散結調經，用於肝氣鬱結所引起的胸脅脹痛、頭暈目眩、耳鳴耳聾，以及月經不調、乳房脹痛（包括乳腺增生所致者）等症。柴胡氣升為陽，能引清氣上行，故可升陽舉陷，用於治療氣虛下陷所導致的氣短、乏力、內臟下垂等症。

【伍用功用】

白芍養血斂陰，柔肝和血，緩急止痛，清解虛熱；柴胡疏肝解鬱，和解退熱，升舉陽氣。白芍酸寒收斂，能斂津液而護營血，收陽氣而瀉邪熱，養血以柔肝，緩急而止痛，瀉肝之邪熱，以補脾陰；柴胡輕清辛散，能引清陽之氣從左上升，以疏調少陽之氣，而理肝脾、調中宮、消痞滿。二藥伍用，相互依賴，相互促進，互制其短而展其長。故以白芍之酸斂，制柴胡之辛散，用柴胡之辛散，又佐芍藥之酸斂，以引藥直達少陽之經，而起清膽疏肝、和解表裏、升陽斂陰、解鬱止痛之效。

【主　治】

1. 寒熱諸證，證屬肝鬱氣血不調者。

2. 頭暈目眩，胸脅苦滿，兩脅脹痛、竄痛，證屬肝鬱氣滯、表裏不和者（類似急性肝炎、慢性肝炎、膽囊炎、肋間神經痛引起的脅肋疼痛、脹悶不舒等病症，均可選用）。

3. 月經不調。

【常用量】

白芍 10～15 克；柴胡 6～10 克。

【經　驗】

柴胡、白芍伍用，出自《太平惠民和劑局方》逍遙散。治五鬱（木、火、土、金、水）及骨蒸勞熱最效。蓋肝為風木之臟，體陰而用陽，性喜條達，以白芍之酸斂養血柔肝，補肝之體制肝之用；以柴胡之辛散補肝之用。二藥參合，剛柔相濟，動靜結合，體用兼顧，互制其短，而展其長，以達升陽斂陰，調和表裏之妙用，故凡肝鬱氣滯、表裏不和諸證均宜使用。

柴胡、白芍伍用，其功效重點為疏肝和血，故臨床上遇少陽證之寒熱者，宜配赤芍。

施老臨證處方時，習慣以杭白芍、醋柴胡同炒伍用，其目的是為了增強疏肝止痛之功效也。

三、柴胡　黃芩

【單味功用】

柴胡（見第 89 頁）。

黃芩味苦，性寒。入肺、膽、胃、大腸經。本品苦能燥濕，寒能清熱，為清熱燥濕、瀉火解毒之品，用於治療濕熱蘊結所引起的瀉痢腹痛、裏急後重、痢下赤白以及濕熱黃疸等症。黃芩體輕主浮，又善清上焦肺火，用於治療肺熱咳嗽，炒炭入藥；又可瀉火止血，用於治療熱毒熾盛，迫血妄行的咳血、衄血、便血等症。此外，黃芩還有清熱安胎之功，可用於治療妊娠胎動不安等症。

據現代中藥藥理研究，認為黃芩有解熱、利尿、鎮靜降壓作用，故可治療高血壓病、動脈硬化、自主神經功能紊亂，證屬肝陽亢盛，症見頭痛、目眩、目赤、口苦、面紅、心煩、失眠者。

【伍用功用】

柴胡疏肝解鬱，和解退熱，升舉陽氣；黃芩清熱燥濕，瀉火解毒，止血安胎。柴胡瀉半表半裏之外邪，黃芩瀉半表半裏之裏邪。柴胡升清陽，黃芩降濁火。二藥相合，升清降濁，調和表裏，和解少陽，清少陽之邪熱甚妙。柴胡又長於開鬱，黃芩又善於泄熱。兩藥相伍為用，既可疏調肝膽之氣機，又能清泄內蘊之濕熱。

【主　治】

1. 外感病（傷寒或中風），邪傳之於少陽，並往來於表裏之間，症見口苦、咽乾、目眩、寒熱往來、胸脅苦滿、心煩喜嘔、食慾不振等症。

2. 瘧疾，見寒熱等症者。

3. 肝鬱氣滯，久而化火，見少陽證者。

【常用量】

柴胡 5 ～ 10 克；黃芩 6 ～ 10 克。

【經　驗】

柴胡、黃芩伍用，出自張仲景《傷寒論》小柴胡湯。功能和解少陽。治傷寒中風，少陽病口苦咽乾，目眩耳聾，往來寒熱，胸脅苦滿，默默不欲飲食，心煩喜嘔或胸中煩而不嘔，或渴，或腹中痛，或脅下痞硬，或心下悸，小便不利，或不渴，身有微熱，或咳，或汗後餘熱不解，或症發寒熱，婦人傷寒，熱入血室，暮則譫語；並治傷寒陽微結，頭汗肢寒，脈細便堅，亦半表半裏也。

程應旄曰：「以柴胡疏木，使半表之邪得以外宣，黃芩清火，使半裏之邪得從內徹。」二藥伍用，通調表裏，和解少陽，清泄肝膽之熱益彰。若胃不和，痰飲內停者，伍以半夏豁痰飲，降裏氣之逆（即和胃通陰陽也），以增強柴胡、黃芩和表裏之功。

我們體會，凡是肝、膽、胃、胰之疾患，表現有少陽證者用之均有良效。

四、黃芩　半夏

【單味功用】

黃芩（見第91頁）。

半夏味辛，性溫，有毒。入脾、胃、肺經。本品體滑性燥，能走能散，能燥能潤，它既能燥濕化痰，用於治療濕痰咳嗽、痰白而稀者（多見於感冒咳嗽、慢性氣管炎等）；又能降逆止嘔、散結消痞，用於治療胃氣不和、胃氣上逆所引起的噁心嘔吐（多見於急性胃炎、慢性胃炎、神經性嘔吐、妊娠嘔吐等）；還可治療痰濕內阻、寒熱互結，以致胸脘痞滿、食慾不振、噯氣頻頻、噁心嘔吐，以及因痰阻氣鬱所引起的梅核氣、癭瘤痰核等症。

另外，本品還能燥濕和胃而通陰陽，以治胃氣不和所導致的失眠諸症。

【伍用功用】

黃芩清熱燥濕，瀉火解毒，止血安胎；半夏健脾燥濕，和胃止嘔，消痞散結。半夏辛散降逆，黃芩苦寒清熱。二藥參合，一寒一溫，辛開苦降，以順其陰陽之性而調和陰陽，故清熱瀉火、和胃止嘔、消痞散結甚妙。

【主　治】

1. 邪居少陽，誤下成痞。

2. 溫邪留戀，痰熱互結，脾胃升降失調所致之痞證。

3. 寒熱互結，以致胸膈痞滿、噁心嘔吐、食慾不振諸症。

4. 熱痰諸症。

5. 胃酸過多、胃脘嘈雜等症。

【常用量】

黃芩 6 ～ 10 克；半夏 6 ～ 10 克。

【經　驗】

半夏、黃芩伍用，出自《傷寒論》半夏瀉心湯。功能和胃降逆，開結除痞。治療胃氣不和，症見心下痞滿、乾嘔或嘔吐、腸鳴下利。也用於急性胃腸炎見上症者。

五、知母　草果

【單味功用】

知母（見第 51 頁）。

草果味辛，性溫。入脾、胃經。本品溫燥辛烈，既能溫中散寒、燥濕除痰、消積除脹，用於治療寒濕阻滯中焦，脾胃不運，以致食積（以傷肉食為主者）不消、脘悶腹脹甚則疼痛、食慾不振等症；又能除痰截瘧，用於治療瘧疾，症見寒多熱少、胸悶、舌苔白濁厚膩者，也可用於治療瘴瘧（指感受山嵐瘴毒而引起的危重瘧疾，《諸病源候論》說：「此病生於嶺南一帶山瘴之氣。」《景岳全書》云：「南方嵐濕不常，人受其邪而致病者，因名瘴瘧。」臨床主要表現：瘧發之時，神識昏迷，狂妄多言，或聲音啞喑等）。

【伍用功用】

知母苦寒瀉熱，甘寒滋陰，功專清熱瀉火，滋陰潤燥；草果辛散溫通，功擅溫中燥濕，化濁，截瘧。二藥伍用，一寒一熱，一陰一陽，相互制約，相互促進，共奏和表裏，調陰陽，除寒熱，治瘧疾。

【主　治】

1. 表裏不和，乍寒乍熱，寒熱往來等症。

2. 瘧疾（包括瘴瘧）諸症。

【常用量】

知母 10 ～ 12 克；草果 3 ～ 6 克。

【經　驗】

知母、草果伍用，出自明・李時珍《本草綱目》：「草果，與知母同用，治瘴瘧寒熱，取其一陰一陽無偏勝之害，蓋草果治太陰獨勝之寒，知母治陽明獨勝之火也。」《本草正義》：「草果，辛溫燥烈，善除寒濕而溫燥中宮，故為脾胃寒濕主藥。」「按：嵐瘴皆霧露陰濕之邪，最傷清陽之氣，故辟瘴多用溫燥芳香，以勝陰霾濕濁之蘊祟。草果之治瘴瘧，意亦猶是。然凡是瘧疾，多濕痰蒙蔽為患，故寒熱往來，糾纏不已，治宜開泄為先。草果善滌濕痰，而振脾陽，更以知母輔之，酌其分量，隨時損益，治瘧頗妙義，固不必專為嵐瘴立法。惟石頑所謂實邪不盛者，當在所禁耳。」

筆者體會，知母、草果伍用，治療瘧疾時，宜與常山、青蒿、柴胡、黃芩參合，其效才著。也可用於治療表裏不和、乍寒乍熱、寒熱往來等症。

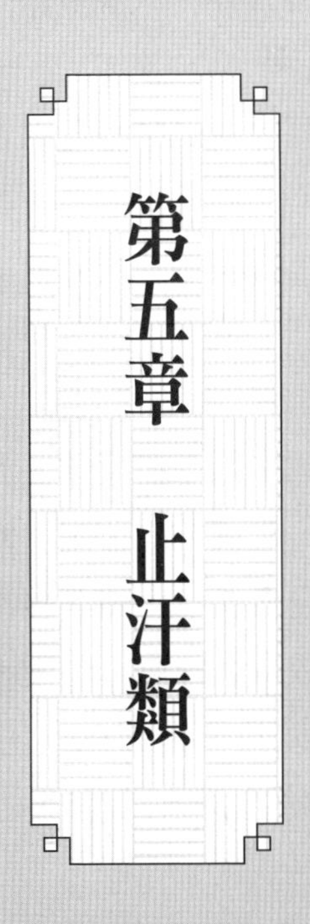

第五章　止汗類

一、黃耆　防風

【單味功用】

黃耆又名黃芪。其味甘，性微溫。入脾、肺經。本品質輕皮黃肉白，質輕升浮，入表實衛，色黃入脾，色白入肺，為升陽補氣之聖藥。

生品入藥，具有升發之性，既能升陽舉陷，用於治療中氣不足、中氣下陷、脫肛、子宮脫垂以及其他內臟下垂諸症；又能溫分肉、實腠理、補肺氣、瀉陰火，用於治療體弱表虛，自汗盜汗，或者經常反覆感冒以及消渴（類似糖尿病）諸症。

炙品入藥，可補中氣、益元氣、溫三焦、壯脾陽、利水消腫、生血生肌、排膿內托，用於治療氣虛衰弱、體倦乏力、語音低微、短氣食少、便溏腹瀉等症；又治氣虛脾弱、水不化氣，以致身面浮腫、小便不利等症；還治氣血不足、陽氣衰微，以致瘡瘍日久、內陷不起，或瘡瘍潰爛、膿稀、久久不癒之症，以及小兒體虛、痘疹內陷諸症。

防風（見第34頁）。

【伍用功用】

黃耆補氣升陽，固表止汗，利水消腫；防風祛風解表，勝濕解痙，止瀉止血。黃耆甘溫補氣固表扶正，防風辛散祛風解表驅邪。

二藥伍用，防風辛散溫通，可載黃耆補氣之功達於周身，黃耆又得防風疏散之力而不戀邪，防風又得黃耆之固表而不散。二藥合參，散中寓補，補中兼疏，相輔相成，固表止汗。

【主 治】

1. 表虛自汗、四肢酸楚等症。

2. 虛人常易感冒諸症。

【常用量】

黃耆 10 ～ 15 克；防風 6 ～ 10 克。

【經 驗】

黃耆、防風伍用，選自《王旭高醫書六種》玉屏風散。治氣虛表弱，自汗不止者；風邪久留而不散者亦宜。李東垣曰：「黃耆得防風而功益大，乃相畏而相使也。」王晉三《古方選注》曰：「黃耆性鈍，防風性利。鈍者受利者之制耳。惟其受制，乃隨防風周衛於身，而固護表氣耳。」防風、黃耆各等分，《醫宗金鑒》謂之防風黃耆湯。治中風不能言，脈遲而弱者。

柯琴曰：「夫風者，百病之長也。邪風之至，急如風雨，善治者治皮毛，故以防風以驅表邪。邪之所湊，其氣必虛，故用黃耆以鼓舞正氣。黃耆得防風，其功愈大者，一攻一補，相須相得之義也。」

黃耆合防風能固衛疏表，所謂黃耆得防風則固表而不留邪，防風得黃耆則祛邪而不傷正。二藥合用，功在防禦外邪之入侵。古人謂：「邪之所湊，其氣必虛，故治風者，不患無以驅之，而患無以禦之，去者自去，來者自來，邪氣留連，終無期矣。」近人謂，黃耆含有「干擾素」，能增強人體抵抗力，防禦外邪感染，此正前人所述的黃耆合防風之功效。

曾用玉屏風散治一婦人惡風，夏日常以巾裹首，身著夾衣，冬日重絮不敢見風，藥十數劑而癒。也常用來治療經常感冒的患者以及患風疹塊（蕁麻疹）非發作時投之，用以扶正，減少發作，減輕症狀，鞏固療效。

二、山茱萸　牡蠣

【單味功用】

山茱萸又叫山萸肉。其味甘、酸，性溫。入肝、腎經。本品溫而不燥，既能補肝腎之陰，又能溫補腎陽，是一味平補陰陽的要藥。用於治療肝腎不足所引起的頭昏目眩、耳鳴不聰、腰膝酸軟、小便頻數、陽痿等症；又能收斂固脫、澀精止遺、止汗止血，用於治療陽氣虛衰所引起的遺精、遺尿、虛汗不止以及月經過多、崩漏等症。

牡蠣味鹹、澀，性微寒。入肝、腎經。本品為貝殼之屬，質體重墜，既能平肝潛陽，用於治療陰虛陽亢所引起的煩躁不安、心神不寧、心悸怔忡、失眠、頭暈目眩、耳鳴等症；又能軟堅散結，用於治療痰火鬱結所致的瘰癧、痰核、癭瘤等症，以及氣血不足所致的肝脾腫大等症。本品煅後入藥，功擅收斂固脫、澀精止帶、制酸止痛，用於治療自汗、盜汗、遺精、白帶、胃酸過多、胃潰瘍諸症。

【伍用功用】

山茱萸補益肝腎，斂汗固脫，固精縮尿；牡蠣重鎮安神，平肝潛陽，收斂固澀，軟堅散結，制酸止痛。山茱萸酸澀收斂，微溫而不熱，以澀精氣，止脫汗為主；牡蠣味鹹能軟堅，氣寒能除熱，質重能潛陽，性澀能收斂。二藥伍用，相互促進，斂陰止汗，救亡固脫的力量增強。

【主 治】

1. 自汗、盜汗諸症。

2. 男子遺精、滑精，女子帶下諸症。

【經 驗】

山茱萸、牡蠣伍用，出自張錫純《醫學衷中參西錄》來復湯。功在斂陰止汗，救亡固脫。「治寒溫外感諸證，久病瘥後不能自復，寒熱往來，虛汗淋漓；或但熱不寒，汗出而熱解，須臾又熱又汗，目睛上竄，勢危欲脫；或喘逆，或怔忡，或氣虛不足以息，諸症若見一端，即宜急服。」觀其全方，以萸肉為主，蓋萸肉既能斂汗，又善補肝，肝虛之極，元氣將脫者，服之最效，若伍牡蠣，其效更著。

黃耆、山茱萸均可固脫，但適應範圍有異，黃耆固脫是從氣分入手，山茱萸固脫是從陰分入手，相互為用，固脫力增強，其效更著。

三、麻黃根 浮小麥

【單味功用】

黃根味甘，性平。入心、肺經。本品功專止汗，因其性善行周身肌表，引藥至衛分而固腠理是也。無論陽虛自汗，還是陰虛盜汗，均宜配伍使用。

浮小麥味甘，性涼。入心經。本品藥性和平，甘能益氣，涼可除熱，入心經，益氣除熱而止汗。蓋汗為心之液，養心退熱，津液不為火擾，故自汗、盜汗可止。又治骨蒸虛熱和一切虛汗等症。

【伍用功用】

麻黃根甘平止汗，浮小麥甘涼止汗。麻黃根入肺經，「肺合皮毛」，故可實表止汗。浮小麥入心經，「汗為心液」，故能益氣清熱，涼心止汗。又因浮小麥體質輕虛，其性升浮，能達皮膝而散其熱，故又可止盜汗。二藥伍用，相互促進，益氣養心、清熱涼氣、固表止汗益彰。

【主　治】

1. 體虛多汗、自汗諸症。

2. 陰虛有熱、盜汗等症。

【常用量】

麻黃根 6 ～ 10 克；浮小麥 10 ～ 30 克。

四、黃耆　牡蠣

【單味功用】

黃耆（見第 98 頁）。

牡蠣（見第 100 頁）。

【伍用功用】

黃耆補氣升陽，固表止汗，利水消腫；牡蠣重鎮安神，平肝潛陽，收斂固澀，制酸止痛。黃耆甘溫補中，升陽補氣，實腠理止汗出；牡蠣質體重墜，味鹹而澀，長於益陰潛陽，收澀止汗。二藥伍用，益氣斂陰，固表止汗的力量增強。

【主　治】

1. 氣陰不足，自汗、盜汗等症。

2. 陽虛自汗諸症。

【常用量】

黃耆 10 ～ 15 克；牡蠣 10 ～ 25 克，打碎先煎。

【經　驗】

黃耆、牡蠣伍用，係斂陰固衛以止汗。蓋衛氣虛，不能外固，營陰虛不能內守，故宜黃耆、牡蠣伍用治之甚效。

五、黃耆　浮小麥

【單味功用】

黃耆（見第 98 頁）。

浮小麥（見第 101 頁）。

【伍用功用】

黃耆補氣升陽，固表止汗，利水消腫；浮小麥止汗。黃耆甘溫補中，升陽補氣，實腠理固表止汗；浮小麥甘涼益氣，清熱除煩，養心退熱，止汗。二藥伍用，相得益彰，益氣清熱，固表實腠理而止汗。

【主　治】

表虛自汗諸症。

【常用量】

黃耆 10 ～ 15 克；浮小麥 10 ～ 30 克。

【經　驗】

黃耆、浮小麥與黃耆、牡蠣伍用均可止汗，但各有其機理。黃耆與浮小麥伍用，係養心固衛以止汗。汗為心液，汗出過多，每易影響心氣，宜黃耆、浮小麥補氣強心止汗；黃耆與牡蠣伍用，係斂陰固衛止汗。蓋衛氣虛不能外固，營陰虛不能內守，宜用黃耆、牡蠣。

若浮小麥暫缺之時，施老經驗，可以小麥麩或糠皮代之，療效亦佳。

六、五味子　五倍子

【單味功用】

五味子的皮肉甘酸，核中辛苦而帶有鹹味，以其五味俱備而得名。

其實以酸味為最，苦次之，鹹更次之。酸能收斂，苦能清熱，鹹能滋腎，其性溫，但溫而不熱不燥。本品既能益氣生津、補腎養心；又能斂肺氣歸腎，而收止咳平喘之功，用於治療氣虛傷津所引起的體倦乏力、表虛多汗、口乾口渴等症；又治心陰不足、心失所養的心悸怔忡、失眠健忘、氣短等症；還治久嗽虛喘諸症。

另外，本品還能收斂固澀，用於治療體虛自汗、盜汗、遺精、尿頻、遺尿以及久泄不止等滑脫不固之證。

五倍子味酸、澀，性寒。入肺、大腸、腎經。本品藥性收斂，既能斂肺止嗽、降火化痰，用於治療肺虛咳嗽、久久不癒，或肺熱咳嗽、痰中帶血，甚則咳血等症；又能收斂止汗、澀腸止瀉、收斂止血、澀精固脫，用於治療體虛自汗、盜汗、久瀉不止、脫肛、便血、遺精、帶下、子宮脫垂等。

【伍用功用】

五味子斂肺滋腎，斂汗止汗，生津止渴，澀精止瀉；五倍子斂肺降火，斂汗止汗，澀腸止瀉。二藥參合，益腎固精、斂汗止汗、澀腸止瀉益彰。

【主　治】

1. 自汗、盜汗諸症。

2. 肺虛久咳，久喘諸症。

3. 久瀉、久痢諸症。

4. 男子遺精、滑精，女子赤白帶下、崩漏諸症。

5. 脫肛、子宮脫垂，以及各種內臟弛緩、下垂，均可使用。

【常用量】

五味子 6 ～ 10 克；五倍子 3 ～ 6 克。

【經　驗】

五味子、五倍子伍用，收斂固澀之力較強，故凡固攝無能，有滑脫現象者，均可隨症配伍使用。如陽虛自汗，與黃耆、附片伍用；久瀉、久痢，與赤石脂、禹餘糧伍用；脫肛、子宮脫垂以及各種內臟弛緩、下垂者，與升麻、柴胡伍用；若氣虛甚者，與黨參、黃耆伍用。為加強療效，亦可酌加枳殼。

七、黃耆　附子

【單味功用】

黃耆（見第98頁）。

附子又叫附片。味辛、甘，性大熱。本品純陽有毒，其性走而不守，上能助心陽以通脈，下可補腎陽以益火，是一味溫補命門之火，溫裏回陽救逆的要藥。既能治療陽氣衰微、陰寒內盛，或因大汗、大吐、大瀉而引起的四肢厥逆、冷汗自出、脈微欲絕等亡陽證，又能治療大汗淋漓、手足厥冷、氣促喘急等陽氣暴脫之證，還能益命火而暖脾胃，助陽化氣以利水消腫，用於治療腎陽不足、命門火衰致畏寒肢冷、陽痿、尿頻等症，又治陰寒內盛、脾陽不振致脘腹冷痛、大便溏瀉等症，以及脾腎陽虛、水濕內停，所引起的小便不利、肢體浮腫之症。此外，本品還可通行十二經脈、祛寒除濕、溫經止痛，用於治療風寒濕痹、寒濕偏盛、周身骨節疼痛等症。

【伍用功用】

黃耆補氣升陽，固表止汗，利水消腫；附子回陽救逆，溫腎助陽，祛寒止痛。黃耆具有生發之性，善於益氣固表、止汗固脫，伍以附子，相使為用，溫陽益氣，回陽救逆，固表止汗益彰。

【主　治】

陽虛自汗，畏寒，四肢不溫，舌淡苔白，脈細弱等症。

【常用量】

黃耆10～30克；附子6～10克。

【經 驗】

黃耆、附子伍用，治「休克」患者，脈微欲絕，四肢逆冷，大汗如洗，附子以「熟附片」為佳，久煎1小時左右。用量超過15克者，須防其出現結代脈（室性期前）；黃耆須用大量，一次60～90克濃煎，止汗固脫之效甚佳。

第六章　清熱解毒、消腫止痛類

一、黃芩　黃連

【單味功用】

黃芩（見第 91 頁）。

黃連味苦，性寒。入心、肝、胃、大腸經。本品大苦大寒，為瀉心火、除濕熱之佳品。它既能清熱瀉火（以清瀉心、胃之火為主）、清心安眠、涼血止血、解毒止痢，用於治療熱性病之高熱、煩躁、神昏譫語等症；又治陰血不足、心煩不眠之症，還治心火內熾、迫血妄行，以致衄血、吐血諸症以及腸澼下痢（腸炎、痢疾）諸症；又能瀉火解毒、清胃止嘔、解渴除煩、消痞除滿，用於治療目赤腫痛、口舌生瘡、癰疽疔瘡、胃熱嘔吐、心下痞滿、胃火熾盛、消穀善饑、口乾口渴等症。

【伍用功用】

黃芩清熱燥濕，瀉火解毒，止血，安胎；黃連清熱燥濕，瀉火解毒，止痢。黃芩苦寒，善於清肺、大腸火熱；黃連苦寒，善瀉心火，除濕散鬱。二藥參合，清熱燥濕、瀉火解毒效果益彰。

【主　治】

1. 上、中焦熱盛所致的目赤腫痛、齒齦腫脹、牙齒疼痛、口舌生瘡等症。

2. 熱性病高燒、煩躁不安等症。

3. 癰腫疔瘡。

4. 濕熱下痢諸症。

【常用量】

黃芩 6 ～ 10 克；黃連 3 ～ 6 克。

【經　驗】

黃芩、黃連伍用，出自《傷寒論》。仲景用芩連善治濕熱中阻，胸膈痞悶。觀其半夏、乾薑、甘草三瀉心及葛根湯是也。

我們體會，濕熱在裏，黃連善清濕生之熱，黃芩善解熱生之濕，二藥參合，相得益彰。

黃芩、黃連伍用，《醫宗金鑒》名曰二黃湯，治上焦火旺，頭面大腫，目赤腫痛，心胸、咽喉、口、耳、鼻熱盛，及生瘡毒者。

施老認為，黃芩清肺火，黃連瀉心火，二者取其酒炒，並走於上，清熱解毒之力倍增，善除上焦實火諸證。

二、紫花地丁　蒲公英

【單味功用】

花地丁味辛、苦，性寒。入心、肝經。它能清熱解毒、消散癰腫，治火毒疔瘡、丹毒、乳癰、腸癰、目赤腫痛等一切化膿性炎症，又治黃疸、蜂窩組織炎、尿路感染。

蒲公英又名黃花地丁。其味甘、苦，性寒。入肝、胃經。本品能清熱解毒、散結消癰，治疔瘡腫毒、乳癰、尿路感染、結核等症；還能利膽祛濕，可用於治療濕熱黃疸諸症以及慢性胃炎等。

【伍用功用】

紫花地丁清熱解毒，消散癰腫；蒲公英清熱解毒，散結消腫。二藥伍用，相互促進，清熱解毒，消炎止痛，散結消腫的力量增強。

【主　治】

1. 疔瘡腫毒、丹毒、乳癰等紅腫焮痛之症。

2. 腸癰（類似急性闌尾炎）諸症。

3. 尿路感染，小便淋瀝不暢，疼痛諸症。

4. 一切化膿性炎症、非化膿性炎症均可使用。

【常用量】

紫花地丁 10 ～ 30 克；蒲公英 10 ～ 30 克。

【經　驗】

紫花地丁、蒲公英伍用，善治一切化膿性炎症，但用量宜大，30 ～ 60 克均可。若治尿路感染，宜與益元散、車前草、旱蓮草伍用，其效更著。

筆者嘗治一罹患腮腺炎男性患兒，主取紫花地丁、蒲公英各 30 克，伍以金銀花 10 克、連翹 10 克、大青葉 10 克、板藍根 10 克、柴胡 6 克、升麻 3 克。水煎，分為 4 次服下。藥服 2 劑，燒退、痛止、腫消一半有餘，遵效不更方之旨，原方又進 2 劑，病即告癒。

三、牛蒡子　連翹

【單味功用】

牛蒡子（見第 83 頁）。

連翹（見第 41 頁）。

【伍用功用】

牛蒡子疏散風熱，清熱解毒，清咽消腫；連翹清熱解毒，消癰散結。二藥伍用，並走於上，清熱解毒、消炎止痛、祛風止癢、宣透疹毒之力增強。

【主　治】

1. 熱聚上焦，以致口舌生瘡、牙齦腫痛、咽喉腫痛等症。

2. 癰腫瘡瘍諸症。

3. 風熱癢疹、斑疹等症

【常用量】

牛蒡子 6～10 克；連翹 6～15 克。

【經　驗】

施老臨證處方時，習慣將牛蒡子與青連翹伍用，治療急性喉炎引起的咽喉腫痛諸症，每每獲效，若伍以馬勃、青黛，其效更著。

根據臨床體會，上述諸症，表現為熱盛，大便乾者，宜重用牛蒡子，可用至 15 克。

四、馬勃　青黛

【單味功用】

馬勃味辛，性平。入肺經。本品質輕，善宣肺氣、清熱解毒、解散鬱熱而利咽喉，治咽喉腫痛、咳嗽失音等症；外用又能止血，用於治療鼻衄、外傷出血。

青黛為灰藍色或深藍色的極細粉末，質輕，易飛揚，善走上焦，味苦，性大寒。入肝、肺、胃經。它能清熱涼血、解毒利咽，治溫病發熱、發斑發疹、咯血、吐血、咽喉腫痛、小兒驚癇、痄腮（腮腺炎）以及瘡腫、丹毒、蟲蛇咬傷。

【伍用功用】

馬勃清熱解毒，宣肺氣，利咽喉；青黛清熱解毒，涼血止血。馬勃辛平，宣散之力頗著；青黛苦寒，清熱之功力勝。二藥伍用，並走上焦，清熱解毒、消腫止痛、清利咽喉的力量增強。

【主　治】

1. 熱邪火毒聚於上焦，以致咽喉腫痛等症。

2. 急性咽喉炎、慢性咽喉炎、扁桃體炎均可使用。

【常用量】

馬勃 1.5 ～ 4.5 克；青黛 6 ～ 10 克。同布包煎。

【經　驗】

施老臨證處方時，習慣以馬勃、青黛伍用，原為治療咽喉腫痛而設，若伍以錦燈籠、金果欖、桔梗、生甘草，其效更著。

五、馬勃黛　蛤散

【單味功用】

馬勃（見第 113 頁）。

黛蛤散為中成藥。本方為宋代民間驗方，原見《醫說》卷四，並無方名。清・祝補齋《衛生鴻寶》曾命名青蛤丸，後改為黛蛤散。方由煅蛤殼180克、青黛18克組成。共研細末，每服10～15克。布包，水煎服。方中蛤粉滋養肺陰、軟堅散結、化痰止咳、止血；青黛解肝鬱、瀉肝火、清熱解毒、涼血止血。二藥參合，功專清泄肝肺鬱熱、化痰止咳、涼血止血，用於治療肝火犯肺所引起的頭暈耳鳴、咳嗽不已、痰中帶血、咽喉不利、胸脅作痛等症。另外，也可用於治療支氣管擴張所引起的咳嗽吐痰、痰吐不盡、咳血、咯血等症。

【伍用功用】

馬勃清熱解毒，宣肺氣，利咽喉；黛蛤散清熱化痰，散結。上藥伍用，瀉火解毒，清熱消炎，涼血止血，消腫止痛，化痰散結，清利咽喉之力增強。

【主　治】

1. 熱聚上焦，咽喉腫痛，淋巴腺腫痛等症。

2. 肝火犯肺，咳嗽不已，熱傷肺絡，痰中帶血，甚則咯血、衄血等症。

【常用量】

馬勃4.5～6克；黛蛤散6～10克。同布包煎。

六、板藍根　山豆根

【單味功用】

板藍根味苦，性寒。入心、肺經。本品既能清熱解毒、清熱涼血；又能利咽消腫，用於治療急性熱性病，如時行感冒（流行性感冒）、痄腮（流行性腮腺炎）、大頭瘟毒、熱毒斑疹、丹毒以及癰腫瘡毒等火毒熱證；又治血熱妄行致吐血、衄血諸症；還治暴發火眼、目赤腫痛以及咽喉腫痛等症。另外，還可治療急慢性肝炎、流行性腦脊髓膜炎、流行性日本腦炎等。

山豆根味苦，性寒。入肺經。本品大苦大寒，功專清熱解毒、消腫止痛、清利咽喉，為治咽喉腫痛的要藥。用於治療熱毒蘊結，以致咽喉腫痛、牙齦腫痛、口舌生瘡以及肺熱咳嗽諸症。另外，還可治療鈎端螺旋體病及早期肺癌、喉癌、膀胱癌、子宮頸癌等，也可用於皮膚潰瘍、瘢痕疙瘩之病。

【伍用功用】

板藍根清熱涼血，解毒利咽；山豆根清熱解毒，消腫止痛，利咽喉。二藥伍用，相互促進，清熱解毒、清利咽喉的力量增強。

【主　治】

1. 咽喉腫痛。

2. 牙齦腫痛。

3. 口舌生瘡等症。

【常用量】

板藍根 10 ～ 30 克；山豆根 6 ～ 12 克。

【經　驗】

文獻報導，山豆根對惡性腫瘤有抑制作用，故可試用治療咽喉惡性腫瘤。

七、板藍根 玄參

【單味功用】

板藍根（見第 115 頁）。

玄參又叫元參。其味甘、苦、鹹，性寒。入肺、胃、腎經。本品質潤多液，色黑入腎，為瀉無根浮游之火的聖藥。它既能養陰涼血，又可清熱瀉火、除煩止渴，故熱毒實火或陰虛內熱，均可使用。用於治療溫熱病熱入營分，傷陰劫液所引起的口乾口渴、煩熱不安、夜寐不良、神昏等症，也可治療消渴（類似糖尿病）之口乾口渴等症；又能養陰潤燥、清利咽喉、消腫止痛，用於治療陰虛肺燥、咳嗽痰少、咯血、潮熱等症；又治陰虛火旺、虛火上炎所引起的頭昏頭痛、目赤疼痛、赤脈貫睛、口乾舌紅、咽喉腫痛。另外，還能解毒散結，用於治療陰虛火旺、痰火鬱結所引起的瘰癧、痰核、癭瘤諸症。

玄參治糖尿病的機理，據現代醫藥研究所知，本品內含植物甾醇、生物鹼脂肪酸、微量揮發油及維生素 A 類物質等成分。它的水浸出液，流浸膏皮下注射能降低動物血糖，故可治療糖尿病。

【伍用功用】

板藍根味苦性寒，功專清熱解毒、清熱涼血、利咽消腫；玄參甘苦而寒，質潤多液，功擅瀉火滋陰、清熱涼血、養陰潤燥、除煩止渴。

二藥均為苦寒之品，故協同為用，以增強清熱解毒、滋陰降火、清利咽喉、消腫止痛之功。

【主 治】

陰虛火旺，虛火上炎，所引起的咽喉腫痛、口乾舌紅、脈細數等症。

【常用量】

板藍根 10 ～ 15 克；玄參 10 ～ 15 克。

【經 驗】

板藍根、山豆根與板藍根、元參，同為治療咽喉腫痛之要藥，前者為治急性咽喉腫痛，後者為治慢性咽喉腫痛。前者為熱毒上攻，後者為陰虛火旺、虛火上炎，二者不可不辨。

八、石膏　細辛

【單味功用】

石膏（見第 51 頁）。

細辛味辛，性溫。入肺、腎經。本品味辛而厚，氣溫而烈，上行入肺，以發散在表之風寒；下行走腎，以散腎經之風寒，故為宣通內外，發散風寒的要藥。用於治療素體陽虛，外感風寒，以致惡寒、發熱、脈反沉者。細辛不僅有發散風寒之功，同時又有較強的止痛作用，可用於治多種原因引起的頭痛、牙痛、骨節疼痛等。另外，它還能溫肺化飲、鎮咳祛痰，用於治療肺寒咳喘、痰白清稀或風寒咳嗽、痰液稀薄等症。

【伍用功用】

石膏清熱瀉火，解肌除煩；細辛發散風寒，祛風止痛，溫肺化飲，祛痰鎮咳。細辛氣味香竄，升散之力頗強，有較好的通絡止痛之功；生石膏氣味寒涼，善清熱瀉火。二藥伍用，以細辛之升散，引生石膏之寒涼，達於上焦，共奏清熱瀉火、通絡止痛之功，而無燥烈遏邪之弊。此亦熱藥入寒劑，蓋取其反佐之義也。

【主　治】

1. 內蘊鬱熱，隨經上竄，以致牙痛、牙齦腫痛、口舌生瘡等症。

2. 感受風熱，上竄清竅，以致頭痛諸症。

【常用量】

石膏 15 ～ 30 克，打碎先煎；細辛 1 ～ 3 克。

【經　驗】

施老臨證處方時，習慣以生石膏、細辛並書伍用。善治胃火熾盛，以致牙痛、口舌生瘡諸症。也可與生地、牛膝合用，其效更著。

九、細辛　乾地黃

【單味功用】

細辛（見第 118 頁）。

乾地黃（見第 53 頁）。

【伍用功用】

細辛發散風寒，祛風止痛，溫肺化飲；乾地黃清熱涼血，養陰生津，補腎養心。細辛氣味香竄，升散之力頗強，有較好的通絡止痛之功；乾地黃性味甘寒，善於滋陰清熱、涼血止血。

二藥伍用，以細辛之升散，引乾地黃之甘寒，直達上焦，共奏清熱止痛之效，而無燥烈升散之弊。

【主 治】

風火頭痛、牙痛等症。

【常用量】

細辛 1 ～ 3 克；乾地黃 6 ～ 10 克。

【經 驗】

乾地黃又名乾生地、大生地。施老臨證處方時習用大生地。生石膏、細辛與大生地、細辛伍用，均可治療頭痛、牙痛、口舌生瘡諸症。然前者是胃火熾盛之致，後者是屬陰虧津少，虛火上炎之故，臨床不可不辨。

第七章　通竅亮音、療耳鳴類

一、蟬蛻　鳳凰衣

【單味功用】

蟬蛻（見第 85 頁）。

鳳凰衣又叫雞蛋膜衣。為雉科動物家雞的蛋殼內膜。本品味甘，性平。入肺經。它能養陰潤肺止咳，治久咳、咽痛、失音、瘰癧結核、潰瘍不斂。此外，鳳凰衣研末外用，以治口瘡、口疳、喉癰、目翳。

【伍用功用】

蟬蛻質體輕清，甘寒清熱，宣肺利竅，升散增音。鳳凰衣甘平無毒，潤肺止咳開音。二藥參合，相互促進，潤肺止咳、宣肺開竅、亮音甚妙。

【主　治】

音嘶、音啞（慢性咽喉炎、喉頭結節等病均可選用）。

【常用量】

蟬蛻 3 ～ 6 克；鳳凰衣 6 ～ 10 克。

二、訶子　橘皮

【單味功用】

訶子味苦、酸、澀，性平。入肺、大腸經。本品生用既能斂肺下氣消瘀，又可苦泄降火利咽喉，治痰火鬱肺、久嗽失音；又治肺虛久嗽、動則氣喘等症；訶子煨用，能澀斂大腸，以制止腹瀉，用於治療久瀉、久痢不止，邪氣已衰而滑泄不固之症；又治脫肛、便血、帶下、遺精、尿頻諸症。

橘皮又叫陳皮。其味辛、苦，性溫。入脾、肺經。本品辛散苦降，其性溫和，燥而不烈，為脾、肺氣分之藥。它既能行氣健脾、調中快膈，用於治療脾胃氣滯所引起的脘腹脹滿、疼痛、不思飲食等症；又能健脾燥濕、導滯化痰、止咳平喘，用於治療痰濕內停，以致胸膈滿悶、咳嗽氣逆、痰多而稀等症；還能健脾和胃、降逆止嘔，用於治療痰濕阻滯、胃氣不降以致呃逆、嘔吐諸症。

【伍用功用】

訶子酸澀收斂，斂肺利咽；橘皮辛散走竄，理氣健脾，燥濕化痰。訶子以斂為主，橘皮以散為要。二藥伍用，一散一斂，相互制約，相互為用，斂肺理氣清音甚妙。

【主　治】

咽喉不爽，聲音嘶啞等症。

【常用量】

訶子 3 ～ 10 克；橘皮 6 ～ 10 克。

【經　驗】

訶子、陳皮伍用，李時珍曰：「訶子同烏梅、五味子用則收斂；同橘皮、厚朴用則下氣。蓋訶子能降能收，夫金空則鳴，或致音啞，用此降斂肺氣，則肺竅無壅塞，而聲音清亮矣。」

三、訶子　桔梗　甘草

【單味功用】

訶子（見第122頁）。

桔梗以其根莖結實梗直而得名。其味辛、苦，性平。入肺經。本品辛開苦泄，但辛而不燥，苦而不峻，既能開宣肺氣、瀉火散寒以驅外邪，通利胸膈以利咽喉，用於治療感冒咳嗽、咽喉腫痛、聲音嘶啞等症；又能宣通氣血、祛痰排膿載諸藥上行，用於治療胸膈痞悶、咳嗽痰多、咳痰不爽，不論肺寒、肺熱均宜使用；又治肺癰胸痛、咳吐膿血、痰黃腥臭等症。

甘草（見第71頁）。

【伍用功用】

訶子澀腸止瀉，斂肺利咽；桔梗宣肺祛痰，散鬱利咽、排膿；甘草補中益氣，瀉火解毒，潤肺祛痰，緩急止痛，緩和藥性。

蓋訶子以收斂肺氣，降火開音為主；甘草以瀉火解毒為要；桔梗宣開肺氣，而散外邪，又可載訶子、甘草直奔咽喉。諸藥參合，宣肺清咽，開音止咳甚妙。

【主　治】

1. 音嘶、音啞諸症。

2. 慢性喉炎、喉頭結節（息肉）等喉部疾患，均可使用。

【常用量】

訶子6～10克（生、煨各半）；桔梗6～10克（生、炒各半）；甘草6～10克（生、炙各半）。

【經　驗】

訶子、桔梗、甘草伍用，出自《赤水玄珠》訶子湯，又名訶子亮音丸，治失音不能言語。

筆者體會，上藥可入煎劑，若係多年陳疾，或喉部長結節、息肉者，可加大十倍量，熬膏，納入冰糖，做成糖塊，噙化，其效更佳。

此方原為治療音嘶、音啞而設，故又名訶子亮音丸。用於治療慢性咽炎、喉炎所引起的音嘶、音啞，均有良效。嘗治喉頭結節一婦女，藥服一料而癒。

四、石菖蒲　蟬蛻

【單味功用】

石菖蒲又叫九節菖蒲。其味辛，性溫。入心、胃經。本品氣味芳香，辛溫行散之力較強，故為宣氣通竅之佳品。它既能芳香化濕、醒脾健胃，用於治療濕濁阻滯中焦，以致氣機不暢、胸脘悶脹、不思飲食等症；又能化濁祛痰、開竅寧神，用於治療濕濁蒙蔽清竅所引起的神志昏亂、舌苔白膩之症；又治痰熱壅滯心包所致的神志不清、抽搐等症；還可治療和痰有關的某些病症，如癲、狂、癇證。另外，也可用於耳鳴、耳聾、健忘諸症。

蟬蛻（見第85頁）。

【伍用功用】

蟬蛻輕清升散，散風熱，利咽喉，宣肺竅以增音；石菖蒲芳香辟濁，化痰濕，醒神啟閉以開竅。二藥伍用，相互促進，啟閉醒神開竅的力量增強。

【主　治】

1. 頭暈、耳鳴。

2. 神經性耳鳴、耳聾可用。

【常用量】

石菖蒲 6 ～ 12 克；蟬蛻 3 ～ 6 克。

【經　驗】

蟬衣質輕升散，菖蒲宣氣通竅。二藥相合，並走於上，啟閉開竅甚妙，故可治療耳聾。也可與靈磁石伍用，其效更著。

五、磁石　石菖蒲

【單味功用】

磁石又名靈磁石，是具有磁性的鐵礦石。本品因磁石吸鐵，如慈母之招子，故名磁石。其味辛，性寒。入肝、腎經。它的體質重墜，既能平肝潛陽、鎮靜安神，用於治療陰虛陽亢所引起的神志不安、心悸怔忡、失眠以及驚癇等症；又能平沖逆、納腎氣，以治腎虛氣喘等症；還能益腎養肝、聰耳明目，用於治療肝腎陰虛所致的頭暈目眩、視力模糊、耳鳴耳聾等症。

石菖蒲（見第 125 頁）。

【伍用功用】

經云：「腎開竅於耳。」腎氣不足，耳為之不聰，故以磁石益腎平肝，潛陽安神；用石菖蒲芳香化濁，宣閉開竅。二藥伍用，一開一補，啟閉開竅，益腎平肝，聰耳明目益彰。

【主 治】

1. 腎水不足，虛火上炎，以致耳鳴、耳聾等症。神經性耳聾、耳鳴亦可選用。

2. 陰虛陽亢，以致頭暈頭痛、心悸心煩、失眠等症。

【常用量】

磁石 15 ～ 30 克，打碎先煎；石菖蒲 6 ～ 10 克。

【經 驗】

蟬衣與菖蒲伍用，磁石與菖蒲伍用，均可用於治療耳鳴、耳聾。前者治宜邪乾清竅，氣機閉阻；後者用於水虧火旺，上犯耳竅，氣機不暢，用之宜審。

六、蒼耳子 辛夷

【單味功用】

蒼耳子味辛、苦，性溫。有小毒。入肺、肝經。本品辛苦溫潤，具有較強的疏散宣通、行氣活血之功，上行入腦巔，下行走足膝，向內至骨髓，向外達皮膚，故為祛風除濕之聖藥。它既能散風通竅、活絡止痛，用於治療感冒風寒之頭痛、頭風頭痛、鼻淵頭痛等症；又能祛風除濕、通絡止痛，用於治療風濕痹痛、四肢拘急、疼痛等症；還能祛風止癢，用於治療皮膚瘙癢症、疥瘡以及痲風病等。

辛夷味辛，性溫。入肺、胃經。本品芳香走竄，體輕氣浮，專走頭目。它既能宣散風熱，又能宣通鼻竅，為治鼻淵之聖藥。用於治療鼻淵頭痛、鼻塞不通、不聞香臭、常流濁涕等症，也可用於風寒感冒、頭痛鼻塞、慢性鼻炎、過敏性鼻炎、肥厚性鼻炎、鼻竇炎、副鼻竇炎、額竇炎等。

【伍用功用】

蒼耳子辛苦溫潤，上行腦巔，散風除濕，宣肺通竅；辛夷辛溫香散，輕清上行，散風解表，宣通鼻竅。二藥伍用，並走於上，散風宣肺而通鼻竅的力量增強。

【主　治】

1. 風寒感冒，症見頭痛鼻塞、鼻流清涕等。

2. 鼻淵，症見頭痛鼻塞、不聞香臭、常流濁涕者。

3. 慢性鼻炎、過敏性鼻炎、肥厚性鼻炎、鼻竇炎、副鼻竇炎、額竇炎等。

【常用量】

蒼耳子 6 ～ 10 克；辛夷 3 ～ 6 克。

【經　驗】

蒼耳子、辛夷伍用，出自《證治準繩》蒼耳子散。用於治療鼻淵。蒼耳子、辛夷伍用，治急性鼻炎、慢性鼻炎均有良效，除入煎劑之外，還可取濃汁滴鼻，亦可收效。

第八章　化痰止咳、下氣平喘類

第一節　化痰止咳

一、浮海石　旋覆花

【單味功用】

浮海石又名浮水石、海浮石。其味鹹，性寒。入肺、腎經。本品體虛輕浮，既能清肺化痰，又能軟堅散結，用於治療痰熱咳嗽、頑痰凝結、咯之不易以及瘰癧結核等症，還能消石通淋，以治砂淋、石淋（泌尿系結石）、血淋、尿痛等症。

旋覆花味微苦、辛，性微溫。入肺、脾、胃、大腸經。本品能下氣散結、宣肺平喘、行水消痰、降氣止噫，用於治療痰涎壅肺致咳喘痰多，以及痰飲蓄結致胸膈痞悶等症，還能治療胃氣上逆、呃逆、噫氣、嘔吐等症。

【伍用功用】

浮海石清肺降火，潤肺化痰，側重一個化字；旋覆花辛溫開肺，突出一個宣字。二藥參合，一化一宣，痰可去，嗽可寧。

【主　治】

痰熱咳嗽，痰吐不易，以及胸悶不舒等症。

【常用量】

浮海石 6 ～ 10 克，打碎煎服；旋覆花 6 ～ 10 克，布包煎服。

二、半夏麴　旋覆花

【單味功用】

半夏麴為半夏加麵粉、薑汁等製成的麴劑。其味苦、辛，性平。

本品能燥濕祛痰、和胃止嘔、消食化積、散痞除滿、下氣寬中，治脾胃不健、運化失常，以致食慾不振、納後不消、心下痞滿、濕痰咳嗽、痰多清稀等症。

旋覆花（見第 130 頁）。

【伍用功用】

半夏麴燥濕化痰，健脾和胃；旋覆花消痰行水，降逆止嘔，宣肺平喘。半夏麴突出一個燥字，旋覆花側重一個宣字。二藥伍用，一燥一宣，相互促進，祛稀痰、止咳嗽甚妙。

【主　治】

1. 咳嗽氣逆，痰濕壅滯，咳吐稀痰，而吐之不易者。

2. 痰飲為患，證屬支飲，症見胸悶短氣、咳逆倚息不能平臥、外形如腫，或兼見頭暈目眩、面色黧黑、心下痞堅等。

【常用量】

半夏麴 6 ～ 10 克；旋覆花 4.5 ～ 6 克。同布包煎。

【經　驗】

旋覆花、半夏麴伍用，可用於治療滲出性胸膜炎諸症，若與冬瓜子、青橘葉、葶藶子、大棗伍用，其效更捷。

三、黛蛤散　浮海石

【單味功用】

黛蛤散（見第 114 頁）。

浮海石（見第 130 頁）。

【伍用功用】

黛蛤散清泄肝肺鬱熱，化痰止咳，涼血止血；浮海石氣味鹹寒，鹹能軟堅，寒可清熱，功專清肺化痰、軟堅散結、消石通淋。二者參合，相得益彰，清肺熱、瀉肝火、化老痰、祛頑痰、止咳、止血之力增強。

【主　治】

1. 痰火鬱結，胸脅疼痛，咳嗽氣喘，痰盛、痰吐黏稠，吐之不易等症。

2. 支氣管擴張，咳吐頑痰，甚則咯血諸症。

【常用量】

黛蛤散 10 ～ 15 克，布包煎服；浮海石 10 ～ 12 克，打碎煎服。

【經　驗】

治痰之法，當辨稀痰、稠痰、頑痰各症。咳吐稀痰，取半夏麴、旋覆花為治；咳吐稠痰，用旋覆花、浮海石為治；咳吐頑痰，選用浮海石、黛蛤散為治。施老常云，只有辨證明確，組方精細，才能取其良效。

四、枇杷葉　半夏

【單味功用】

枇杷葉味苦，性平。入肺、胃經。本品蜜炙，能清肺潤燥、化痰止咳、下氣平喘，用於治療風熱燥火所引起的咳嗽諸症，亦可用於治療久咳不止、咳嗽痰多、氣逆而喘等症（慢性氣管炎可用）；枇杷葉生用，可清胃熱、降胃氣、止嘔逆，用於治療胃熱口渴、胃氣不和、胃氣上逆以致噁心、嘔噦等症。

半夏（見第 93 頁）。

【伍用功用】

半夏偏於燥濕化痰而止咳；枇杷葉重於潤肺化痰而止咳。二藥伍用，一燥一潤，相互制約，相互促進，祛稀痰、止咳嗽甚妙。

【主　治】

咳嗽氣喘，日久不癒，仍吐稀痰等症。

【常用量】

枇杷葉 6～10 克，布包煎服；半夏 6～10 克。

五、膽星　旋覆花

【單味功用】

膽星又名膽南星，是將製天南星研末，浸入牛、羊、豬膽汁內，以淹沒為度，日曬夜露，乾則繼加膽汁，至變為褐色時為度，再裝牛膽囊中，懸掛陰乾備用。

南星苦溫辛烈，開泄走竄燥濕作用很強。膽星則與它不同，經膽汁制後，其性由苦辛溫變為苦涼，其燥烈之性大減，它既能減除燥熱傷陰之弊，又能增強豁痰定驚之功，善治痰熱蒙蔽清竅，以致中風痰壅、高熱驚厥、驚癇、癲狂等症。

旋覆花（見第131頁）。

【伍用功用】

膽星清化痰熱，祛風鎮驚解痙；旋覆花消痰行水，降氣止嘔，宣肺平喘。膽星突出一個清字，旋覆花側重一個宣字。二藥伍用，一清一宣，宣燥和化，風可息，痰可去，嗽可寧。

【主　治】

1. 頑痰咳嗽，胸膈脹悶，痰濕壅滯，氣逆痰喘等症。

2. 痰竄經絡，肢體麻木等症。

【常用量】

膽星3～6克；旋覆花4.5～6克，布包煎服。

【經　驗】

對藥旋覆花、半夏麴，對藥旋覆花、膽星均為治痰之劑。半夏與膽星其共同點有燥濕祛痰之功，但是在臨床應用上大有區別，不可等同視之。半夏主濕痰多，膽星主風痰多。若風痰急閉，非膽星不能開散。膽星走經絡，半夏走腸胃。其功用自有不同，用時宜審。故旋覆花、半夏伍用，以祛稀痰、止咳嗽，治咳嗽、痰喘（急性支氣管炎、慢性支氣管炎、哮喘諸症均宜使用）。旋覆花、膽星伍用，宣燥和化、祛痰息風，以治頑痰咳嗽、痰竄經絡、肢體麻木等症。

六、天竺黃　半夏麴

【單味功用】

天竺黃係竹子受病後產生的分泌物凝結而成（即精氣結成）。其味甘，性寒。入心、肝、膽經。

本品味甘氣寒，其粉形如竹節，功專逐痰利竅、清熱祛風、涼心定驚，用於治療中風痰壅失語、小兒痰熱驚搐、驚癇諸症。

半夏麴（見第 131 頁）。

【伍用功用】

天竺黃清熱豁痰，涼心定驚；半夏麴燥濕化痰，健脾和胃。天竺黃突出一個清字，半夏麴側重一個燥字。二藥伍用，一清一燥，相互促進，清熱除濕、化痰止咳的力量增強。

【主　治】

濕熱內蘊，咳嗽吐痰，咳吐不爽，胸悶、胸痛等症。

【常用量】

天竺黃 3 ～ 10 克；半夏麴 6 ～ 10 克，布包煎服。

【經　驗】

天竺黃、半夏麴伍用，最宜用之於小兒痰熱交熾，消化不良，或風痰將作，目睛呆滯之際。

七、橘紅　橘絡

【單味功用】

橘紅即橘皮的外層色紅部分，或柚類果實的外層果皮。其味苦、辛，性溫。本品性較燥烈，長於燥濕化痰，亦能理氣健脾，還有發表之意，用於治療風寒咳嗽、喉癢痰多、胸膈脹悶、消化不良、噯氣、噁心、嘔吐清水等症。

橘絡為橘子的果皮與內果皮之間的筋膜。其味苦，性平。入肝、肺經。

本品長於行氣化痰、通絡止痛，用於治療痰滯經絡所引起的咳嗽不已、胸脅作痛等症。

【伍用功用】

橘紅燥濕化痰，理氣健脾；橘絡行氣化痰，通絡止痛。橘紅善走肌表，以下氣消食為主；橘絡善走經絡，以順氣活血，通絡止痛為要。二藥伍用，理氣寬胸、下氣化痰、通絡止痛益彰。

【主　治】

咳嗽痰多，咳吐白痰，伴有痰滯經絡，以致胸悶、胸脅作痛症。

【常用量】

橘紅 3 ～ 6 克；橘絡 3 ～ 6 克。

八、紫菀　橘紅

【單味功用】

紫菀味苦、甘，微溫。入肺經。本品性溫而不熱，質潤而不燥，色紫入走血分，行於上能潤肺下氣、化痰止咳，瀉肺熱而止血，用於治療咳嗽氣逆、咯痰不爽，以及肺虛久咳、虛癆咳嗽、痰中帶血等症；入於下能使氣化及於膀胱而利小便，用於治療小便不利以及尿血等症。另外，還能治療驚悸及小兒驚癇諸症。

橘紅（見第 136 頁）。

【伍用功用】

橘紅散寒理氣，燥濕化痰，消食寬中；紫菀潤肺下氣，化痰止咳。橘紅偏於燥濕化痰，紫菀側重潤肺祛痰。二藥伍用，一燥一潤，一化一祛，痰可去，嗽可寧。

【主　治】

1. 氣機不調，痰阻胸膈，以致胸悶不舒、咳嗽吐痰等症。

2. 內傷外感、寒嗽熱咳諸症均可使用，尤宜用於虛癆（類似肺結核）咳嗽。

【常用量】

紫菀 6 ～ 10 克；橘紅 4.5 ～ 6 克。

【經　驗】

施老臨證處方時，習慣以炙紫菀、炙化橘紅伍用。

化橘紅係化州「柚皮」，與橘紅（即橘皮）係二物，不可混淆。

化橘紅袪痰力強，而亦較燥，理氣和中之功遠遜橘皮。《本草從新》云：「化州陳皮，消痰至靈，然消伐太峻，不宜輕用。」

炙是以蜂蜜為輔料，與藥物拌炒而得。蜂蜜性味甘平，有甘緩益氣、潤肺寧嗽、解毒矯味之功。

與藥同製，可緩和藥物過偏之性，並與藥物起協同作用，以增強療效。

九、白前　前胡

【單味功用】

白前味辛、甘，性微溫。入肺經。本品長於瀉肺降氣，蓋氣降痰自消、咳嗽自止，故為肺家咳嗽之要藥，用於治療肺氣壅實致痰多咳嗽、胸膈逆滿等症，不論屬寒、屬熱均可使用。名醫岳美中云：「白前袪痰，因咳嗽出小支氣管之痰使然。」

前胡味苦、辛，性微寒。入肺經。本品辛散苦降，既能宣肺散風清熱，治風熱感冒、咳嗽痰多、氣急等症；又能降氣化痰，治肺熱咳嗽、痰黃稠黏、胸悶不舒、嘔逆等症。

【伍用功用】

白前清肺降氣，袪痰止咳；前胡宣散風熱，降氣消痰。肺主氣，外合皮毛。肺氣宜宣，肺氣宜降。若外感風寒、風熱，或濁痰蘊肺，均可引起肺的清肅功能失調，以致胸悶氣逆、咳嗽多痰等症。故以白前清肅肺氣，降氣化痰；用前胡宣散風熱，下氣化痰。白前重在降氣，前胡偏於宣肺。二藥伍用，一宣一降，肺之清肅功能恢復正常，故痰可去，嗽可寧。

【主 治】

1. 咳嗽初起，肺氣不宣，清肅之令不行，而致肺氣上逆、咳嗽吐痰、痰吐不爽、咽癢、胸悶、氣促等症。

2. 上呼吸道感染諸症。

3. 支氣管哮喘、百日咳亦宜選用。

【常用量】

白前 6 ～ 10 克；前胡 6 ～ 10 克。

【經 驗】

施老臨證處方時，前胡、白前均取蜜炙之品，以增潤肺止咳之功。

施老治療咳嗽氣喘有四法：一曰宣，二曰降，三曰潤，四曰收。

宣法：咳嗽初起，表邪未罷，肺氣不宣，症見咳而咽癢，白天較甚，痰少色白，予以宣肺止咳。前胡、白前伍用即是此意。

降法：表邪已解，咳嗽未癒，甚則肺脹痰多，氣急喘滿，氣逆上沖，當用降法。方用葶藶大棗瀉肺湯、三子養親湯、蘇子降氣湯。

潤法：凡乾咳無痰，或久咳不止，或陣咳痰少等肺燥之象應予潤法。方選保和湯（天冬、麥冬、知母、貝母、百合、阿膠、桔梗、五味子、薄荷），瓜蔞貝母散（瓜蔞、貝母、天花粉、茯苓、桔梗、橘紅）等。

收法：凡久咳之後，咳而無力，或單聲咳嗽，伴有短氣等症，或咳喘已癒，予以善後處理者，宜用收法。方取貝母散（貝母、知母、桑白皮、五味子、款冬花、杏仁），百合固金湯（生地、熟地、百合、貝母、當歸、白芍、元參、桔梗、麥冬、甘草）等，還可加入冬蟲夏草、南沙參、北沙參、白果、生牡蠣等藥。

以上四法，為四個治療階段，前後次序不可倒置，但可合法使用，如宣降、潤收合用等等。

十、白前　百部

【單味功用】

白前（見第138頁）。

百部味甘、苦，性微溫。入肺經。本品甘潤苦降，溫而不燥，善於潤肺止咳，對寒熱咳嗽、新久咳嗽均宜使用，尤為善治肺癆咳嗽、小兒頓咳（百日咳）等症。另外，又能殺蟲滅虱，用於治療蟯蟲病、頭虱、體虱等。

【伍用功用】

白前清肺降氣，祛痰止嗽；百部潤肺止咳，滅虱殺蟲。白前突出一個降字，百部側重一個潤字。二藥伍用，一潤一降，降潤相合，故祛痰止咳甚效。

【主　治】

1. 感冒日久，咽已不癢，但肺氣肅降失常，氣仍上逆，久咳不已，胸悶氣喘等症。

2. 肺癆（類似肺結核）咳嗽等症。

【常用量】

白前 6 ～ 10 克；百部 6 ～ 10 克。

【經　驗】

百部、白前伍用，出自《醫學心悟》止嗽散。治外感咳嗽，日久不止，痰多不爽，或微惡風，頭痛，舌苔白，脈浮緩。百部、白前治咳嗽時，施老仍取蜜炙之品。治療咳嗽，當辨新患還是久罹，新感不久，咳嗽初起，宜宣肺止咳，取前胡、白前伍用治之；咳嗽已久，咽已不癢，肺氣不降，氣逆作咳，宜白前、百部為治，且不可等同視之。施老習選止嗽散治療咳嗽，不論新感、久病，均宜使用，關鍵在於隨症增減，方可獲取良效矣。

十一、半夏　橘皮

【單味功用】

半夏（見第 93 頁）。

橘皮（見第 122 頁）。

【伍用功用】

半夏燥濕化痰，消痞散結，健脾止嘔；橘皮理氣健脾，和胃化痰。二者均入脾經，兩藥參合，相互促進，故脾可健，濕可去，痰自化，氣機通暢，噁心嘔吐，咳嗽自除。

【主　治】

1. 脾胃不和，痰濕內停，壅滯絡道，氣機不暢，以致胸膈滿悶、咳嗽痰多等症。

2. 冠心病，證屬痰濁為患者。

【常用量】

半夏 6 ～ 10 克；橘皮 6 ～ 10 克。

【經　驗】

半夏、陳皮伍用，出自《太平惠民和劑局方》二陳湯。治痰飲咳嗽，痰多色白，胸膈脹滿，噁心嘔吐，頭暈心悸等症。

治痰須分燥痰、濕痰。治燥痰用蛤粉、竹茹、竹瀝、貝母，治濕痰用半夏、陳皮、茯苓、白芥子等，用時宜審。

十二、杏仁　川貝母

【單味功用】

杏仁又名苦杏仁。其味苦、辛，性溫。有小毒。入肺、大腸經。本品辛苦甘溫而潤，辛能散邪，苦可下氣，潤能通便，溫可宣滯，它既有發散風寒之能，又有下氣平喘之力，用於治療外感風寒、咳嗽氣喘、痰吐不利、胸悶不舒等症。

另外，杏仁質潤多油，故又能潤腸通便，用於治療腸燥便秘等症。

川貝母味苦、甘，性微寒。入心、肺經。本品苦泄甘潤，微寒清熱，它既能清肺涼心、潤肺化痰，又能開鬱散結、清泄胸中鬱結之火，用於治療外感風熱咳嗽，肺虛久咳、痰少咽燥，痰火鬱結、咯痰黃稠，肺癆咳嗽、痰中帶血，甚或咯血等症。

【伍用功用】

川貝母潤肺化痰，清熱止咳；杏仁降氣祛痰，宣肺平喘，潤腸通便。

川貝母突出一個潤字，杏仁側重一個降字。二藥伍用，一潤一降，潤降合法，化痰止咳甚效。

【主　治】

1. 肺虛久咳，痰少咽燥等症。

2. 外感風邪，痰熱鬱肺，咳嗽不已，咯吐黃痰等症。

【常用量】

杏仁 6 ～ 10 克；川貝母 6 ～ 10 克。

十三、知母　川貝母

【單味功用】

知母（見第 51 頁）。

川貝母（見第 142 頁）。

【伍用功用】

知母苦寒，氣味俱厚，上行入肺，中行歸胃，下行走腎，功專滋陰降火，消痰止嗽，潤燥滑腸；川貝母苦甘而涼，氣味俱清，走上焦入心肺，能潤肺散結（散心胸鬱結之氣），化痰止嗽。

二藥伍用，並走上焦，清氣滋陰，降氣潤燥，化痰止咳的力量增強。

【主　治】

1. 陰虛燥咳諸症，即水虧火旺，肺臟受累，以致咳嗽痰少、久久不癒、口乾舌紅等症。

2. 肺熱咳嗽諸症。

【常用量】

知母 6 ～ 10 克；川貝母 6 ～ 10 克。

【經　驗】

川貝母、知母伍用，名曰二母散，出自《和劑局方》。治陰虛咳嗽發熱。施老一般多採用川貝母。

十四、瓜蔞子　瓜蔞皮

【單味功用】

瓜蔞子又名瓜蔞仁、栝樓仁，即葫蘆科植物栝樓的成熟種子。其味甘、苦，性寒。入肺、胃、大腸經。能潤肺化痰、滑腸通便，用於治療痰熱咳嗽、痰黏不易咯出、腸燥便秘、癰腫、乳少。

瓜蔞皮（見第 58 頁）。

【伍用功用】

瓜蔞子潤肺滌痰，滑腸通便；瓜蔞皮理氣散結，清肺化痰。二者伍用，上可清肺胃之熱，化痰散結；下能潤大腸之燥，滑腸通便。肺、胃、大腸三經合治，祛痰嗽，止咳喘，通大便之力增強。

【主　治】

痰熱咳嗽，咯吐黃痰，吐之不利，胸悶脅痛，大便秘結等。

【常用量】

瓜蔞皮 6 ～ 10 克；瓜蔞子 10 ～ 15 克，打碎煎服。

【經　驗】

瓜蔞子、瓜蔞皮伍用，係施老所習用。痰熱咳嗽，胸悶脹痛者，主取瓜蔞皮，佐以瓜蔞子；若兼見大便秘結者，則主取瓜蔞子，少佐瓜蔞皮。

十五、枇杷葉　六一散

【單味功用】

枇杷葉（見第 133 頁）。

六一散（見第 73 頁）。

【伍用功用】

枇杷葉潤肺化痰，和胃降逆；六一散利水瀉火，祛暑清熱。二者伍用，祛痰涎、平咳喘、利小便、清熱瀉火之力益彰。

【主　治】

肺痿，肺癰諸症（輕者效佳）。

【常用量】

枇杷葉 6 ～ 10 克；六一散 6 ～ 10 克，同布包煎。

【經　驗】

枇杷葉、六一散伍用，可治肺癰輕症，若與蘆根、冬瓜子、甜瓜子伍用，其效更佳。

十六、麻黃　罌粟殼

【單味功用】

麻黃（見第32頁）。

罌粟殼又叫御米殼。其味澀，性平。入肺、大腸、腎經。本品味澀，能收能斂，故可收斂肺氣，治肺氣不收、久咳不止、乾咳無痰；又能澀腸止瀉、澀精止帶，治久瀉、久痢、便血、脫肛、滑精、多尿、婦女白帶；還能止痛，可治胃痛、腹痛、筋骨疼痛等症。

【伍用功用】

麻黃宣肺平喘，利水消腫，發汗解表；罌粟殼斂肺止咳，澀腸止瀉，止痛。麻黃以宣為主，罌粟殼以斂為要。麻黃突出一個開字，罌粟殼側重一個合字。二藥伍用，一宣一斂，一開一合，相互制約，相互為用，止咳平喘甚妙。

【主　治】

咳嗽已久，肺氣不收，乾咳少痰，咳嗽不止，甚則影響睡眠等症。

【常用量】

麻黃1.5～6克；罌粟殼3～6克。

【經　驗】

施老臨床治療咳喘，麻黃習取蜜炙之品，意即增強潤肺止咳之功是也。

麻黃、罌粟殼伍用，治劇烈咳嗽，或久咳不止，咯痰不多者確有實效。但因罌粟殼內含嗎啡、那可丁、那碎因和罌粟鹼等，故不宜久服，否則易於成癮。

十七、人參 三七

【單味功用】

人參味甘、微苦，性平。入脾、肺、心經。本品性稟中和，不寒不燥，形狀似人，既有大補元氣，挽救虛脫之效，以治氣虛欲脫、短氣神疲、脈微欲絕垂危之症；又有補脾益肺之功，用於治療肺氣虛所引起的呼吸短促、行動乏力、動輒氣喘，以及脾胃虛弱所致的倦怠無力、食慾不振、胸腹脹滿，或久瀉脫肛等症；還能生津止渴，用於治療消渴病、熱性病耗傷津液等症。另外，還能益心氣、安心神、療失眠，用於治療氣血兩虛所導致的心神不安、心悸怔忡、失眠健忘等症。

現代醫藥研究證明，本品有很好的強壯作用，能使機體對疾病抵抗能力增強，提高工作效率，減少疲勞，增加體重，改善睡眠，降低血糖等。它還能使心臟收縮力加強，心跳加快，有類似強心苷作用，用於治療神經衰弱、精神病、心血管系統疾病（心肌營養不良、冠狀動脈粥樣硬化、心臟神經官能症等）、貧血、陽痿、糖尿病、慢性胃炎、整體衰弱等。

三七味甘、微苦，性溫。入肝、胃經。本品專走血分，善化瘀血、止出血、散瘀血、消腫塊、行瘀血、止疼痛，故為血家要藥，又為理血妙品，用於治療吐血、衄血、尿血、便血、痢疾下血、經久不癒、黏膜有損傷者；又治婦女經閉、月事不通以及崩漏、癥瘕諸症；還治跌打損傷、瘡瘍腫痛初起等症。

據現代藥理研究，三七尚能增加冠狀動脈的血流量，減低冠狀動脈的阻力，減慢心律，降低動脈壓，減少心肌耗氧量等作用，故可用於治療冠心病心絞痛等症。

【伍用功用】

人參大補元氣，補肺益脾，生津止渴，寧神益智；三七祛瘀止血，行瘀止痛。二藥參合，一補一散，相互制約，相互為用，益氣活血，散瘀定痛，止血、止咳甚妙。

【主　治】

1. 虛癆咳嗽，老年體弱之痰嗽，經久不癒者。

2. 冠心病心絞痛諸症。

3. 各種出血性疾患，如衄血、吐血、尿血、便血以及婦女崩漏下血等症。

【常用量】

人參 3 克；三七 6 克。

上藥共研細末，分為 10 包，早、晚各服 1 包，黃酒調服，白開水送服亦可。

【經　驗】

根據施老經驗，治虛癆咳嗽者，用藥分量不宜過重，否則無效。

用於治療冠心病心絞痛以及各種出血性疾患，用藥分量可隨症加減，一般用量：人參 6 ～ 10 克；三七 3 ～ 10 克。

十八、阿膠　紫菀

【單味功用】

阿膠因產於山東省東阿縣而得名。其味甘，性平。入肺、肝、腎經。本品色黑、質潤不燥，為補血之上品，既能補血止血，用於治療血虛萎黃、面色㿠白、頭昏眼黑、心悸心煩、失眠健忘等症；又治多種出血性病症，如虛癆咯血（類似肺結核之咳血）、吐血（類似潰瘍病的出血）、尿血（類似腎結核尿血等）以及便血、崩漏下血、皮下出血（類似過敏性紫癜、血小板減少性紫癜）；又能滋陰潤肺、養陰息風，用於治療陰虛肺燥、咳嗽痰少、咽喉乾燥等症；又治熱邪傷陰、虛風內動所引起的驚厥抽搐，以及陰虛火旺所引起的心煩失眠等症。另外，還可用於治療癲癇、慢性腎炎所導致的腰酸腰痛、尿蛋白等。

紫菀（見第 137 頁）。

【伍用功用】

阿膠補肝血，滋腎水，潤肺燥，凝固血絡而止出血；紫菀潤肺下氣，化痰止咳。二藥伍用，相互促進，育陰潤燥，祛痰止咳，補血止血的力量增強。

【主　治】

1. 肺虛久咳，痰中帶血等症。

2. 支氣管擴張引起的咯血諸症。

【常用量】

阿膠 6 ～ 10 克，烊化；紫菀 6 ～ 10 克。

【經　驗】

阿膠、紫菀伍用，出自《張氏醫通》紫菀散。治咳唾有血，虛癆肺痿。二藥伍用，除治療虛勞咯血之外，嘗與鵝管石、鐘乳石、人參、三七參合，治一久罹支氣管擴張男性患者，藥服十餘劑，咯血止，體力增，後又上班5年餘，未見咯血復發。

十九、木瓜　青黛

【單味功用】

木瓜為海棠的成熟果實，實小如瓜，味酸得木之正氣，故名木瓜。其味酸、性溫。入肝、脾經。木瓜酸溫氣香，酸能入肝，以舒筋活絡，溫香入脾，能醒脾和胃化濕、生胃津、助消化，用於治療濕脾腳氣、足脛腫大、腰膝酸痛、關節腫痛、筋攣足痿、夏月傷暑、飲食不調、霍亂吐瀉、腿肚轉筋等症；還治胃陰不足、胃酸過低、口乾口渴、食慾不振等症。

青黛（見第113頁）。

【伍用功用】

木瓜緩急止痛、醒脾開胃、調肝脾、生胃津、助消化、增食慾、固肺化痰；青黛苦寒，清肺止咳，解毒利咽。二藥伍用，清熱解毒，斂肺止咳，緩急止痛甚妙。

【主　治】

1. 咳嗽，咯血，證屬肝火犯肺，肺失升降者。

2. 足跟痛，無論是濕熱下注，還是肝腎兩虛者，均宜選用。

3. 腓腸肌痙攣（小腿肚轉筋抽痛）。

【常用量】

木瓜 6 ～ 10 克；青黛 3 ～ 6 克，布包煎。

【經　驗】

木瓜、青黛伍用，原為治療外感咳嗽而設，諸凡上呼吸道感染、支氣管炎、肺炎所引起的咳嗽均宜選用。

足跟痛，證屬濕熱下注者，與蒼朮、黃柏伍用；證屬肝腎兩虛者，與六味地黃參合；治腓腸肌痙攣，用芍藥、甘草配伍。

第二節　下氣平喘

一、五味子　細辛

【單味功用】

五味子（見第 104 頁）。

細辛（見第 119 頁）。

【伍用功用】

五味子酸澀收斂，斂肺滋腎，生津斂汗，澀精止瀉；細辛辛散溫通，溫肺化飲，發散風寒，祛風止癢。肺主氣而司呼吸，肺氣宜宣。外感風寒，則致肺氣抑鬱，應以宣通肺氣，溫散寒邪為治。咳嗽傷氣，氣傷則脹，故云肺氣宜攏、宜斂。細辛宣肺散邪，溫肺化飲，五味子收斂肺氣。

二藥伍用，以細辛之辛散，制五味子之酸斂；五味子之酸斂，又制細辛之辛散。二藥參合，一散一斂，一開一闔，相互制約，相互促進，止咳平喘甚妙。

【主　治】

1. 感冒風寒，咳吐白痰，或寒飲咳喘諸症。

2. 肺腎兩虛，久咳虛喘等症。

【常用量】

五味子 3 ～ 10 克；細辛 1 ～ 3 克。

【經　驗】

根據辨證施治的原則，五味子、細辛的用藥分量應靈活掌握。咳嗽初起，以開、宣為主，多用細辛；久咳之後，以斂肺氣為要，多取五味子。

五味子、細辛伍用，即古人謂，五味子之斂，細辛之升發，二者參合，則升降靈而咳喘自止矣。蓋「肺氣陽中有陰，故能降，治肺氣以陰降為主，然氣之降先本於升，五味子合細辛升降皆備，所以陽邪傷陰，固宜清陽，以之收陽；陰邪傷陽，亦宜此辛溫暢陽，而寓收陰。」此即細辛合五味子治咳喘之機理也。

二、五味子　乾薑

【單味功用】

五味子（見第 104 頁）。

乾薑味辛，性熱。入心、肺、脾、胃經。本品辛開溫通，既能通心助陽，又能溫散裏寒，用於治療陽氣衰微、陰寒內盛致四肢厥冷、脈微欲絕等厥逆亡陽之證；又能溫中逐寒，用於治療脾胃虛寒致脘腹冷痛、嘔吐、泄瀉等症；還能溫肺散寒、燥濕化痰，用於治療肺寒咳嗽、痰白清稀或帶白沫等症。

【伍用功用】

五味子酸澀收斂，善斂肺氣而滋腎水；乾薑辛散溫通，逐寒邪而發表溫經，燥脾濕而止嘔消痰。五味子以酸澀收斂為主；乾薑以辛散溫開為要。二藥參合，一收一散，一開一闔，互制其短，而展其長，利肺氣，平喘逆，化痰飲，止咳嗽甚妙。

【主　治】

肺寒咳嗽，痰稀而多，狀如白沫，或寒痰為患，阻滯氣機，咳逆上氣等症。

【常用量】

五味子 3 ～ 10 克；乾薑 6 ～ 10 克。

【經　驗】

五味子與細辛伍用，五味子與乾薑伍用，出自《傷寒論》小青龍湯。

治風寒束表，水飲內停，惡寒發熱，無汗，咳嗽短氣，痰白而稀，或背脊拘急，或發涼，或頭面四肢浮腫，舌苔白潤，脈浮緊。

三、蘇子　紫菀

【單味功用】

蘇子又名紫蘇子。其味辛，性溫。入肺、大腸經。本品質潤不燥，既能降氣消痰、止咳平喘、開鬱利膈，用於治療痰壅氣逆、咳嗽痰喘（類似慢性支氣管炎、支氣管哮喘）等症，又能潤腸通便，用於治療腸燥便秘等症。

紫菀（見第137頁）。

【伍用功用】

紫菀氣溫不熱，質潤不燥，潤肺下氣，化痰止咳；蘇子清利上下，降氣平喘，化痰止咳。紫菀以潤肺為主；蘇子以降氣為要。

二藥伍用，一潤一降，潤降合法，化痰止咳，下氣平喘，利氣寬膈的力量增強。

【主　治】

咳嗽氣喘，咯痰不爽，胸膈滿悶等症。慢性支氣管炎、支氣管哮喘等病兼見上述諸症者，亦可使用。

【常用量】

蘇子6～10克，搗碎煎服；紫菀6～10克。

【經　驗】

施老臨證處方時，蘇子、紫菀伍用，均取蜜炙之品，以便增強其潤肺止咳之功也。

四、萊菔子　白芥子

【單味功用】

萊菔子俗名蘿蔔子。其味辛、甘，性平。入肺、脾、胃經。本品既能消食除脹，用於治療食積氣滯致脘腹脹悶、噯氣食臭或腹痛泄瀉等症，又能降氣化痰、祛痰止咳，用於治療痰涎壅盛、咳嗽氣喘等症，還能利氣消脹，用於治療單純性腸梗阻。

白芥子又名辣菜子。味辛，性溫。入肺經。本品辛散溫通而利氣，能溫肺開胃、利氣祛痰、消腫止痛，用於治療寒痰咳喘、胸悶脅脹、咳吐白痰等症。

朱丹溪說：「痰在脅下及皮裏膜外，非白芥子莫能達，古方控涎丹用白芥子，正此義也。」故可用於治療滲出性胸膜炎等；還能溫通經絡、利氣散結、祛經絡之痰，用於治療痰濕阻滯經絡所引起的肢體關節疼痛、痲木以及陰疽流注等症。

【伍用功用】

萊菔子辛甘，長於順氣開鬱，下氣定喘，消食化痰，消脹除滿；白芥子辛能入肺，溫可散寒，長於利氣豁痰，溫中散寒，通絡止痛。二藥伍用，相互促進，利氣消食，祛痰止咳，降氣平喘之力增強。

【主　治】

1. 老人、虛人痰嗽等症。

2. 久咳痰喘等症。

【常用量】

萊菔子 6 ～ 10 克；白芥子 6 ～ 10 克。

【經　驗】

萊菔子、白芥子伍用，出自《韓氏醫通》三子養親湯。治氣逆痰滯，以致咳嗽氣喘，痰多，胸脘痞滿，不思飲食，苔黏膩，脈滑者。

咳嗽一證，當先治痰。治痰分為兩途，一肺一脾。痰多者以豁痰為主，當選白芥子治之；食滯運化失職，主取萊菔子為治。二藥參合，相互為用，化滯豁痰止咳甚妙。

五、葶藶子　大棗

【單味功用】

葶藶子味辛、苦，性寒。入肺、膀胱、大腸經。本品辛散開壅，苦寒沉降，能瀉肺氣壅滯而祛痰平喘、肅降肺氣，通調水道而利水消腫，治肺氣壅滯、痰飲咳喘、水腫、小便不利等實證，也可用於氣管炎、肺炎、滲出性胸膜炎、胸腔積液以及肺心病、心力衰竭、水腫喘滿等症。

大棗味甘，性平。入脾、胃、心、肝經。本品質潤性緩，善補脾胃、潤心肺、調營衛、生津液、補陰血、緩和藥性，用於治療脾胃虛弱所引起的倦怠無力、納穀減少、面色少華、虛煩失眠等症，也可治療婦人臟躁以及過敏性紫癜等。

【伍用功用】

大棗甘緩補中，補脾養心，緩和藥性；葶藶子苦寒沉降，瀉肺氣而利水，祛痰定喘。二藥伍用，以大棗之甘緩，挽葶藶子性急瀉肺下降之勢，防其瀉利太過，共奏瀉痰行水，下氣平喘之功。

【主 治】

痰涎壅滯，肺氣閉阻，咳嗽痰喘，喉中有痰聲如曳鋸狀，甚則咳逆上氣不得臥，面目浮腫，小便不利等症。

【常用量】

葶藶子 3 ～ 10 克，布包煎服；大棗 5 枚。

【經 驗】

葶藶子、大棗伍用，出自《金匱要略》葶藶大棗瀉肺湯，又名葶藶大棗湯。治痰涎壅盛，咳喘胸滿不得臥，或面目浮腫等症。明代孫一奎以葶藶子 6 克、大棗 10 枚，治肺癰胸膈脹滿，上氣喘急，或身面浮腫，鼻塞聲重。

施老經驗，葶藶大棗瀉肺湯用於治喘確有實效，但用量不宜過大，亦不可久服，否則肺氣大傷，以致喘息再發，終不可挽回也。

六、射干 麻黃

【單味功用】

射干味苦，性寒。入肺、肝經。本品苦寒清熱、瀉火解毒、散血消腫、祛痰利咽，用於治療感受風熱或痰熱壅盛所引起的咽喉腫痛，以及痰涎壅塞、咳嗽氣喘等症，也可用於瘰癧結核、瘧母、婦女經閉、癰腫瘡毒。

麻黃（見第 32 頁）。

【伍用功用】

射干苦寒，清熱解毒，降肺氣，消痰涎，利咽喉；麻黃辛溫發散，宣肺平喘，利水消腫。射干以降氣為主，麻黃以宣肺為要。二藥伍用，一宣一降，宣降合法，消痰下氣平喘甚妙。

【主 治】

1. 痰涎壅盛，氣道不得宣暢，以致氣逆而喘、喉中痰阻、如水雞聲樣痰鳴等症。

2. 慢性氣管炎、支氣管哮喘偏於寒者可用。

【常用量】

射干 6 ～ 10 克；麻黃 3 ～ 6 克。

【經 驗】

射干、麻黃伍用，出自《金匱要略》射干麻黃湯。治水飲傷肺，咳而上氣，喉中水鳴聲。

上氣而作水雞聲的病機是什麼，清代張璐做了這樣的解釋，他說：「上氣而作水鳴聲，乃是痰凝其氣，氣觸其痰，風寒入肺之一驗耳。」

據現代藥理研究，麻黃能緩解支氣管平滑肌的痙攣之力；射干有清除上呼吸道炎性滲出物之功。二藥相合，宣肺、祛痰、平喘甚妙，善治咳嗽痰喘諸症（支氣管哮喘可用）。為加強祛痰作用，亦可伍用黛蛤散、海浮石之輩。若喘甚者，伍以葶藶子、大棗，其效更著。

七、山藥 牛蒡子

【單味功用】

山藥原名薯蕷。其味甘，性平。入脾、胃、肺、腎經。本品質潤液濃，不熱不燥，補而不膩，作用和緩，是一味平補脾胃的要藥。

它既能補脾胃、助消化、補虛勞、益氣力、長肌肉、潤皮澤膚，用於治療脾胃虛弱致飲食減少、體倦神疲，以及脾虛泄瀉、大便稀溏、狀如水樣甚則完穀不化等症，又治小兒營養不良，以及脾虛帶下等症，又能補脾胃而益肺氣，用於治療肺脾兩虛的慢性咳嗽，表現為痰多清稀、食慾減退、身體消瘦、倦怠無力等症（可用於肺癆病）。此外，還能益腎強陰、補腎固精，用於治療腎氣不足所引起的遺精、遺尿、尿頻等症。

據現代醫藥研究，山藥含黏蛋白質、尿囊素、膽鹼、精氨酸、澱粉酶、蛋白質、脂肪、澱粉及含碘物質等。黏蛋白質在體內水解為滋養作用的蛋白質和糖類。澱粉酶有水解澱粉為葡萄糖作用，對糖尿病有一定的療效。

牛蒡子（見第 83 頁）。

【伍用功用】

山藥本為食品，質潤液濃，不熱不燥，補而不膩，作用和緩；牛蒡子辛苦寒滑，善疏風清肺，清熱解毒，祛痰止咳，宣肺透疹。山藥以補為主，牛蒡子以清為要。二藥伍用，一補一清，清補合法，故宣肺氣、清肺熱、健脾胃、祛痰止咳的力量增強。

【主　治】

1. 脾胃不健，肺氣虛弱，痰濕內生，停阻氣道，以致胸膈滿悶、咳嗽氣短、喉中水鳴聲、身倦乏力等症（咳之不甚者效佳）。

2. 慢性氣管炎、支氣管哮喘偏於虛者可用。

【常用量】

山藥 10 ～ 15 克；牛蒡子 6 ～ 10 克。

【經　驗】

山藥、牛蒡伍用，可用於治療慢性氣管炎、支氣管哮喘。根據臨床經驗，證屬虛者，而咳之不甚者效佳。

八、橘皮　桑白皮

【單味功用】

橘皮（見第 141 頁）。

桑白皮又名桑根白皮、白桑皮。其味甘、辛，性寒。入肺經。

本品善走肺中氣分，能清肺熱、瀉肺火、散瘀血、清痰止嗽、下氣平喘，用於治療肺熱咳喘、痰多而黃（類似肺氣腫合並感染、急性支氣管炎之咳喘、小兒急性支氣管炎等）；又能下氣行水，利尿消腫，用於治療水腫屬於皮水者（所謂皮水，屬陽證範疇，其特點是：面目四肢腫滿、發熱、不惡寒、口渴、小便不利、脈浮，或有咳嗽，可見於急性腎小球腎炎等）。

另外，還能降低血壓，可用於高血壓病。

【伍用功用】

橘皮氣味辛溫，理氣健脾，和胃化痰，桑白皮辛散苦降，瀉肺平喘，利水消腫。桑白皮走手太陰肺經，作用在肺；橘皮入脾、肺經，但著重作用在於中焦脾胃。二藥伍用，脾肺並重，生化有權，則脾氣健運，痰無以生，肺氣通暢，邪不可干，故二藥合力，清熱化痰、止咳平喘的力量增強。

【主　治】

肺熱咳嗽，喘逆痰多或顏面浮腫，小便不利等症。

【常用量】

橘皮 6 ～ 10 克；桑白皮 6 ～ 10 克。

【經　驗】

橘皮、桑白皮為對，為施老所習用，諸凡咳嗽吐痰，均可從脾、肺二經施治，取標本兼治之法，每獲良效。

九、桑白皮　地骨皮

【單味功用】

桑白皮（見第 160 頁）。

地骨皮為枸杞的根皮。其味甘、淡，性寒。入肺、腎經。李東垣說：「地為陰，骨為裏，皮為表，服此既治內熱不生，而於表裏浮游之邪，無有不癒。」故地骨皮既走裏又走表，實為表裏上下皆治之藥，本藥入於肺，以清肺降火，達於腎而涼血清骨退蒸，尤宜有汗之骨蒸，用於治療陰虛發熱、骨蒸潮熱、盜汗（類似肺結核之消耗熱）等症；又治肺熱咳嗽、氣喘、間有午後發熱（午後4～5時尤甚）、舌紅苔黃、脈細數（類似急性支氣管炎、肺炎等的肺熱咳嗽）；還治血熱妄行所引起的吐血、衄血、尿血等症。另外，還能降壓，可用於高血壓病。

【伍用功用】

桑白皮入肺中氣分，瀉肺中邪熱，以瀉肺平喘、利水消腫；地骨皮入走血分，清肺中伏火，清熱涼血，補陰退蒸。桑白皮以清氣分之邪為主，地骨皮以清血分之邪為要。二藥伍用，一氣一血，氣血雙清，清肺熱、瀉肺火、散瘀血、瀉肺氣、祛痰嗽、平喘逆的力量增強。

【主　治】

1. 肺熱咳嗽，氣逆作喘，痰吐黏稠，身熱口渴等症（急性支氣管炎、肺炎、肺氣腫合併感染等均可選用）。

2. 風溫咳嗽，午後發熱，或低熱不退者。

3. 水腫，以面目腫甚、小便不利者。

【常用量】

桑白皮6～10克；地骨皮10～15克。

【經　驗】

桑白皮、地骨皮伍用，出自宋・錢乙《小兒藥證直訣》瀉白散。能清瀉肺熱，止咳平喘。治肺熱咳嗽，甚則氣喘、皮膚蒸熱，或發熱，午後尤甚，舌紅苔黃，脈細數。明・張景岳《景岳全書》，用以治肺火、大腸火、喘急之症。清・吳謙《醫宗金鑒》：「（集注）季楚重曰：經云：肺氣上逆。上逆則上焦鬱熱，氣鬱生涎，火鬱生熱，因而制節不行，壅甚為喘滿腫嗽。白者肺之色，瀉白瀉肺氣之有餘也。」據臨床實踐體會，二藥合用，功效有三：

1. 清肺瀉熱，治身熱，氣逆而喘，療肺熱咳嗽（各種肺炎可用）。

2. 清肺熱、導火氣，引皮膚水氣順流而下，治肺氣不降之水腫（顏面浮腫）。

3. 地骨皮能裕真陰之化源，治骨蒸勞熱，合桑白皮能益陰氣、瀉虛火，所謂「益陰氣以退三焦之虛陽，但令陰氣得為陽守」，治午後低熱。

十、桑白皮　桑葉

【單味功用】

桑白皮（見第 160 頁）。

桑葉（見第 37 頁）。

【伍用功用】

桑白皮辛散苦降，瀉肺平喘，利水消腫；桑葉輕清疏散，清熱祛風，清肺止咳。桑白皮以降氣平喘為主，桑葉以宣肺平喘為要。二藥伍用，一宣一降，宣降合法，清熱平喘止咳甚妙。

【主　治】

肺熱受風，肺氣失宣，咳逆上氣，咳吐黃痰，頭昏等症。

【常用量】

桑白皮 6 ～ 12 克；桑葉 6 ～ 10 克。

十一、熟地黃　麻黃

【單位功用】

熟地黃（見第 67 頁）。

麻黃（見第 32 頁）。

【伍用功用】

熟地黃甘溫，補血生津，滋腎養肝，安五臟，和血脈，潤肌膚，養心神，安魂魄。麻黃辛溫，發汗解表，宣肺平喘，利尿。

熟地黃質體滋膩，易於助濕礙胃（即膩膈）；麻黃體質輕浮，氣味辛散，容易傷人正氣。故以麻黃之辛散去熟地黃之滋膩，又用熟地黃之滋膩佐麻黃之燥散。

二藥參合，互制其短，而展其長，一腎一肺，金水相生，標本兼顧，止咳平喘、散結消塊甚效。

【主　治】

1. 久咳久喘諸症。

2. 婦女經期哮喘、夙喘新發諸症。

3. 痰核、流注結塊以及陰疽諸症。

【常用量】

熟地黃 6 ～ 10 克；麻黃 3 ～ 6 克。

【經　驗】

熟地黃、麻黃伍用，功效頗著，不但可治久喘以及婦女經期哮喘，亦可治夙喘新發，未可以熟地「滋潤膠黏，斂邪而無出路」以非之。

在麻黃、半夏、杏仁、射干等溫散肺金之劑佐以熟地，所謂「陽盛陰微，陽藉陰化。」熟地雜於溫散之中，屢建其功，猶如射干麻黃湯及小青龍湯中用五味子酸斂之品於溫散劑中而相得益彰也。

另外，以麻黃 1.5 克，伍以熟地 30 克，可消散陰疽，治痰核、流注結塊等症。

十二、熟地黃　當歸

【單味功用】

熟地黃（見第 67 頁）。

當歸味甘、辛，性溫。入心、肝、脾經。本品辛甘溫潤。以甘溫和血，辛溫散寒，為血中氣藥。它既補血、養血，又能柔肝止痛、活血止痛，用於治療血虛所引起的頭昏、目眩、心悸、疲倦、脈細等症；又能治療血虛腹痛、月經不調、月經稀少、經期錯後、經閉、痛經，以及跌打損傷、風濕痹痛、瘡癰腫痛、冠心病心絞痛、血栓閉塞性脈管炎、淺部血栓性靜脈炎等病症。另外，它還能養血潤燥、滑腸通便，用於治療陰血虛少所引起的腸燥便秘。

【伍用功用】

熟地黃益腎納氣，補血養肝；當歸補血和血，活血止痛，又主咳逆上氣。二藥伍用，滋陰補血、益腎平喘之功益彰。

【主 治】

婦女久咳、久喘，而陰虧血虛者。

【常用量】

熟地黃6～10克；當歸6～10克。

【經 驗】

熟地黃、當歸伍用，以熟地黃治喘，首推張景岳用之最善。所謂益腎納氣，金水相生之理也。當歸治咳喘則用之者較少，施老治久咳、久喘病人，常於咳喘方藥之中加當歸一味而建功效。

蓋《本經》早有記載：「主咳逆上氣。」蘇子降氣湯亦以當歸為佐，則當歸治咳喘，古人有明訓矣。

十三、大棗 黑錫丹

【單味功用】

大棗（見第156頁）。

黑錫丹為黑錫（去渣淨稱）、硫黃（透明者）各60克，胡蘆巴、破故紙、茴香、沉香、木香、附子（炮）、金鈴子、肉豆蔻各30克，肉桂15克組成。

先將黑錫和硫黃放新鐵銚中如常法結成砂子，放地上出火毒，研極細末。餘藥也研成極細末，然後和勻再研至黑色光亮為度，用酒糊為丸，如梧桐子大，陰乾備用。

本品能護真陰、扶真陽、溫腎陽、散陰寒、納腎氣、定虛喘，用於治療腎陽衰微、腎不納氣、胸中痰壅、上氣喘促、四肢厥逆、汗出不止等症，又治奔豚氣上沖胸、胸腹脹滿等症，還治男子陽痿精冷、女子血海虛寒帶下諸症。

【伍用功用】

大棗甘緩補中養血，補脾和營，養心安神，緩和藥性；黑錫丹護真陰，扶真陽，強心氣，納腎氣，定虛喘。

二者參合，以大棗之甘緩，制黑錫丹之重墜，共奏益氣強心、溫腎納氣、鎮逆平喘之效。

【主　治】

1. 久病咳喘，老人腎虛，腎不納氣而喘，症見真陽衰微，咳嗽氣喘，痰飲稀薄，顏面或四肢浮腫，動則汗出，四肢不溫，甚則逆冷者。

2. 慢性氣管炎，肺心病患者，表現為真陽衰微，或陰陽俱虛者，均可使用。

【常用量】

大棗 5 ～ 10 枚；黑錫丹 3 ～ 6 克。

【經　驗】

黑錫丹定虛喘，非真陽衰微者不可妄用。用黑錫丹者，必須咳喘，痰飲稀薄，顏面或四肢浮腫，四肢不溫，真陽虛憊者方宜。

若乍寒乍熱，痰黏不易咯出，誤用黑錫丹者，必致陰竭陽脫之禍，病人痰濁痼戀，陽氣未振，陰霾未散，真陽反傷，以致加重病情，故用此藥時，須千萬慎重。

十四、補骨脂　胡桃仁

【單味功用】

補骨脂又叫破故紙。其味辛、苦，性大溫。入腎、脾經。本品氣溫味苦，既能暖丹田、壯元陽、溫腎逐寒、澀氣止脫，用於治療腎陽不足、命門火衰以致腰膝冷痛、小便頻數、遺尿、陽痿、遺精等症；又能溫脾止瀉，用於治療脾腎陽虛、久瀉便溏、五更瀉（即黎明前腹瀉，伴有腹痛腸鳴，瀉後則安，苔薄白、脈沉細，常見於腸結核、局限性腸炎、慢性結腸炎等）；還能納氣歸元、止嗽平喘，用於治療腎氣不足之咳喘等症。另外，還能補相火以通君火，擴張冠狀動脈，用於治療冠心病有夜尿多、四肢冰冷等陽虛之證。

胡桃仁又叫胡桃肉、核桃仁。其味甘，性溫。入肺、腎、大腸經。胡桃味甘氣熱，皮澀肉潤汁黑。它既能溫補命門、澀精固氣，用於治療腎虛陽衰、腰痛酸楚、兩足痿軟、小便頻數等症；又能補氣養血、斂氣定喘，用於治療肺腎不足、咳嗽氣喘（類似喘息性慢性氣管炎）等症；還溫肺潤腸，用於治療血虛、津枯所引起的腸燥便秘，也可治老人氣虛便秘（習慣性便秘）。

【伍用功用】

肺為氣之主，腎為氣之根。肺主呼氣，腎主納氣。呼、納相合，呼吸功能是屬正常，人即安康。胡桃肉補腎助陽，斂肺定喘，潤腸通便；補骨脂補腎助陽，納氣歸宅，溫脾止瀉。二藥伍用，一肺一腎，金水相滋，斂肺納氣，止咳平喘甚妙。

【主 治】

1. 腎虛之咳喘諸症。

2. 腎氣不足，以致腰酸、腰痛、陽痿、遺精、小便頻數、遺尿等症狀。

3. 神經衰弱，見頭昏、失眠、記憶力減退等症。

【常用量】

補骨脂 6 ～ 10 克；胡桃仁 6 ～ 10 克。

【經 驗】

破故紙、胡桃仁伍用，出自《太平惠民和劑局方》青娥丸。治腎虛腰痛如折，俯仰不利，轉側艱難。清・王泰林《王旭高醫書六種》青娥丸治虛腰痛，《素問・脈要精微論》曰：「腰者腎之府，轉搖不能，腎將憊矣。」故紙十兩（酒蒸）、胡桃二十兩（去皮研）、蒜四兩、薑四兩、杜仲一斤，虛寒喘嗽，鄭相國方，肺腎虛寒，為喘為嗽。除蒜、薑、杜仲三味，加蜜送。

破故紙與胡桃同用，有水火相生之妙。氣足則肺不虛寒，血足則腎不枯燥，久服利益甚多，不獨上療喘嗽，下強腰腳已也。古云：「黃柏無知母，破故無胡桃，猶水母之無蝦也。」（按：水母，海蛇也。）

清・黃宮繡《本草求真》也說：「胡桃……諸書皆言能通命火，助相火，利三焦，溫肺潤腸，補氣養血，斂氣定喘，澀精固腎，與補骨脂一水一火，大補下焦，有同氣相生之妙。」

根據臨床體會，肺源性咳喘、心源性咳喘，凡表現為吸氣短、腎不納氣者均宜使用。尤其於緩解期，更須長服，定有益矣。

第九章　益胃止渴、健脾降糖類

一、蒼朮　玄參

【單味功用】

蒼朮味辛、苦，性溫。入脾、胃經。本品辛溫升散，苦溫燥濕，既能發汗以解風寒之邪，用於治療外感風寒濕邪所引起的頭痛、身痛、無汗等症；又能芳香化濁、燥濕健脾，用於治療脾為濕困、運化失司，以致食慾不振、胸悶嘔惡、腹脹泄瀉、苔白膩濁等症；還能祛風濕、止痹痛，用於治療濕邪偏重的痹證。另外，蒼朮內含有豐富的維生素 A，故可用於治療維生素 A 缺乏所引起的夜盲症和角膜軟化症。

蒼朮氣味芳香，善於化濁闢穢，施老認為，本品確有斂脾精、止漏濁之功，用於治療糖尿病患者，屢獲顯效。據現代醫藥研究，已知本品含有揮發油，主要成分為蒼朮醇及蒼朮酮，並含有維生素 A、維生素 D、維生素 B 及胡蘿蔔素。蒼朮流浸膏注射家兔皮下，可使血糖降低，並證明有抑制血糖的作用。

玄參（見第 117 頁）。

【伍用功用】

蒼朮苦溫燥濕，辛香發散，功專健脾燥濕，升陽散鬱，祛風明目；玄參鹹寒，質潤多液，功擅滋陰降火，瀉火解毒，軟堅散結，清利咽喉。蒼朮突出一個燥字，玄參側重一個潤字。二藥伍用，以玄參之潤制蒼朮之燥，又以蒼朮之溫燥制玄參之滯膩。兩藥參合，一潤一燥，相互制約，相互促進，建中宮、止漏濁、降低血糖甚妙。

【主　治】

糖尿病。表現為血糖增高者，用之可使降低。若伴有膽固醇增高者，用之也可令其降低。

【常用量】

蒼朮 10 ～ 15 克；玄參 15 ～ 30 克。

【經　驗】

蒼朮、元參伍用降低血糖，係施今墨先生之經驗，許多人認為治消渴病，不宜用辛燥之蒼朮。據施老云：用蒼朮治糖尿病以其有「斂脾精」的作用，蒼朮雖燥但伍元參之潤，可制其短而展其長。

根據 1936 年經利彬 · 李登旁等研究，用蒼朮浸膏試驗於家兔及蟾蜍，證明蒼朮有抑制血糖作用，其抑制作用以注射後 3 小時為最佳。又有藥理研究，用蒼朮煎劑給家兔灌胃，對四氧嘧啶糖尿病有降低血糖的作用，在給藥的 10 天內，血糖不斷下降，停藥後血糖未見回升；元參試驗於家兔證明有使血糖下降的作用，說明施今墨先生應用蒼朮配元參降血糖是有其科學性的。

二、黃耆　山藥

【單味功用】

黃耆（見第 98 頁）。

山藥（見第 159 頁）。

【伍用功用】

黃耆甘溫，補氣升陽，利水消腫，而偏於補脾陽；山藥甘平，補脾養肺，養陰生津，益腎固精，而側重於補脾陰。二藥伍用，一陽一陰，陰陽相合，相互促進，相互轉化，共收健脾胃、促運化、斂脾精、止漏濁、消除尿糖之功。

【主　治】

糖尿病，表現為尿糖嚴重者，用之即可消除。

【常用量】

黃耆 10 ～ 30 克；山藥 10 ～ 30 克。

【經　驗】

黃耆、山藥伍用，係施老臨證經驗所得。用於降低尿糖，意即取黃耆的補中益氣、升陽、緊腠理之作用，與山藥的益氣陰、固腎精的功用相合，謂之相互為用，益氣生津，健脾補腎，澀精止遺，使尿糖轉為陰性也。

祝諶予老師晚年認為山藥含澱粉多，對糖尿病不太合宜，故將山藥易為生地，常用量為 30 克。二藥參合，尚有護陰止血之功，故可治療潰瘍病。

三、綠豆衣　薏苡仁

【單味功用】

綠豆衣即是綠豆的種子皮，故又名綠豆皮。綠豆味甘，性寒。入心、胃經。本品能資脾胃、厚腸胃、潤皮膚、和五臟、消水腫、清暑熱、解毒熱，尤擅清腸胃熱毒。綠豆衣體輕氣寒，比綠豆更涼，故清熱解毒、消暑止渴、利尿、清腸胃熱毒更強，用於治療夏日中暑、口乾口渴、心煩不寧等症，又能治療瘡毒癰腫諸症，還能解烏頭、巴豆之毒。

薏苡仁又名苡仁、薏仁、米仁。其味甘、淡，性微寒。入脾、胃、肺、大腸經。本品富有滋養，為易於消化的穀類，是健脾補肺之要藥。本品能升能降，升少降多，上行清肺熱，以使水之上源清淨；下行理脾濕，滲利腸胃之濕，用於治療肺癰、腸癰諸症；生品入藥，既能清熱滲濕、利水消腫，又祛濕除痹、緩和拘攣，用於治療水腫、腳氣脛腫、小便不利等症；又治濕滯肌表經絡、風濕痹痛、肌肉攣急疼痛等症。另外，還能健脾止瀉，用於治療脾虛濕盛之泄瀉等症。

【伍用功用】

綠豆衣質輕氣寒，善清臟腑經絡、皮膚、脾胃之熱毒；薏苡仁甘淡滲利，善清肺熱、除脾濕，以健脾化濕，利水消腫。二藥伍用，益脾胃、促健運，清虛熱、解毒熱，治消渴益彰。

【主　治】

糖尿病，表現為上消諸症者宜用。

【常用量】

綠豆衣 6 ～ 10 克；薏苡仁 10 ～ 15 克。

【經　驗】

綠豆衣、薏苡仁伍用，善治糖尿病上消諸症。若口渴、舌燥甚者，伍以天花粉 30 克，其效更佳。

二藥相對，常用於治療腎炎、腎病綜合徵，它有消腫、降低尿蛋白之功，職是與增加血漿蛋白、活血化瘀作用有關。

四、葛根 丹參

【單味功用】

葛根（見第 80 頁）。

丹參又名紫丹參。其味苦，性微寒。入心、心包、肝經。本品味苦色赤，性平而降，入走血分，既能活血化瘀、行血止痛，用於治療心脈（包括心、心包）瘀阻所引起的冠心病心絞痛，氣滯血瘀所致的胃脘痛（多見於潰瘍病）、月經困難、痛經、產惡露不盡、瘀滯腹痛等症；又能活血化瘀、祛瘀生新，可用於治療瘀血所引起的癥瘕積塊（包括肝脾腫大、宮外孕等）以及血栓閉塞性脈管炎諸症；還能涼血清心、除煩安神，用於治療溫熱病熱入營血，以致心煩、不寐等症；也可用於心血不足所致的心悸、失眠、煩躁不安等症。另外，還能涼血消癰，用於治療癰腫瘡毒諸症。

據現代醫藥研究，丹參內含丹參酮甲、乙、丙，隱丹參酮及兩種酚性結晶體（丹參酚甲、丹參酚乙）；另外，還含維生素 E 等。

透過動物實驗表明，它能擴張冠狀動脈，增加血流量，並能降低血糖、降低血壓，又有鎮靜等作用。

【伍用功用】

葛根輕揚升發，能解肌退熱，生津止渴，滋潤筋脈，擴張心腦血管，改善血液循環，降低血糖；丹參活血祛瘀，化瘀生新，涼血消癰，鎮靜安神，降低血糖。二藥參合，相互促進，活血化瘀，祛瘀生新，降低血糖的力量增強。

【主　治】

糖尿病，表現有瘀血指徵（舌質暗，或有瘀點、瘀斑，舌下靜脈瘀滯等）者用之最宜。

【常用量】

葛根 10 ～ 15 克；丹參 10 ～ 15 克。

五、玄參　麥冬

【單味功用】

玄參（見第 117 頁）。

麥冬（見第 60 頁）。

【伍用功用】

玄參鹹寒，滋陰降火，軟堅散結，清熱解毒，清利咽喉；麥冬甘寒，清心潤肺，養胃生津，解煩止渴。玄參色黑，偏於入腎；麥冬色白，側重入肺，又兼走胃。二藥伍用，一腎一肺，金水相生，上下既濟，養陰生津，潤燥止渴甚妙。

【主　治】

1. 糖尿病，表現為津少口乾、口渴多飲、舌紅少苔等症者。

2. 虛勞諸症，以陰虛為主。

【常用量】

玄參 10 ～ 30 克；麥冬 10 ～ 15 克。

六、知母　黃柏　肉桂

【單味功用】

知母（見第 51 頁）。

黃柏（見第 65 頁）。

肉桂味辛、甘，性大熱。入腎、脾、心、肝經。本品氣味純陽，辛甘大熱，善走肝腎血分，大補命門之火，既能溫補脾腎陽氣、益火消陰，用於治療腎陽不足致畏寒肢冷、尿頻遺尿、陽痿以及脾陽不振致脘腹冷痛、食少便溏等症；又能溫通血脈而散寒止痛，用於治療脘腹冷痛、寒痹腰痛、虛寒痛經諸症；還可用於濕疹、陰疽諸症。

【伍用功用】

知母苦寒，清熱瀉火，滋腎潤燥；黃柏苦寒，清熱燥濕，瀉火解毒；肉桂辛熱溫中補陽，散寒止痛。知母潤肺滋腎而降火；黃柏瀉虛火而堅腎陰。相須為用，清化膀胱濕熱，為滋腎瀉火之良劑。更有肉桂辛熱之品作為仲介藥物，以引寒達熱，滋陰降火，清化下焦濕熱蘊結益彰。

【主　治】

糖尿病，表現為「腎消」，也叫「下消」者，症見多尿、小便混濁、如膏如脂等症。

【常用量】

知母 6 ～ 10 克；黃柏 6 ～ 10 克；肉桂 1 ～ 1.5 克。

【經　驗】

知母、黃柏、肉桂伍用，出自《蘭室秘藏》通關丸，又名滋腎丸。用於治療熱蘊膀胱，尿閉不通，小腹脹滿，尿道澀痛。

汪昂云：「此足少陰藥也，水不勝火，法當壯水以制陽光，黃柏苦寒微辛，瀉膀胱相火，補腎水不足，入腎經血分。知母辛苦寒滑，上清肺金而降火，下潤腎燥而滋陰，入腎經氣分，故二藥每相須而行，為補水之良劑。肉桂辛熱，假之反佐，為少陰引經，寒因熱用也。」

我們體會，諸藥參合，治糖尿病表現為「下消」者確有實效。肉桂在藥對中，起有「仲介」作用，亦稱溝通作用，可謂用藥配伍之技巧也。

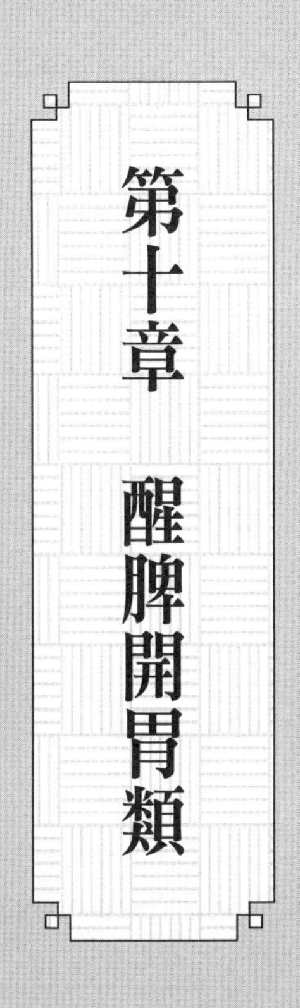

第十章　醒脾開胃類

一、雞內金　丹參

【單味功用】

雞內金為雉科動物家雞的乾燥砂囊內壁。剖開砂囊，剝下內壁，洗淨曬乾即可。俗稱雞肫的黃皮。本品味甘，性平。入脾、胃、小腸、膀胱經。本品能健脾益胃、消食化積，是一味強有力的消食之品。它既能助消化而消食積，健脾運而止瀉痢，用於治療脾胃虛弱、飲食停滯、食慾不振、消化不良、反胃吐酸、脘腹脹滿以及小兒疳積等症；又能固攝縮尿、澀精止遺，用於治療小便頻數、遺尿、遺精等症。此外，還能化堅消石，用於治療泌尿系（腎、輸尿管、膀胱）結石、膽結石。

丹參（見第176頁）。

【伍用功用】

雞內金甘平，生發胃氣，健脾消食，固攝縮尿，養胃陰、生胃津，化結石、消瘀積；丹參活血化瘀，祛瘀生新，消腫止痛，養血安神。《醫學衷中參西錄》云：「雞內金，雞之胃也。中有瓷石、銅、鐵皆能消化，其善化瘀積可知。」《本草匯言》謂：「丹參，善治血分，祛滯生新，調經順脈之藥也。」《重慶堂隨筆》說：「丹參，降而行血，血熱而有滯者宜之。」由此可見，雞內金以化積為主，丹參以祛瘀為要。二藥伍用，祛瘀生新，散結化積，開胃口，增食慾，止疼痛之力增強。

【主 治】

1. 胃、十二指腸球部潰瘍，久久不癒，胃陰受損，舌紅少苔，唇紅口乾，食慾不振，胃脘疼痛等症。

2. 熱性病後期，津液耗竭，胃陰不足，以致噯氣、吞酸、胃口不開，甚則毫無食慾、進食發愁、舌紅少苔等症。

3. 各種癌腫放療、化療之後胃陰受損者。

4. 肝、脾腫大諸症。

【常用量】

雞內金 6 ～ 10 克；丹參 10 ～ 15 克。

【經 驗】

雞內金是一味健脾益胃、消食化積、祛瘀生新的佳品。根據進化論的觀點，凡動物弱於齒者，必強於胃，故雞的胃消化力甚強，可謂無物不消，無物不化也。

雞內金入藥，有生、炒之分。施老習用生品。為何以生品入藥呢？因為生者入藥一則不破壞或少破壞其有效成分，二則取其生發之性而養胃陰、生胃津、助消化、祛瘀滯，用於治療胃、十二指腸潰瘍，以及病後胃陰受傷，以致胃口不開，甚則毫無食慾者，屢獲良效。

二、雞內金　麥芽（或穀芽）

【單味功用】

雞內金（見第 182 頁）。

麥芽為大麥的成熟種子經發芽後，低溫乾燥而得。本品味甘，性平。入脾、胃經。它既能開胃消食、和中消脹，用於治療食積不消、脘腹脹滿、嘔吐、泄瀉，以及小兒乳食消化不良的吐乳等症；又可下氣回乳，用於治療斷乳時乳汁淤積、乳房脹痛等症；還能治療急、慢性肝炎之肝區作痛、厭食等症。

穀芽為稻或粟穀的成熟果實（南方用稻，北方用穀），經發芽後，低溫乾燥而得。本品味甘，性平。入脾、胃經。能健脾開胃、消食和中，用於治療宿食不化、脘悶腹脹、泄瀉、不思飲食等症。

麥芽、穀芽的功效類同，均有啟脾進食、寬中消積、和胃補中之功，故二者常常相須為用，以增強療效。但麥芽消食力強，穀芽和養功勝；麥芽力猛，穀芽力緩；麥芽消麵食，穀芽消米食。至於臨床上的取捨，應以患者平日以麵食為主，還是以米食為主，給予靈活選用，前者宜選麥芽，後者宜用穀芽，若米、麵食各半，可二者同用，其效更彰。

【伍用功用】

雞內金生發胃氣，健脾消食；穀、麥芽舒肝解鬱，啟脾開胃。二藥伍用，啟脾之力倍增，以生發胃氣，舒調肝氣，開胃口、增食慾。

【主　治】

1. 脾胃虛弱，消化不良，食慾不振等症。

2. 久病之後，胃氣不蘇，不饑少納，或毫無食慾等症。

【常用量】

雞內金 6 ～ 10 克；麥芽（或穀芽）10 ～ 15 克。

【經 驗】

雞內金、麥芽（或穀芽）伍用，施老習用生品。有關雞內金用生品之理前賢已論及，不再贅述。至於穀芽、麥芽也用生品，其用意是取其生發之氣，以舒肝氣、和胃氣、生津液、養胃陰、開胃口、增食慾。另外，生品入藥，尚能保持藥物的有效成分，以增強療效。

嘗治消化系統病，如慢性胃炎，萎縮性胃炎，胃、十二指腸球部潰瘍，或熱性病後期和各種癌腫放療、化療後的胃陰受損，胃氣大傷，以致食慾不振者，均可取得滿意效果。

三、烏梅　木瓜

【單味功用】

烏梅為梅樹未成熟的果實（青梅）經加工蒸製，待變為烏黑色即成。其味酸、澀，性平。入肝、脾、肺、大腸經。本品味酸而澀，為清涼收澀之品。它既能斂肺澀腸、和胃生津，又有止咳、止瀉、止血、止渴之功，又因「蛔得酸則伏」，故可安蛔止嘔，用於治療肺虛久咳、久瀉久痢、蟲積腹痛、膽道蛔蟲症、大便下血、崩漏不止、煩熱口渴、胃酸缺乏、食慾不振等症。

木瓜為海棠的成熟果實。本品實小如瓜，味酸得木之正氣，故名木瓜。其味酸，性溫。入肝、脾經。木瓜酸溫氣香，酸能入肝，以舒筋活絡，溫香入脾，能醒脾和胃化濕、生胃津、助消化，用於治療濕痹腳氣、足脛腫大、腰膝酸痛、關節腫痛、筋攣足痿、夏月傷暑、飲食不調、霍亂吐瀉、腿肚轉筋等症；還治胃陰不足、胃酸過低、口乾口渴、食慾不振等症。

【伍用功用】

烏梅味酸，清涼生津，益胃止渴；木瓜酸溫，和肝脾、生胃津、助消化。

二藥伍用，其功益彰，疏肝和胃，理脾化濕，養胃陰、生胃津、開胃口、增食慾之力增強。

【主　治】

1. 溫熱病後，氣陰兩傷，飲食乏味等症。

2. 慢性胃病，胃陰受損，以致口乾少津、食慾不振、舌紅、脈細等症。

3. 慢性胃炎，胃、十二指腸潰瘍，胃酸缺乏、食慾不振等症。

【常用量】

烏梅 6～10 克，若取烏梅肉入藥時，可用 3～6 克；木瓜 6～10 克。

【經　驗】

烏梅、木瓜伍用，出自《臨證指南》。葉天士創脾胃之疾養胃陰之說，觀其立論云：「納食主胃，運化主脾。脾宜升則健，胃宜降則和。」又云：「太陰濕土，得陽始運，陽明陽土，得陰則安。以脾喜剛燥，胃喜柔潤也。」葉氏養胃陰者，取甘平或甘涼之品，藥用石斛、麥冬、生白芍、沙參、生白扁豆、烏梅之類，以使津液來復，通降和合，即宗《內經》所謂六腑者，傳化物而不藏，以通為用之理也。

施老遵葉氏之法，在辨證施治精神的指導下，對熱性病後期，消化系統疾病（如萎縮性胃炎，胃、十二指腸潰瘍），表現為不饑少納，或不饑不納，口乾，舌紅少苔、欠潤，脈細數者，在養胃陰的基礎上，加上生發胃氣之品，諸如烏梅、木瓜、生穀（麥）芽、生內金之類，其效更著。

嘗治一男性胃潰瘍患者，久治不效，故行胃大部切除術，術後年餘，仍然納穀不佳，甚則毫無食慾，見食發愁。患者形體瘦弱，舌紅無苔，六脈細弱，擬以生內金、紫丹參、生穀芽、生麥芽、木瓜、烏梅、生白芍、佩蘭葉、節菖蒲諸藥調治，藥服十餘劑，飲食倍增，體力好轉。可見藥證相符，數劑而癒。

四、佩蘭　石菖蒲

【單味功用】

佩蘭（見第 70 頁）。

石菖蒲（見第 125 頁）。

【伍用功用】

佩蘭清暑辟濁，和中化濕，醒脾開胃；石菖蒲益神健腦，開竅除痰，化濕開胃。二藥伍用，相互促進，芳香化濁，啟脾開胃，增進食慾的功效增強。

【主　治】

濕阻中焦，脾胃運化失職，以致胸腹悶脹、噁心嘔吐、食慾不振、口中甜膩、泄瀉、舌苔白膩等症。

【常用量】

佩蘭 6 ～ 10 克，鮮品加倍；石菖蒲 6 ～ 10 克，鮮品 10 ～ 15 克。

【經　驗】

佩蘭、石菖蒲伍用，施老亦習用鮮品，因其鮮品氣味芳香濃郁，有效成分含量亦高，故芳香化濕，醒脾和中，開胃增食之力益彰。

五、厚朴花　代代花

【單味功用】

厚朴花味苦、辛，性溫。本品氣味辛香，具有生發之氣，能寬胸理膈、化濕開鬱、降逆理氣，用於治療肝胃氣滯所致胸膈脹悶、不思飲食、噁心嘔吐、胃脘疼痛等症。

代代花又名玳玳花。其味甘，微苦。本品香氣濃郁，具有生發之氣，能疏肝和胃、理氣寬胸、開胃止嘔，用於治療胸中痞悶、脘腹脹痛、嘔吐、少食等症。

【伍用功用】

厚朴花利濕寬中，化濕解鬱，健胃止痛；代代花理氣寬胸，疏肝和胃，開胃止嘔。厚朴花為木蘭科植物厚朴或凹葉厚朴的花蕾，代代花為芸香科植物代代花的花蕾。二藥伍用，相互促進，香氣濃郁，生發之性倍增，芳香化濁，理氣寬中，醒脾開胃，增進食慾之力益彰。

【主 治】

肝鬱氣滯，脾胃不和，胸脅脹痛，胃脘脹滿、疼痛，噁心嘔吐，不思飲食等症。

【常用量】

厚朴花3～6克；代代花3～6克。後下煎服。

【經 驗】

厚朴花為木蘭科植物厚朴或凹葉厚朴的花蕾。代代花為雲香科植物代代花的花蕾。前者為棕紅色，後者為黃白色。二者均是香氣濃郁之品，具有生發之性，相伍為用，芳香化濁，理氣寬胸，醒脾開胃，增進食慾的力量增強。

施老生平善治胃腸病，每遇臨證處方之際，常常運用厚朴花、代代花，或取玫瑰花、代代花，以起畫龍點睛之妙用。

六、玫瑰花 代代花

【單味功用】

玫瑰花為薔薇科直立灌木玫瑰的花蕾。其味甘、微苦，性溫。入肝、脾二經。本品色紫、鮮豔，香氣濃郁。其氣清而不濁，其性和而不猛，柔肝醒胃，行氣活血，宣通窒滯而絕無辛溫剛燥之弊，實屬理氣解鬱、和血散瘀之良藥。用於治療肝胃氣痛、新久風痹、吐血咯血、月經不調、赤白帶下、痢疾、乳癰、腫毒等症。

代代花（見第188頁）。

【伍用功用】

玫瑰花理氣解鬱，和血散瘀；代代花理氣寬胸，疏肝和胃，開胃止嘔。玫瑰花偏走血分，以和血散瘀為主；代代花偏入氣分，以理氣散結為要。二藥伍用，一氣一血，氣血雙調，芳香化濁，醒脾開胃，理氣止痛的力量增強。

【主　治】

1. 肝胃不和，氣機失調，以致胸悶不舒，心下痞滿，兩脅脹悶、疼痛、痛引胃脘，納呆、不思飲食等症。

2. 婦女月經不調，赤白帶下等症。

【常用量】

玫瑰花 3 ～ 6 克；代代花 3 ～ 6 克。後下煎服。

【經　驗】

厚朴花、代代花與玫瑰花、代代花，均可治療肝鬱氣滯、脾胃不和之證。前者以氣滯為主，後者兼見血瘀，用時宜審。

施老經驗，諸花入藥者，均宜後下，否則，有效成分即被破壞以致影響治療效果。

第十一章　健脾和胃、降逆止嘔類

一、蒼朮　白朮

【單味功用】

蒼朮（見第 172 頁）。

白朮以浙江于潛所產品質最佳，故又名于朮。本品味甘、苦、微辛，性溫。入脾、胃經。臨床運用，有生、炒之別。生品入藥，取其健脾之功而少燥氣；炒後入藥，是為增強燥濕之力。本品甘溫補中，苦溫燥濕。

本品既能補脾益氣，治脾胃虛弱致消化不良、食少吐瀉、體倦無力等症；又能燥濕利水，治脾不健運、水濕內停致痰飲水腫、脘腹脹滿等症；還能固表止汗，治脾胃衰弱、表虛自汗等症。

【伍用功用】

蒼朮健脾平胃，燥濕化濁，升陽散鬱，祛風濕；白朮補脾燥濕，益氣生血，和中安胎。蒼朮苦溫辛烈，燥濕力勝，散多於補，偏於平胃燥濕；白朮甘溫性緩，健脾力強，補多於散，善於補脾益氣，止汗。

二藥伍用，一散一補，一胃一脾，中焦得健，脾胃納運如常，水濕得以運化，不能聚而為患，入則康復無恙。

【主　治】

1. 脾胃不健，納運無常，以致消化不良、食慾不振、噁心、嘔吐等症。

2. 濕阻中焦，氣機不利，胸脘滿悶，呼吸不暢諸症。

3. 濕氣下注，水走腸間，症見腹脹、腸鳴、泄瀉等症。

【常用量】

蒼朮 6 ～ 10 克；白朮 10 ～ 15 克。

【經　驗】

蒼朮、白朮伍用，出自《張氏醫通》，用以治療脾虛痰食不運。筆者嘗治慢性肝炎，表現為脾胃虛弱、納運失職致脘腹脹滿、噁心嘔吐，甚或下肢微腫者，屢用每收良效。若午後腹脹較甚者，參合小烏附湯（烏藥、香附），則行氣消脹之力益彰，尚無耗散正氣之弊。

施老臨證處方時，蒼朮、白朮習慣用炒品，一則可去其燥，二則能增強健脾之功。

二、半夏麴　建神麴

【單味功用】

半夏麴（見第 131 頁）。

建神麴又叫范志麴。係六神麴（杏仁泥、赤小豆、辣蓼草、青蒿、麵粉、蒼耳草等藥末混合後經發酵而成）加厚朴、木香、青皮、檳榔、葛根、茯苓、柴胡、桔梗、荊芥、前胡、香附、羌活、紫蘇、薄荷、獨活、茅朮、木通、香薷、澤瀉、白芥子、丁香、豆蔻、甘草、麻黃、川芎、木瓜、沉香、蘇子、肉果、檀香、砂仁、草果、秦艽、白芷、陳皮、萊菔子、半夏、麥芽、穀芽、山楂、生薑而製成，並不發酵。

建神麴能消食和中，健脾和胃，用於治療感冒風寒、食滯胸悶等症。

【伍用功用】

半夏麴和胃降逆，燥濕化痰；建神麴健脾理氣，消食和中。二藥伍用，健脾和胃，和中降逆，理氣快膈，消食除滿力彰。

【主　治】

脾胃虛弱，健運無權，症見消化不良、食慾不振、心下逆滿、脘腹脹痛、胃中嘈雜、噯氣嘔逆等症。

【常用量】

半夏麴 6 ～ 10 克；建神麴 6 ～ 10 克。同布包煎。

三、半夏麴　沉香麴

【單味功用】

半夏麴（見第 131 頁）。

沉香麴由沉香、木香、厚朴、砂仁、豆蔻、鬱金、青皮、枳殼、穀芽、麥芽、白芷、防風、葛根、前胡、桔梗、陳皮、烏藥、檳榔、藿香、檀香、羌活、甘草等藥組成，諸藥共研細末，用麵粉 20% ～ 25% 打糊，與藥粉充分拌攪和勻，用模型壓成小塊備用。

沉香麴能疏表化滯，疏肝和胃，用於治療肝胃氣滯所致胸悶脘脹、脅肋作痛、嘔吐吞酸等症。

【伍用功用】

半夏麴和胃止嘔，燥濕化痰，消痞散結，下氣寬中；沉香麴疏肝和胃，行氣消脹，化滯，止痛。二藥伍用，疏肝和胃，健脾燥濕，行氣止痛，化滯消脹益彰。

【主　治】

脾胃不健，消化不良，氣機不暢，脘腹脹痛等症。

【常用量】

半夏麴6～10克；沉香麴6～10克。同布包煎。

【經　驗】

半夏麴、建神麴與半夏麴、沉香麴均可治療脾胃虛弱、健運無權、消化不良等症。但前者健脾和中力勝，後者健脾消脹力強，用時宜審。

四、白朮　雞內金

【單味功用】

白朮（192頁）。

雞內金（見第182頁）。

【伍用功用】

白朮甘溫補中，苦溫燥濕，能補脾燥濕，益氣生血，和中消滯，固表止汗，安胎；雞內金甘平無毒，可生發胃氣，養胃陰，生胃津，消食積，助消化，還可固攝縮尿，化結石。二藥伍用，白朮偏於補，雞內金善於消。白朮多用、久服有壅滯之弊，故與雞內金伍用，其弊可除。二藥相合，一補一消，補消兼施，健脾開胃之力更彰。

【主　治】

脾胃虛弱，運化無力，食慾不振，食後不消，痰濕內停，脘腹脹滿，倦怠無力，或泄瀉等症。

【常用量】

白朮 9 ～ 10 克；雞內金 6 ～ 10 克。

【經　驗】

施老臨證處方時，習慣以焦白朮、生內金伍用。白朮炒焦，意即加強健脾止瀉作用；雞內金多取生品，目的是為保持其有效成分，以增強治療作用。

五、枳實　白朮

【單味功用】

枳實味苦、辛、微酸，性微溫。其入脾、胃經。本品苦寒降氣，長於破滯氣、行痰濕、消積滯、除痞塞，為脾胃氣分之藥。用於治療積滯內停、氣機受阻、脾失健運、水濕痰飲為患，症見胸脅脹痛、心下痞滿、食慾不振、大便不調甚則便秘，以及瀉痢、後重等症。另外，枳實還能治療胃下垂、子宮脫垂、脫肛等症。

白朮（見第 192 頁）。

【伍用功用】

枳實辛散溫通，破氣消積，瀉痰導滯，消痞止痛；白朮甘溫補中，補脾燥濕，益氣生血，和中消滯，固表止汗。枳實辛散性烈，以瀉為主；白朮甘緩補中以補為要。枳實以走為主，白朮以守為要。

二藥參合，一瀉一補，一走一守，一急一緩，相互制約，相互為用，以達補而不滯，消不傷正，健脾強胃，消食化積，消痞除滿之功。

【主 治】

1. 脾胃虛弱，消化不良，飲食停滯，腹脹痞滿，大便不爽等症。

2. 肝脾腫大，內臟弛緩無力，胃下垂，子宮脫垂，脫肛等症。

【常用量】

枳實 5 ～ 10 克；白朮 10 ～ 15 克。

【經 驗】

枳實、白朮伍用，出自《金匱要略》枳朮湯，治水飲停滯於胃，心下堅，大如盤，邊如旋杯者。

張潔古以白朮 60 克、枳實 30 克組方，名曰枳朮丸，治胃虛濕熱，飲食壅滯，心下痞悶等症。李杲曰：「白朮苦甘溫，其味苦除胃中之濕熱，其甘溫補脾家之元氣，多於枳實一倍。枳實味苦溫，泄心下痞悶，消胃中所傷。」《醫宗金鑒》謂：「枳實破結氣，白朮除水濕，李杲以補為主，然一緩一急，一補一瀉，其用不同，只此多寡轉換之間。」

筆者體會，枳實、白朮用藥分量的多寡，臨證之際，應詳盡辨證，審因增損，若體壯新病者，則以枳實為主，白朮為輔；反之體弱久病，脾虛胃弱，消化無力者，應以白朮為主，枳實為輔，否則易傷人也。

另外，枳朮湯與枳朮丸的運用亦有法度。《張氏醫通》云：「金匱治水腫心下如盤，故用湯以蕩滌之；東垣治脾不健運，故用丸以緩消之；二方各有深意，不可移易。」

施老臨證處方時，枳實、白朮習慣以同炒伍用，一則可緩其性，二則能增強療效。

六、白朮 茯苓

【單味功用】

白朮（見第 192 頁）。

茯苓又名雲苓。其味甘，性平。入心、肺、脾、胃、腎經。本品甘淡而平，甘則能補、淡則能滲，既能扶正又能祛邪，功專益心脾、利水濕，且補而不峻、利而不猛，故為健脾滲濕之要藥。用於治療脾虛運化失常，水濕內蘊，症見食少脘悶、便溏泄瀉，或痰飲停滯、咳逆胸悶，或小便不利、水腫等症；還能寧心安神，用於治療心悸、失眠等症。

【伍用功用】

白朮甘溫補中，補脾燥濕，益氣生血，和中消滯，固表止汗；茯苓甘淡滲利，健脾補中，利水滲濕，寧心安神。白朮以健脾燥濕為主；茯苓以利水滲濕為要。二藥伍用，一健一滲，水濕則有出路，故脾可健、濕可除、腫可消、飲可化，諸恙悉除。

【主　治】

1. 脾虛不運，痰飲內停，水濕為患，飲停心下，振振有聲，頭暈目眩，痞滿吐瀉，食慾不振，以及脾虛小便不利、水腫等症。

2. 梅尼埃病可用。

【常用量】

白朮 10 ～ 15 克；茯苓 10 ～ 15 克。

【經　驗】

茯苓、白朮伍用，名曰茯苓湯，出自《景岳全書》，治濕熱泄瀉或飲食泄瀉。

茯苓、白朮伍以桂枝、甘草，名曰苓桂朮甘湯，用於治療痰飲病，胸脅支滿，心悸目眩，或短氣而咳，大便溏，口不渴，舌苔白滑，脈弦滑等症。

嘗治一婦人，久罹慢性泄瀉，每日大便 3 ～ 5 次，近半年來，又增眩暈（梅尼埃病），治之不癒，投以茯苓 30 克、白朮 15 克、桂枝 10 克、甘草 6 克為治。藥服 3 劑，病去一半，又進 5 劑，眩暈未再發作，大便恢復正常，觀察半年餘，幾如常人。

七、半夏　竹茹

【單味功用】

半夏（見第 93 頁）。

竹茹又名竹皮，淡竹的莖除去外皮後刮下的中間層曬乾即可。其味甘，性微寒。入肺、胃、膽經。本品味甘而淡，氣寒而滑，既能清肺燥、清化痰熱、清熱除煩，用於治療肺熱咳嗽、咯痰黃稠，以及痰火內擾致心煩不安、失眠等症；又能清胃熱、止嘔吐，用於治療胃熱嘔吐，表現為口有臭氣、喜寒畏熱、嘔出酸苦物、舌苔黃膩（可見於急性胃炎、妊娠嘔吐以及熱性病過程中的反應）。此外，亦可用於治療胃寒嘔吐，但須薑制入藥，以便增強溫胃散寒、和胃止嘔之力。

【伍用功用】

半夏降逆止嘔，燥濕化痰，消痞除滿；竹茹清熱止嘔，下氣消痰。半夏性溫偏熱，善化濕痰而止嘔；竹茹性偏於涼，長於清利熱痰而止嘔。二藥參合，一熱一寒，相互為用，健脾燥濕，和胃止嘔力彰。

【主　治】

1. 脾胃不和，胃氣上逆，以致噁心、嘔吐、呃逆等症。

2. 痰濁為患，症見眩暈、虛煩不眠等症。

3. 妊娠嘔吐諸症。

【常用量】

半夏 6 ～ 10 克；竹茹 6 ～ 10 克。

【經　驗】

半夏、竹茹伍用，施老習慣用薑制之品，以增強溫中散寒止嘔之力也。

八、枳實　竹茹

【單味功用】

枳實（見第 196 頁）。

竹茹（見第 199 頁）。

【伍用功用】

枳實辛散溫通，降氣消痰，散結除痞；竹茹甘涼清降，下氣消痰，清熱止嘔。二藥伍用，相得益彰，和胃降逆，清熱止嘔，消積化痰，寬中利膈之力增強。

【主　治】

胃熱痰盛，胃氣上逆，噁心嘔吐，胸脘滿悶等症。

【常用量】

枳實 3 ～ 6 克；竹茹 6 ～ 10 克。

九、瓦楞子　半夏麴

【單味功用】

瓦楞子為海產軟體動物蚶的貝殼。其殼似瓦屋之壟，故又名瓦壟子。其味鹹、甘，性平。入肺、胃、肝經。本品鹹平，善走血分，能破血結、消痰滯而軟堅散結，用於治療胸膈痰積、痰涎稠黏不易咯出，以及痰核、癭瘤諸症；又治癥瘕痞塊（包括肝脾腫大以及消化道腫瘤）。另外，還能祛瘀散結、止痛、制酸，用於治療氣滯血瘀致胃脘刺痛、反胃吐酸（類似胃、十二指腸潰瘍病）等症。

半夏麴（見第 131 頁）。

【伍用功用】

半夏麴健脾和胃，降逆止嘔，燥濕化痰，消痞散結；瓦楞子軟堅化痰，散瘀定痛，和胃止酸。半夏麴突出一個燥字，瓦楞子側重一個化字。半夏麴以降為主，瓦楞子以清為要。二藥伍用，一燥一化，一降一清，和胃止酸，健脾散結，消脹止痛之功效增強。

【主　治】

1. 痰濕內阻，氣機失調，鬱而化熱，胃失和降，以致噯氣、吞酸嘈雜、胃脘痞悶、疼痛等症。

2. 各種胃病，凡胃酸過多、噯腐吞酸者，均宜使用。

【常用量】

瓦楞子 10 ～ 15 克，打碎先煎；半夏麴 6 ～ 10 克，布包煎服。

十、黃連　吳茱萸

【單味功用】

黃連（見第 110 頁）。

吳茱萸又名吳萸。其味辛、苦，性大熱，有小毒。入肝、脾、胃、腎經。本品辛散苦降，性熱燥烈，既能溫中散寒、降逆止嘔，用於治療脾胃虛寒致脘腹冰冷、嘔吐涎沫、噯氣吞酸、食慾不振、消化不良等症；又能疏肝解鬱、行氣消脹、散寒止痛。

李杲說：「濁陰不降，厥氣上逆，膈寒脹滿，非吳茱萸不可治也。」故為治療胸膈痞塞、脅肋脹滿、脘腹冷痛之佳品，還可治療厥陰頭痛（症見頭頂疼痛、乾嘔、吐涎沫、四肢厥冷等）、少腹疝痛、腳氣疼痛、經行腹痛以及虛寒久瀉等症。

【伍用功用】

黃連清熱燥濕，瀉火解毒，清心除煩；吳茱萸溫中散寒，下氣止痛，降逆止嘔，殺蟲。黃連苦寒瀉火，直折上炎之火勢；吳茱萸辛散溫通，開鬱散結，降逆止嘔。二藥伍用，有辛開苦降，反佐之妙用。以黃連之苦寒，瀉肝經橫逆之火，以和胃降逆；佐以吳茱萸之辛熱，從類相求，引熱下行，以防邪火格拒之反應。共奏清肝和胃制酸之效，以治寒熱錯雜諸症。

【主　治】

1. 肝鬱化火，胃失和降，以致脅肋脹痛、嘔吐呑酸、嘈雜噯氣、口苦、舌紅苔黃、脈象弦數等症。

2. 急性胃炎，慢性胃炎，胃、十二指腸球部潰瘍諸症。

3. 濕熱下痢、細菌性痢疾、急性腸炎、慢性腸炎諸症。

【常用量】

黃連 1.5 ～ 5 克；吳茱萸 1.5 ～ 5 克。

【經　驗】

黃連、吳茱萸伍用，出自《丹溪心法》左金丸。治肝經火鬱，致呑吐酸水，左脅作痛，少腹筋急為疝。

肝為風木之臟，氣行於左，應受肺金的尅制，方不致過亢而正常生化。本方用黃連瀉心火，使心火不尅肺金，肺金不受尅，方能有力制約肝木，肝（左）得肺（金）制所以叫左金丸。《醫宗金鑒 · 刪補名醫方論四》說：「胡天錫曰：左金丸獨以黃連為君，從實則瀉其子之法，以直折其上炎之勢；吳茱萸從類相求，引熱下行，並以辛燥開其肝鬱，懲其扞格，故以為佐。然必本氣實而上下虛者，庶可相宜。左金者，木從左而制從金也。」

黃連、吳茱萸各等分，張景岳命名為黃連丸。用於治療腸紅便血（大便出血）、痔瘡腫痛等症。還用於治療肝火脅肋刺痛，或發寒熱，或頭目作痛，淋秘泄瀉，一切肝火諸症。

施老認為，寒熱錯雜之證，臨證之際頗為多見，但寒熱的比重，卻是千變萬化，故用藥的分量，也應隨著寒熱的變化而增損：如熱較甚者，多取黃連，少佐吳茱萸；反之寒甚者，則多用吳茱萸，少取黃連；若寒熱等同，則二者各半為宜。

十一、左金丸　血餘炭

【單味功用】

左金丸由吳茱萸與黃連組成，它的含義是什麼？汪昂云：「此足厥陰藥也，肝實則痛，心者肝之子，實則瀉其子，故用黃連瀉心清火為君，使火不剋金，金能制木，則肝木平矣；吳茱萸辛熱，能入厥陰（肝），行氣解鬱，又能引熱下行，故以為反佐。一寒一熱，寒者正治，熱者從治（以熱治熱，從其性而治之，亦曰反治），故能相濟以立功也。肝居於左，肺居於右，左金者謂使金令得行於左而平肝也。」

左金丸既能清瀉肝火、和胃降逆制酸，用於治療肝氣鬱結、鬱久化火致脅肋脹痛、嘔吐吞酸、嘈雜噯氣等症；又能厚腸止瀉，用於治療急性腸炎、慢勝腸炎、痢疾諸症。

血餘炭是人的頭髮，經加工煅成的塊狀物。其味苦，性微溫。入肝、腎。本品能止血散瘀、補陰利尿，用於治療吐血、衄血、尿血、便血、崩漏、血痢、小便不通等症。

施老認為，本品還有解毒防腐，保護胃腸黏膜，促進炎症的吸收、潰瘍面的癒合等作用，故能厚腸止瀉，用於治療急慢性腸炎、痢疾等症，均有良效。

【伍用功用】

左金丸疏肝瀉火，和胃止酸，厚腸止瀉；血餘炭厚腸止瀉，散瘀止血，補陰利尿。二藥伍用，相得益彰，疏肝和胃，瀉火制酸，解毒防腐，厚腸止瀉，散瘀止血。

【主　治】

1. 肝鬱化火，以致脅肋脹痛、嘔吐吞酸、嘈雜噯氣、口苦納呆、胃脘疼痛（胃、十二指腸潰瘍均宜使用）等症。

2. 急性腸炎、慢性腸炎、痢疾諸症。

【常用量】

左金丸 6 ～ 10 克；血餘炭 6 ～ 10 克。同布包煎。

【經　驗】

左金丸、血餘炭伍用，除用於治療胃、十二指腸潰瘍之外，更多用於急性腸炎、慢性腸炎、急性痢疾、慢性痢疾、潰瘍性結腸炎。

施老經驗，凡腸黏膜有損害，或有剝脫者，均宜使用。吾儕曾伍以地榆炭、蒼朮炭、山楂炭、陳皮炭、生地炭、全當歸、香附米、台烏藥、益元散，治療急性細菌性痢疾多例，均以 2 ～ 4 劑而癒。

十二、乾薑　黃連

【單味功用】

乾薑（見第 152 頁）。

黃連（見第 110 頁）。

【伍用功用】

乾薑辛熱，溫中散寒，回陽通脈，溫肺化痰；黃連苦寒，清熱燥濕，瀉火解毒，清心除煩。乾薑辛開溫通，黃連苦寒降泄。

二藥參合，辛開苦降，一溫散、一寒折，除寒積、清鬱熱，止嘔逆、制泛酸，和胃瀉脾開結甚妙。

【主　治】

1. 寒熱錯雜，氣機不暢，以致胃脘疼痛、嘔吐吞酸、嘈雜噯氣等症。

2. 泄瀉、痢疾諸症。

【常用量】

乾薑 1.5 ～ 10 克；黃連 3 ～ 5 克。

【經　驗】

乾薑、黃連伍用，出自《傷寒論》半夏瀉心湯。治心下痞滿疼痛。

乾薑、黃連所用的劑量多少，應以詳細辨證為轉移：若熱多寒少，則多用黃連，少佐乾薑；如熱少寒多，則多用乾薑，少佐黃連；寒熱等同者，則黃連、乾薑各半。

十三、丁香 柿蒂

【單味功用】

丁香為桃金娘科常綠喬木丁香樹的花蕾及果實。其花蕾叫公丁香，氣香力足，功效較佳；其果實稱為母丁香，氣味較淡，功效較弱，所以臨床上以公丁香應用較多。其味辛，性溫。入肺、胃、脾、腎經。

本品氣味芳香，辛散溫通，既能暖脾胃、散寒止痛、降濁氣之上逆，以止虛寒呃逆，用於治療脘腹冷痛、呃逆、嘔吐等症；又能溫腎助陽，以治男子腎虛陽痿、女子陰冷、寒濕帶下等症。

柿蒂為柿樹果實的果蒂。其味苦、澀，性平。入肺、胃經。本品酸斂苦降，善降氣逆，為止呃逆之專藥。用於治療胃寒氣滯所引起的呃逆、反胃、嘔噦。

【伍用功用】

丁香辛溫，溫中降逆，下氣止痛，溫腎助陽；柿蒂苦澀，降氣止呃。丁香以升散為主，柿蒂以澀斂下行為要。二藥伍用，一散一斂，一升一降，相互制約，相互為用，溫中散寒，和胃降逆，止呃逆甚妙。

【主　治】

1. 胃寒呃逆諸症。

2. 脾胃虛寒，胃氣上逆，嘔吐等症

【常用量】

丁香 1.5 ～ 6 克；柿蒂 6 ～ 10 克。

【經　驗】

丁香、柿蒂伍用，出自《濟生方》柿蒂湯。治療胸滿嘔吐，呃逆不止。清・黃宮繡《本草求真》說：「柿蒂味苦氣平，雖與丁香同為止呃之味，然一辛熱一苦平，合用深得寒熱兼濟之妙。如係有寒無熱，則丁香在所必用，不得固執從治，必當佐以柿蒂。有熱無寒，則柿蒂在所必需，不得泥以兼濟之必雜以丁香。是以古人用藥，有合數味而見效者，有單用一味而見效者。要使藥與病對，不致悖謬而枉施耳。」

筆者認為黃氏之說有理，「要使藥與病對」為治病的關鍵，丁香與柿蒂參合，適用於寒熱錯雜的呃逆，臨證不可不辨，否則無效。若兼虛者，伍以人參（黨參代之亦可）、生薑，其效更佳。

十四、橘皮　竹茹

【單味功用】

橘皮（見第 141 頁）。

竹茹（見第 199 頁）。

【伍用功用】

橘皮辛溫，理氣健脾，和胃降逆；竹茹甘寒，清熱止嘔，下氣消痰。二藥伍用，一溫一寒，溫清相濟，和胃降逆，除胃中寒熱甚妙。

【主　治】

1. 脾胃虛弱，氣機不調，寒熱錯雜，脘腹脹滿，噁心嘔吐，呃逆等症。

2. 妊娠惡阻諸症。

【常用量】

橘皮 6 ～ 10 克；竹茹 6 ～ 10 克。

【經　驗】

橘皮、竹茹伍用，出自《金匱要略》橘皮竹茹湯。治療久病體弱，或胃有虛熱，氣逆不降而致呃逆或乾嘔等症。

清代張石頑曰：「呃逆在辨寒熱，寒熱不辨，用藥立斃。」張氏之說，頗為重要。丁香、柿蒂與橘皮、竹茹同，可治療呃逆，前者適用於偏寒性者，後者宜用於偏熱性者，臨證不可不辨，否則投藥無效。

十五、蒼朮　白脂麻

【單味功用】

蒼朮（見第 192 頁）。

白脂麻又叫白油麻，為胡麻科一年生草本植物的種子。其味甘，性寒，無毒。入肺、脾、心經。本品質潤多油，善於潤燥潤腸、補肝腎、行風氣、通血脈、潤肌肉，是一種良好的補虛潤燥之品。用於治療嘔噦不止、虛勞、小兒頭上諸瘡等症。

【伍用功用】

蒼朮性溫而不燥，健脾平胃，燥濕化濁，升陽散鬱，祛風濕；白脂麻多脂而潤，補虛潤燥，補肝腎，通血脈。

二藥伍用，以白脂麻之潤制蒼朮之燥，可謂一燥二潤，相互制約，互制其短而展其長，潤燥降逆甚妙。

【主　治】

呃逆，證屬脾胃虛弱、津液不足、胃氣上逆呃逆頻頻者。

【常用量】

蒼朮 6 ～ 10 克；白脂麻 15 ～ 30 克，研碎煎服。

【經　驗】

根據施今墨先生之經驗，亦可單取白脂麻 15 ～ 30 克，研為細末，用滾開水浸泡半小時服下，仍有顯效。劉宗厚曰：「呃逆有虛有實，有火有痰，有水氣，不可專作寒論。」蒼朮、白脂麻伍用，適用於虛證是也，切不可妄投。尤其對於胃氣將敗、呃逆不止，用之甚宜。

呃逆一證，辨證準確實屬重要。曾遇一風濕性心臟病男性患者，突然呃逆半月余不解，曾投以旋覆花代赭石湯、丁香柿蒂湯、橘皮竹茹湯等，未見少效，詳查病情，知是氣機不調之故，擬柴胡疏肝散加味，主取柴胡、杭白芍、川芎、陳皮、香附、薤白、杏仁、桔梗、枳殼、甘草，藥服 3 劑，呃逆頓除，觀察半年，未見再發。

十六、馬寶　沉香

【單味功用】

馬寶為馬科動物馬的胃腸道或膀胱中的結石。其味甘、鹹，性平。入心、肝經。本品既能清肝鎮驚，以治高熱動風、癲狂等症，又善於化痰，用於治療咳嗽痰多等症。

沉香為沉香樹含樹脂的木材。本品氣香，置於水中則下沉而得名。其味辛、苦，性溫。入脾、胃、腎經。沉香辛苦芳香，功專行散，能醒脾開胃、祛濕化濁、行氣止痛，用於治療脾胃虛寒、呃逆、嘔吐等症；又因本品質體沉重，落水不浮，性專下降，可直達下焦，入於腎經，而引上逆之氣歸之於下，善治虛喘氣逆等症。另外，還能溫中散寒、理氣止痛，用於治療氣滯胸腹悶、疼痛等症。

【伍用功用】

馬寶清肝鎮靜（驚），化痰，解毒，平上逆之氣；沉香降氣平喘，溫腎助陽，溫中止痛。馬寶鎮靜平上逆之氣為主；沉香善於下降，直達入腎，能引逆上之氣歸於下為要。二藥伍用，降逆之功倍增。

【主 治】

1. 呃逆諸症。

2. 可試治食道癌諸症。

【常用量】

馬寶 0.3 ～ 0.9 克，研為細末，吞服。沉香 1.5 ～ 3 克。入煎劑時應予後下為宜，以免有效成分揮發而降低藥效。研為細末吞服，每次服 0.6 ～ 0.9 克。

【經 驗】

根據施今墨先生的經驗，臨床上習慣於馬寶、沉香各等分，研為細末，每服 0.9 ～ 1.5 克，白開水沖服，日服 2 次。

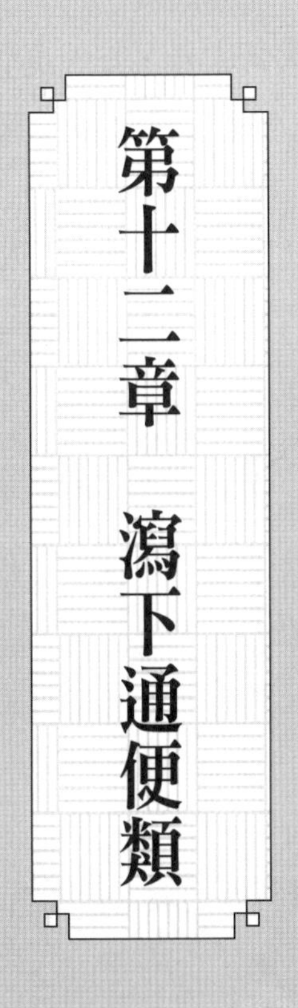

第十二章　瀉下通便類

一、大黃　芒硝

【單味功用】

大黃又名川軍。其味苦，性寒。入脾、胃、大腸、肝、心包經。本品大苦大寒，其性沉而不浮，其用走而不守，其力猛而下行，它能蕩滌胃腸實熱，清除燥結、積滯，為苦寒攻下之要藥。

用於治療溫熱病的中期或極期，出現的熱積便秘、胸腹脹悶、高熱不退、神昏譫語、口乾口渴、舌苔老黃等實熱之證；又治寒積便秘（寒邪影響腸胃，致使排便不暢，糞便積結在裏，即所謂陰寒結聚）、熱瀉下痢（類似急性腸炎、細菌性痢疾等）；又能清熱解毒、涼血止血、利膽退黃，用於治療熱毒瘡瘍、燙傷、火傷、吐血、衄血、風火赤眼、咽喉腫痛等實火上炎之證，濕熱黃疸（類似急性膽囊炎、急性病毒性肝炎、新生兒溶血症等）；還能活血化瘀，用於治療產後瘀血腹痛、血瘀經閉，以及跌打損傷、瘀阻作痛者。

另外，還能治療胃痛泛酸、胃部煩熱等症。

芒硝味苦、辛、鹹，性大寒。入胃、大腸、三焦經。本品辛可潤燥，鹹能軟堅，苦可下泄，大寒能除熱，它既能潤燥通便、蕩滌三焦腸胃之實熱積滯，用於治療內熱熾盛而引起的痞（上腹部硬悶）、滿（腹部脹滿）、燥（糞燥且堅）、實（熱積便秘）等症，還可治療急性腸梗阻（主要是動力性腸梗阻）。

芒硝外用，尚有清熱消炎、消腫止痛之功，可用於治療腹中痞塊（類似化膿性闌尾炎）、皮膚瘡腫，以及咽喉腫痛、目赤腫痛。

【伍用功用】

大黃苦寒蕩滌通下，瀉火涼血，攻積導滯，逐瘀通經，利膽退黃；芒硝鹹寒軟堅，潤燥通便，清熱瀉火，蕩滌內熱實積，停痰宿食。二藥伍用，相互促進，瀉熱導滯，攻下破積，通便除滿之力增強。

【主 治】

1. 胃腸實熱積滯，症見大便秘結、積食不下、腹痛痞滿等症。

2. 熱結便秘、壯熱、神昏、譫語、苔黃等症。

3. 習慣性便秘。

【常用量】

大黃 3 ～ 10 克，後下煎服；芒硝 10 ～ 15 克，也可兌入藥汁內，或開水溶化後分服。

【經 驗】

大黃、芒硝伍用，出自《傷寒論》大承氣湯。主治熱盛便秘，腹脹滿，煩躁譫語，口乾，舌苔焦黃起刺，脈沉實有力等症。

柯琴云：「仲景欲使芒硝先化燥屎，大黃繼通地道。」《醫宗金鑒》謂：「經曰：熱淫於內，治以鹹寒；火淫於內，治以苦寒。君大黃之苦寒，臣芒硝之鹹寒，二味並舉，攻熱瀉火之力備矣。」

據現代醫學文獻報導，芒硝中的主要成分為硫酸鈉，它在腸中不易被吸收，在腸中形成高滲鹽溶液，使腸道保持大量的水分，從而使腸內容物變稀，容積增大，刺激腸黏膜感受器，反射性地引起腸蠕動亢進而致瀉。大黃能刺激大腸，增加其推進性蠕動而促進排便。二藥伍用，軟堅瀉熱，通便的力量增強。

如何正確使用硝、黃之類，古人有訓。清代張璐云：「或問乾結之甚，硝黃亦可暫用否，曰：承氣湯用硝黃，乃傷寒邪熱入裏，胃液乾枯，腎水涸竭，故宜急下以救陰津為務。若老人、體虛人，及病後腎水本虧，以致燥結，再用硝黃下之，是虛其虛，目下取快一時，來日復秘愈甚，欲再下之，雖鐵石不能通矣。」

另外，明代醫家張介賓以大黃、芒硝各等分為末調塗，治赤鼻久不瘥，名曰二神散。

二、玄明粉　瓜蔞

【單味功用】

玄明粉又叫元明粉、風化硝，就是芒硝經風化失去結晶水而成的無水硫酸鈉（Na_2SO_4）。

一般的製法是：取芒硝溶於水中，加1/10的蘿蔔片共煮，濾其不溶物，溶液放冷，析出結晶，然後，將結晶收集，晾乾，用紙包裹，懸掛在通風處，待其風化成白色的粉末即成。因其係芒硝經風化而得，故又名風化硝。

本品味辛、鹹、苦，性寒。入胃、大腸經。功專潤燥軟堅、瀉下通便，可蕩滌三焦、腸、胃之實熱，用於治療實熱積滯、大便秘結等症。此外，本品還可外用，以治目赤腫痛、咽喉腫痛、口舌生瘡等症。

瓜蔞又名栝樓、全瓜蔞。其味甘、苦，性寒。入肺、胃、大腸經。本品富有油脂，質潤黏膩，功專潤肺化痰、散結潤腸，用於治療痰熱咳嗽、胸痹、結胸、乳癰、黃疸、消渴、便秘等症。

【伍用功用】

《內經》云：「熱淫於內，治以鹹寒。」玄明粉鹹寒，清熱通便，潤燥軟堅；瓜蔞質潤黏膩，潤燥通便，清肺化痰，寬胸散結，消癰腫。

二藥伍用，相互制約，相互為用，以瓜蔞之緩潤，制風化硝蕩滌通下之勢，共奏清熱潤燥、通便瀉下之功，尚無腹痛之弊。

【主　治】

1. 大便硬結不通等症。

2. 習慣性的便秘。

【常用量】

玄明粉 6 ～ 10 克，布包煎服；瓜蔞 15 ～ 30 克，打碎煎服。

【經　驗】

玄明粉又名風化硝。施老習慣以風化硝、全瓜蔞伍用，治療習慣性便秘，以及各種原因引起的大便硬結、腑行不暢等症均有良效，無腸蠕動亢進引起的腹痛等副作用。據多年來使用經驗，均服 1 ～ 2 劑而癒，可謂藥到病除矣。

三、大黃　荊芥穗

【單味功用】

大黃（見第 214 頁）。

荊芥穗（見第 45 頁）。

【伍用功用】

大黃苦寒，其性重濁，主沉降，力猛善行，為攻下之要藥；荊芥穗味辛芳香，性溫不燥，氣質輕揚，長於升散，入手太陰足厥陰氣分，其功用長於發表散邪，祛經絡中之風熱。大黃以降為主，荊芥穗以升為要。二藥伍用，一升一降，相互制約，相互促進，清升濁降，共收清熱通便之功。

【主　治】

腹脹、腹痛，二便不通，肛門腫痛等症。

【常用量】

大黃 3 ～ 10 克，後下煎服；荊芥穗 6 ～ 10 克。

【經　驗】

大黃、荊芥伍用，出自《赤水玄珠》倒換散。方由大黃、荊芥穗組成。

小便不通大黃減半，大便不通荊芥穗減半，二藥混合為末，每服 10 克。治癃閉大小便不通，少腹急痛，肛門腫痛，無問新久，均有良效。

四、大黃　肉桂

【單味功用】

大黃（見第 214 頁）。

肉桂（見第 178 頁）。

【單味功用】

大黃苦寒通下，破積導滯，瀉火涼血，行瘀通經；肉桂辛熱溫中，益火消陰，溫補腎陽，散寒止痛。二藥伍用，相互制約，相互促進，相互轉化，以肉桂之辛熱，制大黃之苦寒峻下之勢；又以大黃之寒涼，制肉桂辛熱燥烈之弊。二者參合，一寒一熱，即所謂寒熱相濟，陰陽調和，共收振脾陽、通大便之功矣。

【主　治】

1. 習慣性便秘。

2. 肝鬱多怒，胃鬱氣逆，以致吐血、衄血者。

3. 胃脘痛，證屬寒熱錯雜者。

【常用量】

大黃 3 ～ 12 克；肉桂 6 ～ 10 克。

【經　驗】

大黃、肉桂伍用，出自《醫學衷中參西錄》秘紅丹。用於治療肝鬱多怒，胃鬱氣逆，致吐血、衄血及吐衄之證屢服他藥不效者，無論因涼因熱，服之皆有捷效。

張錫純謂：「平肝之藥，以桂為最要，肝屬木，木得桂則枯也（以桂作釘釘樹，其樹立枯），而單用之則失於熱。降胃止血之藥，以大黃為最要（觀《金匱》治吐衄有瀉心湯重用大黃可知），胃氣不上逆，血即不逆行也，而單用之又失於寒。若二藥並用，則寒熱相濟，性歸和平，降胃平肝兼顧無遺。況俗傳方，原有此二藥為散，治吐血者，用於此證當有捷效。」

筆者曾治一年已五旬的婦人，罹患胃脘疼痛達十年之久，自覺胃脘冷痛，按之較舒，喜熱畏寒，前胸（上腹部）後背，夏月緊裹羊皮一塊，久治不效，形瘦體弱，面色少華，舌苔白滑，六脈沉弦。脈證合參，知是脾胃虛寒，絡脈瘀滯，發為斯疾。先後投與附子理中湯、溫脾湯、良附丸、五香散、丹參飲、失笑散等。藥服十餘劑，未見少效，症證如故。

為此，向施師求教，施老聽完病情介紹之後，擬以製附片、乾薑炭、焦白朮、炒枳殼、上肉桂、醋煅川軍炭，水煎服。尊施師之旨，照方抄錄，病者服藥2劑，疼痛緩解，又進2劑，疼痛頓除，遂後，給予調理脾、腎而收功。

五、蠶沙　皂莢子

【單味功用】

蠶沙又叫原蠶沙，為家蠶之糞便。以晚蠶的屎入藥為佳，故又名晚蠶沙。其味辛、甘，性微溫。入肝、脾、胃經。它既能祛風除濕、舒筋定痛，用於治療風濕痹痛、肢節不隨、腰膝冷痛，或濕阻經絡一身重痛，以及頭風頭痛、皮膚瘙癢、隱疹等症；又能和胃化濕、化濁，用於治療濕濁內阻所引起的霍亂吐瀉、轉筋腹痛等症。

皂莢子為皂莢的成熟種子，故又名皂角子。其味辛，性溫，有小毒。本品功專潤燥通便、散結消腫，用於治療大便燥結、腸風下血（即大便下血，血在糞前，色多鮮紅）、下痢裏急後重、疝氣、睾丸腫痛、瘰癧堅硬腫痛等症。另外，皂莢子研為細末調敷，可用於治療腫毒、疥癬等疾。

【伍用功用】

蠶沙祛風除濕，活血定痛，和胃化濁，升清，防腐；皂莢子降濁潤燥，潤腸通便，祛風消腫。晚蠶沙以升清為主；皂莢子以降濁為要。

二藥伍用，一升一降，升降協和，清升濁降，消脹軟便甚妙。

【主　治】

1. 頭昏、頭暈，證屬清濁升降失調者。

2. 胃脹、腹痛，證屬清濁升降失調者。

3. 大便硬結，排便困難，或大便初硬後溏者。

【常用量】

蠶沙 6 ～ 10 克，布包煎服；皂莢子 6 ～ 10 克，打碎煎服。

【經　驗】

施老臨證處方時，習慣以晚蠶沙、炒皂角子並書。它出自清・吳鞠通《溫病條辨・下焦篇》宣清導濁湯。用於治療濕溫（指夏秋之季感受濕熱之邪所引起的一種熱性病，症見發熱持續，頭重身痛，胸脘痞悶，苔白膩或黃膩，脈濡）久羈，彌漫三焦，神昏竅阻，少腹硬滿，大便不下。

吳鞠通云：「晚蠶沙化濁中清氣，大凡肉體未有死而不腐者，蠶則僵而不腐，得清氣純粹者也。故其糞不臭不變色，得蠶之純清。雖走濁道而清氣獨全，既能下走少腹之濁部，又能化濁濕而使之歸清，正人之不正也。用晚者，本年再生之蠶，取其生化最速也。皂莢辛鹹性燥，入肺與大腸。金能退暑，燥能除濕，辛能通上下關竅，子更直達下焦，通大便之虛閉，合之前藥，俾鬱結之濕邪，由大便而一齊解散矣。」

二藥伍用，升清降濁甚妙。吳氏用此對藥，以導濕濁從大便出，固具巧思。然而施老云：「二藥參合，升清降濁，上能治頭暈，中能消胃脹，下能通大便。」對於清濁升降失調引起的頭暈、腹脹、腹痛以及大便秘結難下，或初硬後溏者均有良效。皂角子以炒品為佳，因其滑腸潤便，降濁通便的力量增強。

六、油當歸　肉蓯蓉

【單味功用】

油當歸即是當歸放置日久之後而走油者，稱為油當歸。本品質潤多油，故功專養血潤燥、滑腸通便，用於治療血虛便秘等症。

肉蓯蓉又叫淡大雲。其味鹹、甘，性溫。入腎、大腸經。本品色黑體潤，既能入腎經血分，補腎陽、助相火、益精血、強筋骨，用於治療腎虛陽痿、遺精早泄、女子不孕，以及肝腎不足所引起的筋骨痿軟、腰膝冷痛等症；又能滋陰潤燥、滑腸通便，用於治療老年虛弱及病後、產後血虛，或津液不足、腸燥便秘等症。

【伍用功用】

油當歸質潤多油，養血潤燥，滑腸通便；肉蓯蓉溫而不燥，補而不峻，偏於溫潤，滋腎潤燥，滑腸通便。二藥伍用，相互促進，養血潤燥，滑腸通便的力量增強。

【主 治】

1. 溫熱病後期，津液虧損，腸燥便秘，並無力送下大便者。

2. 老人、虛人、產後津液不足，血虛腸燥，大便秘結等症。

【常用量】

油當歸 10 ～ 15 克，無油當歸時，當歸身代之也可；肉蓯蓉 15 ～ 60 克。

【經 驗】

油當歸、肉蓯蓉伍用，即遵《內經》腎苦燥，急食辛以潤之之義，為溫熱病後期，津枯腸燥，無力送下大便而設。

我們體會，諸凡老年人、體虛者、婦人產後津液不足，血虛腸燥，大便秘結者均宜使用。

筆者曾治一帕金森氏綜合徵，兼見大便困難，每 4 ～ 5 日才更衣一次，主取當歸身、肉蓯蓉、火麻仁、鬱李仁之類，則腑行通暢，大便轉為日行一次。

七、橘紅　杏仁

【單味功用】

橘紅（見第 136 頁）。

杏仁又名苦杏仁。味苦、辛、性溫。入肺、大腸經。本品辛苦甘溫而利，辛能散邪，苦可下氣，潤能通便，溫可宣滯，它既有發散風寒之能，又有下氣平喘之力，用於治療外感風寒、咳嗽氣喘、痰吐不利、胸悶不舒等症。另外，杏仁質潤多油，故又有潤腸通便，用於治療腸燥便秘等症。

【伍用功用】

橘紅辛散溫通，苦溫降泄，功專行氣健脾，燥濕化痰，消食寬中；杏仁苦溫，質潤多脂，能散能降，功擅宣肺平喘，化痰止咳，潤腸通便。《內經》曰：「肺與大腸相表裏。」肺氣不宣，大腸傳化功能也可失調，以致大便不暢、大便秘結。取杏仁、橘紅治便秘，除本身質潤多油、滑腸通便之外，尚有均入肺經，以宣肺氣而通大便之功。二藥伍用，相互促進，而開肺氣滑腸通便甚妙。

【主　治】

1. 老人、體虛者之大便秘結等症。

2. 肺氣不宣，胸悶，咳嗽吐痰等症。

【常用量】

橘紅 6 ～ 10 克；杏仁 6 ～ 10 克。

【經　驗】

大便不通的原因甚多，有實熱積滯者，有津枯腸燥者，有氣虛無力者，有肺氣不宣、肅降失常、傳導失調者，臨證不可不辨。橘紅、杏仁伍用，適用於後者，用者宜審。

八、火麻仁　鬱李仁

【單味功用】

火麻仁又名麻子仁、大麻仁。其味甘，性平。入脾、胃、大腸經。本品多脂體潤，性質平和，功專滋養潤燥、滑腸通便，為潤下之要藥，用於治療邪熱傷陰，或素體火旺、津枯腸燥，以及胃熱腸燥所引起的大便燥結證，又治老年人津枯、病後津虧，以及產後血虛所引起的腸燥便秘。此外，本品還可通淋、活血，用於治療熱淋、風痹、月經不調。

鬱李仁味甘、苦，性平。入大腸、小腸經。本品體潤滑降，具有滑腸通便緩瀉之功，並有開幽門之結氣，潤大腸之燥澀，導大腸之燥屎，用於治療大腸氣滯、腸燥便秘等症；還能利水消腫，用於治療小便不利等水腫症。

【伍用功用】

火麻仁滑利下行，走而不守，功專潤燥滑腸，通便瀉下；鬱李仁體潤滑降，下氣利水，行氣通便，滑腸瀉下。火麻仁偏走大腸血分，鬱李仁偏入大腸氣分。

二藥伍用，一氣一血，相互為用，氣血雙調，通便瀉下的力量增強。

【主　治】

1. 熱性病後、產後、老年人、體虛者等，由於津液不足，津枯腸燥，大便秘結，大便困難等症。

2. 習慣性的便秘。

【常用量】

火麻仁 10 ～ 15 克；鬱李仁 6 ～ 10 克。同搗煎服。

【經　驗】

火麻仁、鬱李仁均為植物的成熟種子，都含有豐富的油脂，二藥伍用，潤腸通便力增。

筆者體會，火麻仁、鬱李仁伍用，尤善治療習慣性便秘。嘗治一青年女子，大便秘結已十餘年，每 4 ～ 5 天大便一次，糞便狀如羊屎，主取火麻仁 15 克、鬱李仁 15 克、瓜蔞 30 克、風化硝 10 克，水煎服。服藥 2 劑，大便乾象緩解，又服 2 劑，每日大便一次，狀如常人。

九、半夏　硫黃

【單味功用】

半夏（見第 93 頁）。

硫黃味辛、酸，性大溫，有毒。入腎、心包經。本品大熱純陽，內服既能補命門之火以祛寒散邪，用於治療命門火衰所引起的腰膝冷弱、白帶、小腹冷痛、滑精、陽痿等症；又能助腎陽、疏利大腸，用於治療老人虛寒便秘等症。外用能散癰殺蟲，用於治療癬疥瘡癩等病。

【伍用功用】

半夏辛溫有毒，體滑性燥，能走能散，能燥能潤，和胃健脾，降逆止嘔，消痞散結，通陰陽，潤腎燥，利大便；硫黃味酸有毒，大熱純陽，補命門真火不足，性雖熱而疏利大腸，故可通腑氣利大便。

二藥伍用，相得益彰，補命火、通陰陽、和腸胃、行寒滯、降濁通便的效力增強。

【主　治】

1. 命火不足，胃失和降，以致呃逆諸症。

2. 老年人之虛寒便秘。

3. 寒濕久瀉。

【常用量】

半夏 6 ～ 10 克；硫黃 1 ～ 3 克。宜作丸劑、散劑。可裝入膠囊吞服，每服 0.5 ～ 1 克，日服 2 次，白開水送下。

【經　驗】

半夏、硫黃伍用，出自《太平惠民和劑局方》半硫丸。功能：溫腎逐寒，通陽泄濁。用於治療老人虛冷便秘或寒濕久瀉等症。

第十三章　健脾止瀉、固精止遺類

一、芡實　蓮子

【單味功用】

芡實味甘、澀，性平。入脾、腎經。本品以甘補脾，以澀收斂，故為收斂性強壯藥。它既能健脾除濕、收斂止瀉，用於治療脾虛不運、久瀉不止，以及小兒脾虛泄瀉之證；又能固腎澀精，用於治療腎氣不足、精關不固所引起的遺精、早泄，以及腎虛所致夜尿多、小便頻數等症；還能收斂固澀、除濕止帶，用於治療濕熱帶下、脾虛帶下之證。

蓮子古名藕實。其味甘、澀，性平。入脾、腎、心經。本品稟芬芳之氣，合禾穀之味，為補脾之要藥。它既能補脾澀腸止瀉，用於治療脾虛泄瀉、食慾不振等症；又能交通水火而溝通心腎，以養心安神、益腎固精，用於治療心腎不交引起的心悸心煩、頭昏失眠，以及腎虛下元不固所引起的遺精、尿頻、崩漏、帶下。

【伍用功用】

芡實甘平，健脾止瀉，固腎益精，祛濕止帶；蓮子甘澀，健脾止瀉，益腎固精，養心安神。

二藥伍用，相互促進，其功益彰，健脾止瀉，補腎固精，澀精止帶之功增強。

【主　治】

1. 脾虛泄瀉，久久不癒者。

2. 脾虛濕盛，白帶綿綿等症。

3. 腎虛精關不固，夢遺、滑精等症。

4. 腎虛小便頻數、小便失禁等症。

【常用量】

芡實 10 ～ 15 克；蓮子 6 ～ 12 克。

【經　驗】

施老臨證處方，習慣以芡實米、建蓮肉雙藥並書。常用於治療慢性腹瀉久久不癒者，若與赤石脂、禹餘糧、雲茯苓、焦白朮伍用，其效更著。

若腸黏膜有損傷者，亦可與血餘炭、炒韭菜子伍用，以加速炎症的吸收、毒素的解除、損傷的癒合。

二、山藥　扁豆

【單味功用】

山藥（見第 159 頁）。

扁豆又叫白扁豆。其味甘，性溫。入脾、胃經。本品甘溫和緩，補脾和胃而不滯膩，清暑化濕而不燥烈，為和中健脾、清暑化濕、利尿止瀉之品，用於治療脾胃虛弱所致飲食減少、便溏腹瀉、婦女帶下，以及暑熱頭痛、惡寒煩躁、口渴欲飲、心腹疼痛、嘔吐腹瀉等暑濕之證（類似夏天胃腸型感冒、急性胃腸炎、消化不良）。

【伍用功用】

山藥甘平，健脾止瀉，養肺益陰，益腎固精，養陰生津；扁豆甘溫，清暑化濕，補脾止瀉，解毒和中。山藥偏於補脾益陰，扁豆善於和中化濕。

二藥伍用，健脾化濕，和中止瀉益彰。

【主　治】

1. 脾胃虛弱，食慾不振，倦怠無力，慢性泄瀉等症。

2. 婦女帶下諸症。

【常用量】

山藥 10 ～ 30 克；扁豆 10 ～ 15 克。

三、木香　黃連

【單味功用】

木香味苦，性溫。其入脾、胃、大腸、膽經。本品氣味芳香，能升降諸氣，善於泄肺氣、疏肝氣、和脾氣，故為宣通上下、暢利三焦氣滯的要藥。

明代李時珍說：「諸氣膹，皆屬於肺。上焦氣滯用之者，金鬱泄之者也；中氣不運，皆屬於脾。中焦氣滯用之者，脾胃喜芳香也；大腸氣滯則後重，膀胱氣不化則癃閉，肝氣鬱則為痛。下焦氣滯用之者，塞者通之也。」

由此可見，木香是一味行氣止痛、行氣整腸、醒脾開胃的常用藥。用於治療腸胃氣滯致消化不良、腹滿脹痛、腸鳴泄瀉、下痢腹痛、裏急後重等症，又能治療肝膽濕熱氣滯所引起的脘脅疼痛、口乾口苦、噁心嘔吐甚則出現黃疸等症。另外，於滋補劑中加之少許，可以防止滋補膩滯之性所引起的胸悶、食慾減退的副作用。

黃連（見第 110 頁）。

【伍用功用】

木香辛溫芳香，健胃消食，行氣消脹，行氣止痛；黃連苦寒，氣薄味厚，清熱燥濕，瀉火解毒，厚腸止瀉。

二藥伍用，一溫散、一寒折，調升降、理寒熱，共奏調氣行滯，厚腸止瀉、止痢之效。

【主 治】

下痢腹痛，裏急後重，痢下赤白等症。

【常用量】

木香 6 ～ 10 克，後下煎服；黃連 3 ～ 10 克。

【經 驗】

木香、黃連伍用，名曰香連丸，出自《太平惠民和劑局方》。用於治療濕熱痢疾，膿血相兼，裏急後重等症。

木香、黃連參合，治療痢疾最為常用。古云以黃連厚腸止痢，實屬現代醫學抑制痢疾杆菌。

用木香調氣行滯，消除裏急後重之苦，此即金代醫家劉河間所說「行血則便膿自癒，調氣則後重即除」之意。二藥參合，相互為用，故治痢甚效。若伍以馬齒莧、血餘炭、益元散，其效更著。

四、左金丸　蠶沙

【單味功用】

左金丸（見第 204 頁）。

蠶沙（見第 220 頁）。

【伍用功用】

左金丸清熱瀉火，和胃制酸，厚腸止瀉；蠶沙祛風濕，化痰濁，緩拘攣，辟穢防腐。

二藥伍用，升清降濁，理脾和胃，除濕化濁，厚腸止瀉、止痢之功益彰。

【主　治】

1. 濕熱內蘊，腸胃傳化功能失調，以致納呆脘滿、噁心嘔吐、吞酸嘈雜、腹脹腹痛、泄瀉等症。

2. 慢性痢疾，半痢半糞等症。

【常用量】

左金丸 6 ～ 10 克；蠶沙 6 ～ 10 克。同布包煎。

五、花椒　蒼朮

【單味功用】

花椒又名川椒、蜀椒。因產於四川而得名。其味辛，性熱，有小毒。入脾、胃、腎經。

本品辛熱純陽，無處不達，上行於肺，能發汗散寒；中入於脾，可暖胃燥濕消食；下入命門，善補命火治冷氣上逆。故花椒功擅溫中止痛、暖脾止瀉，用於治療脾胃虛寒引起的脘腹冷痛、噁心嘔吐、消化不良、便溏泄瀉等症；又能逐濕驅蛔、殺蟲止痛，用於治療蛔蟲症所引起的腹痛、嘔吐甚則吐蛔等症。

另外，花椒外用，還可治療痔瘡腫痛、濕疹、皮膚瘙癢等。

蒼朮（見第172頁）。

【伍用功用】

花椒辛熱，暖脾胃，溫中散寒止痛，燥濕止瀉，解毒殺蟲；蒼朮辛溫，祛風除濕，健脾止瀉，散寒解表，除障明目。

二藥伍用，溫熱合力，溫中散寒止痛，燥濕化濁止瀉之功增強。

【主　治】

1. 中宮虛寒，脘腹冷痛，寒濕內蘊，泄瀉日久不癒，食慾不振，納後不消，舌苔白膩厚濁等症。

2. 婦女下焦虛寒，寒濕帶下等症。

【常用量】

花椒3～10克；蒼朮6～10克。

【經　驗】

花椒、蒼朮伍用，出自《普濟方》椒朮丸。用於治療飧泄，惡痢久不癒者。清代葉天士《本草經解》：花椒「同蒼朮醋糊丸，治飧泄不化」。

六、肉豆蔻　補骨脂

【單味功用】

肉豆蔻又名豆蔻、肉果。其味辛，性溫。入脾、胃、大腸經。本品辛溫氣香，兼苦而澀，氣味俱升，既溫中散寒、行氣消脹、健胃消食，用於治療脾胃虛寒引起的食慾不振、鼓脹腹脹、腸鳴腹痛，以及小兒食積之證；又能溫中散寒、澀腸止瀉，用於治療虛瀉（久瀉不止，正氣漸衰）、冷痢，以及五更（黎明）泄瀉（類似慢性結腸炎、小兒營養不良、腸結核等）。

但是，肉豆蔻生品入藥有滑腸作用，故宜以麵裹煨後再用，以降低其烈性。

補骨脂（見第168頁）。

【伍用功用】

肉豆蔻溫中散寒，行氣消脹，收斂澀腸止瀉；補骨脂補腎壯陽，補脾止瀉，固精縮尿。肉豆蔻以補脾為主，補骨脂以補腎為要。

二藥伍用，一脾一腎，脾腎雙補，補腎陽、溫下元，以除下焦陰寒，溫中土、運脾陽，以化濕止瀉。

【主　治】

1. 脾腎陽虛，見虛冷泄瀉、日久不癒諸症。

2. 五更泄瀉、腸鳴腹痛、瀉後則安等症。

【常用量】

肉豆蔻6～10克；補骨脂6～10克。

【經　驗】

補骨脂、肉豆蔻伍用，名曰二神丸，出自《普濟本事方》。治脾胃虛寒，不思飲食，泄瀉不止。明代孫一奎用以治療脾胃虛弱，全不思食，服補脾藥不效者。清代張璐以補骨脂、肉豆蔻各等分，治腎藏陽虛，五更泄瀉。

夫慢性泄瀉，有脾虛不能利水者，有腎虛不能行水者。前者以肉豆蔻之辛溫，溫脾以制水；後者用補骨脂之辛燥，補腎以行水。二藥相合，脾腎雙補，泄瀉可除。二者取捨多少，應隨證化裁，腎虛為主者，主取補骨脂，佐以肉豆蔻，脾虛為甚者，主選肉豆蔻，佐以補骨脂。

七、赤石脂 禹餘糧

【單味功用】

赤石脂以其色赤，膏凝如石而得名。其味甘、酸、澀，性溫。入胃、大腸經。本品甘溫質重色赤，故能重墜下降而直入下焦血分。又因其分子顆粒具有吸附作用，故能吸附消化道內的有毒物質、細菌毒素以及食物異常發酵的產物，並保護消化道黏膜以止胃腸道的出血。總之，赤石脂內服，能澀腸固下、收斂止血，用於治療下焦不固、久瀉久痢不止（類似慢性痢疾、大便膿血、腹痛喜按等虛寒之證）、休息痢（類似慢性結腸炎，大便夾雜黏液白凍，如魚腦狀，伴有裏急後重），以及下焦虛寒、婦女月經過多、崩漏帶下、大便下血等症。

此外，本品研末外用，尚有生肌收口之效，可用於治療瘡癰潰後久不收口者。

禹餘糧為褐鐵礦的礦石。其味甘、澀，性平。入胃、大腸、肝經。本品質體重墜，功專澀下固脫、澀腸止瀉、收斂止血，用於治療傷寒下利不止、心下痞硬，又能治療腎陽虛所引起的久瀉久痢，以及大便下血、婦女月經過多、崩漏、帶下等症。

【伍用功用】

赤石脂澀腸止瀉，斂血止血，生肌收口；禹餘糧澀腸止瀉，斂血止血。赤石脂善走血分，禹餘糧入於氣分。二藥伍用，相互促進，一血一氣，氣血兼施，止瀉止痢、止血止帶益彰。蓋二藥均為土元精氣所結，故二者參合，尚有澀腸固脫之功。

【主 治】

1. 傷寒下利不止，心下痞硬，利在下焦者。

2. 慢性腸炎、慢性痢疾、潰瘍性結腸炎經久不癒者。

3. 久瀉久痢引起脫肛者。

4. 便血，證屬虛寒者。

5. 婦女月經過多，崩中漏下，赤白帶下，證屬虛寒者。

【常用量】

赤石脂 10 ～ 15 克，打碎先煎；禹餘糧 10 ～ 25 克，打碎先煎。

【經 驗】

赤石脂、禹餘糧伍用，出自《傷寒論》赤石脂禹餘糧湯。治傷寒下利不止。《醫宗金鑒》用於治療久利不止，大腸虛脫，服理中丸而利益甚者。柯琴曰：「然大腸之不固，仍責在胃，關門之不閉，仍責在脾。二石皆土中精氣所結，實胃而澀腸，急以治下焦之標者，實以培中宮之本也。」明代孫一奎以赤石脂、禹餘糧各 60 克，水煎服，治大腸腑發咳，咳而遺溺。

筆者體會，凡屬久瀉、久痢（慢性腸炎、慢性痢疾、潰瘍性結腸炎等）之證均宜使用。若參合破故紙、肉豆蔻、黑升麻、黑芥穗等，其效更佳。

八、血餘炭　禹餘糧

【單味功用】

血餘炭（見第 204 頁）。

禹餘糧（見第 237 頁）。

【伍用功用】

血餘炭和血止血，厚腸止瀉，通利水道；禹餘糧澀腸止瀉，收斂止血。二藥伍用，厚腸防腐，澀腸止瀉，和血止血的力量增強。

【主　治】

1. 久瀉、久痢諸症。

2. 慢性腸炎、腸黏膜有損傷者，均宜使用。

【常用量】

血餘炭 6 ～ 10 克，布包煎服；禹餘糧 10 ～ 25 克，打碎先煎。

【經　驗】

禹糧石、血餘炭伍用，治療慢性腹瀉、慢性痢疾均有良效。尤其對腸黏膜有損害者（如潰瘍性結腸炎等），更堪選用。施老認為，本品除有收斂止瀉的作用之外，其分子顆粒尚可吸附腸黏膜，起到了防腐和保護黏膜，使潰瘍早癒合的作用。

慢性痢疾，屬於阿米巴痢疾者，應伍以鴉膽子 10 ～ 20 粒，用饃皮包裹，吞服之，其效更佳。

若濕氣重者，可參合淡滲之法，伍以車前草、旱蓮草、益元散之類，收效更著。

九、赤石脂　白石脂

【單味功用】

赤石脂（見第237頁）。

白石脂為矽酸鹽類礦物，又名白陶土、高嶺土。其味甘、酸，性平。入肺、胃、大腸經。無毒。

本品重墜下降，能安心神，治驚悸；又能養肺氣、補骨髓、養脾氣、補虛損、斂肺氣、澀大腸、厚腸止瀉、收斂止血，用於治療久瀉、久痢、崩漏、帶下、遺精以及吐血、衄血等症。

【伍用功用】

赤、白石脂同為礦石類之石脂。色白者為「白石脂」，色赤者為「赤石脂」。赤石脂澀腸止瀉，止血固下，生肌收口；白石脂收澀固脫，厚腸止瀉，止血止帶。赤石脂偏走血分，白石脂偏入氣分。

二藥伍用，一氣一血，氣血雙調，收斂固澀之力更強，澀腸止瀉，止血固精更彰。二者分子顆粒均有吸著作用，內服能吸著消化道內的毒物，如磷、汞、細菌毒素及食物異常發酵的產物等。對腸胃黏膜的局部炎症有保護作用，可以減少異物刺激，並吸著炎性滲出物，使炎症得以緩解。另外，對腸胃出血者，也有止血作用。

【主　治】

1. 久瀉、久痢諸症。

2. 大便下血等症。

3. 婦女月經過多，崩漏帶下等症。

【常用量】

赤石脂 10 ～ 15 克，打碎先煎；白石脂 10 ～ 15 克，打碎先煎。

【經　驗】

赤石脂、白石脂二藥伍用，善治久瀉久痢，前、後二陰出血諸症。伍用機理，《本草求真》說：「赤入血分，白入氣分。」

二藥參合，一氣一血，氣血雙調，收斂止瀉，收斂止血益彰。

明代李士材云：《內經》之論泄瀉，或言風，或言濕，或言熱，或言寒，此明四氣皆能為泄也。又言：清氣在下，則生飧泄，此名脾虛下陷之泄也。

統而論之，脾土強者，自能勝濕，無濕則不泄，故曰濕多成五泄。若土虛不能制濕，則風寒與熱，皆得乾之而為病。治法有九：

1. **一曰淡滲**：使濕從小便而去，如農夫治澇，導其下流，雖處卑監，不憂巨浸。經云：治濕不利小便，非其治也。又云：在下者引而竭之是也。

2. **一曰升提**：氣屬於陽，性本上升，胃氣注迫，輒爾下陷，升、柴、羌、葛之類，鼓舞胃氣上騰，則注下自止。又如地土淖澤，風之即乾，故風藥多燥，且濕為土病，風能勝濕，所謂下者舉之是也。

3. **一曰清涼**：熱淫所至，暴注下迫，苦寒諸劑，用滌燔蒸，猶當溽暑於蒸之時，而商飇颯然倏動，則炎熇如失矣。所謂熱者清之是也。

4. **一曰疏利**：痰凝氣滯，食積水停，皆令人瀉，隨證祛逐，勿使稽留。經云：實者瀉之。又云：通因通用是也。

5. **一曰甘緩**：瀉利不已，急而下趨，愈趨愈下，泄何由止，甘能緩中，善禁急速，且稼穡作甘，甘為土味，所謂急者緩之是也。

6. **一曰酸收**：瀉下有日，則氣散而不收，無能統攝，注泄何時而已，酸之一味，能收攝之權。經云：散者收之是也。

7. **一曰燥脾**：土德無慚，水邪不濫，故瀉皆成於土濕，濕皆本於脾虛，倉廩得職，水穀善分，虛而不培，濕淫轉甚。經云：虛者補之是也。

8. **一曰溫腎**：腎主二便，封藏之本，雖屬水，而真陽寓焉，少火生氣，火為土母，此火一衰，何以運行三焦，孰腐水穀乎？故腎虛者必挾寒，脾虛者必補母。經云：寒者溫之是也。

9. **一曰固澀**：注泄日久，幽門道滑，雖投溫補，未克奏功，須行澀劑，則變化不愆，揆度合節，所謂滑者澀之是也。

以上九治，治瀉之大法，至於先後緩急之權，豈能予設，須臨證之頃，圓機靈變耳。

十、金櫻子　芡實

【單味功用】

金櫻子味甘、酸、澀，性平。入腎、膀胱、大腸經。

本品氣味俱降，以甘補中，以澀止脫，以酸收陰，它既能收斂固脫、澀腸止瀉、固腎止帶，用於治療久瀉、久痢不止，以及脾腎不足致帶下之證；又能收攝精氣、固精縮尿，用於治療腎氣不固所引起的遺精、白濁、小便頻數、遺尿等症。

芡實（見第 230 頁）。

【伍用功用】

金櫻子氣味俱降，酸澀收斂，功專澀精氣，止小便遺泄；芡實生於水中，健脾利濕之力功著，又擅益腎固精止帶之功。

二藥伍用，相得益彰，益腎固精，補脾止瀉，縮小便，止帶下的力量增強。

【主　治】

1. 脾腎兩虛，慢性泄瀉諸症。

2. 腎氣不固，男子遺精，女子赤、白帶下諸症。

【常用量】

金櫻子 6 ～ 12 克；芡實 10 ～ 15 克。

【經　驗】

金櫻子、芡實伍用，名曰水陸二仙丹，出自《洪氏集驗方》。用於治療腎虛而致的男子遺精白濁，女子帶下諸症。筆者體會，用於治療慢性腹瀉，赤、白帶下亦有良效。

十一、桑螵蛸　海螵蛸

【單味功用】

桑螵蛸即桑枝上螳螂的乾燥卵鞘。其味甘、鹹、澀，性平。入肝、腎經。本品既能補腎固精、縮小便，用於治療下元虛冷，不能固密所引起的遺精、早泄、尿頻、遺尿以及小便白濁等症；又能溫脾止瀉、攝涎唾，用於治療脾陽不振，運化失常，以致泄瀉、腹部冷痛以及口涎自流等症。

海螵蛸又叫烏賊骨，其形如海螵，且生於海中，故名海螵蛸。為軟體動物烏賊科烏賊魚的骨狀內殼。其味鹹、澀，性微溫。入肝、胃經。本品內服，既能收斂止血，用於治療咳血、吐血、尿血、便血以及崩漏下血等症；又能收斂固澀，用於治療久虛瀉痢、遺精、帶下之症；還能制酸止痛，用於治療胃和十二指腸潰瘍之吞酸燒心、胃脘疼痛等症。另外，烏賊骨研末外用，能收濕斂瘡，用於治療瘡瘍多膿、瘡面久不癒合之症，以及濕熱火毒之瘡瘍、濕疹等。

【伍用功用】

桑螵蛸得桑木之津液，稟秋金之陰氣，善滋腎助陽，固精縮尿；海螵蛸生於海水中，稟水中之陽氣，能收斂止血、止瀉，固精止帶，制酸止痛。

二藥伍用，一陰一陽，陰陽相合，補腎助陽，收斂止血、止帶，澀精、縮尿的力量增強。

【主　治】

1. 下元不固，小便頻數，小便失禁。

2. 小兒遺尿。

3. 男子遺精、早泄諸症。

4. 女子崩漏、帶下諸症。

【常用量】

桑螵蛸 6 ～ 10 克；海螵蛸 10 ～ 12 克，打碎先煎。

【經　驗】

桑螵蛸、海螵蛸參合，為施老習用。海螵蛸功擅止血、制酸，亦可固精止帶，尚無補益之功；桑螵蛸功專固精縮尿，且有益腎之力。

二藥相合，收澀作用益彰，故凡下元不固引起的前後二陰的病變均可選用。

十二、茯苓　益智仁

【單味功用】

茯苓（見第 198 頁）。

益智仁味辛，性溫。入脾、腎經。本品辛溫氣香，它既能溫補腎陽、收斂固精、縮小便，用於治療脾腎陽虛、下元虛冷所引起的遺精、早泄、尿頻、遺尿以及小便白濁等症；又能溫胃逐寒、暖脾止瀉、攝涎唾，用於治療脾陽不振、運化失常所引起的虛寒性泄瀉、腹部冷痛，以及因脾胃虛而廉泉不攝所引起的口涎自流等症。

【伍用功用】

茯苓甘淡，健脾補中，滲濕利水，寧心安神；益智仁溫脾止瀉、攝涎唾，補腎固精、縮小便。茯苓以補益滲利為主，益智仁以溫澀為最。

二藥伍用，一利一澀，相互制約，相互促進，脾可健、腎可固、縮小便、止泄瀉。

【主　治】

1. 下元虛寒，氣化功能失調，以致小便淋瀝不暢、小便渾濁等症。

2. 脾腎虛寒、泄瀉等症。

【常用量】

茯苓 10 ～ 15 克；益智仁 6 ～ 10 克。

十三、蒼朮　防風

【單味功用】

蒼朮（見第 172 頁）。

防風（見第 34 頁）。

【伍用功用】

蒼朮辛香發散，苦溫而燥，外可散寒解表，內能祛風除濕，除障明目；防風辛溫升散，溫而不燥，藥性緩和，功專祛風解表，勝濕止痙，治瀉止血。蒼朮以健脾燥濕為主，防風以祛風止痛為要。經云：「濕勝則濡瀉」。又云：「清氣在下，則生飧泄。」故以蒼朮燥濕健脾，以防風升清止瀉。清代王旭高云：「風藥升清，故兼能治泄瀉。」二藥相合，治水瀉、飧泄甚妙。

【主 治】

水瀉（便泄如水之狀）、**飧泄又名水穀利**（指泄瀉完穀不化）**諸症**。

【常用量】

蒼朮 6 ～ 10 克；防風 6 ～ 10 克。

【經 驗】

蒼朮、防風伍用，出自元代醫家王好古《陰症略例》神朮散，又名海藏神朮散。王氏以蒼朮 60 克、防風 60 克、甘草 30 克，共研粗末，加生薑、蔥白，水煎服。以治內傷冷飲、外感寒邪而無汗者。

明代醫家孫一奎以蒼朮、防風各 15 克，名曰蒼朮防風湯，治水泄、飧泄、頭痛、脈弦等症。心下痞加枳實 3 克，小便不利加茯苓 6 克。

第十四章　理氣解鬱、行滯消脹類

一、青皮　橘皮

【單味功用】

青皮味苦、辛，性溫。入肝、膽、胃經。本品色青氣烈，行肝膽氣分，以辛溫升散，苦溫降下，可引諸藥達於厥陰氣分，它既能疏肝和胃、消積化滯、行氣止痛，用於治療各種肝氣鬱滯所引起的脅肋脹痛（類似慢性肝炎之肝區痛、肋間神經痛、胸膜炎等）、食積氣滯、消化不良、胃脘痞滿、疼痛等症；又能消癧散結，用於治療乳癰（乳腺炎）、乳房結塊（類似乳腺增生等），以及肝硬化、肝脾腫大。

橘皮（見第122頁）。

【伍用功用】

青皮與橘皮，同為橘的果實，幼果為青皮，成熟的果皮為橘皮。因老嫩不同而功效有異。橘皮辛散升浮，偏理脾肺氣分，長於行氣健胃，燥濕化痰；青皮苦辛酸烈，沉降下行，偏於疏肝膽氣分，兼能消積化滯。

二藥伍用，青皮行氣於左，橘皮理氣於右，左右兼顧，升降調和，共奏疏肝和胃、理氣止痛、調中快膈之功。

【主　治】

1. 肝鬱氣滯，胃氣不和，以致兩脅脹痛、胸腹滿悶、胃脘脹痛等症。

2. 肋間神經痛，急、慢性肝炎表現為胸脅脹痛等症。

【常用量】

青皮 5 ～ 6 克；橘皮 6 ～ 10 克。

【經　驗】

施老臨證處方，習以青陳皮並書伍用。

古人謂：左升右降。蓋肝為風木之臟，性喜條達，行氣於左；肺為嬌臟，性喜肅降，行氣於右。然青皮入於肝、膽，行氣於左；陳皮入於脾、肺，行氣於右。二藥參合，升降協調，共收疏肝和胃、理氣止痛、調中快膈之功。故凡肝氣為病，累及脾胃，肝胃不和，見脅肋疼痛、胃脘脹痛等症均宜使用。

吾儕每遇急性肝炎、慢性肝炎、肋間神經痛等疾，凡表現為脅肋脹痛、胃脘不適者，用之均有良效。

二、枳殼　鬱金

【單味功用】

枳殼味辛、苦，性微溫。入脾、胃經。本品辛散苦降，善走肺胃氣分，功專下氣開胸、利肺開胃、行氣消脹、寬胸快膈，用於治療胸膈皮毛之疾、脾胃心腹之病，如咳嗽胸滿、脅肋脹痛、脘腹痞悶、脹痛、食慾不振、大便不調等症。

鬱金味辛、苦，性微寒。入心、肺、肝、膽經。本品體輕氣竄，其氣先上行而微下達。入於氣分以行氣解鬱，達於血分以涼血破瘀，故為疏肝解鬱、行氣消脹、祛瘀止痛的要藥。

用於治療氣滯血瘀所引起的胸悶、脅痛、胃痛、腹痛、痛經、經閉以及癥瘕痞塊之症；又能涼血清心、行氣開鬱，用於治療濕溫病濁邪蒙閉清竅所引起的胸脘痞悶、神志不清，以及驚癇、癲狂等病症；還能涼血止血、祛瘀生新，用於治療熱邪傷於絡脈而引起的吐血、衄血、尿血等症，而兼有瘀滯證候者。另外，還能利膽退黃、利尿清熱，用於治療黃疸、膽結石、腎結石等。

【伍用功用】

枳殼行氣消脹，寬胸快膈；鬱金行氣解鬱，祛瘀止痛，涼血清心，利膽退黃。枳殼行於氣分，以理氣消脹為主；鬱金既入氣分，又走血分，以行氣解鬱，涼血散瘀為要。二藥伍用，一氣一血，氣血並治，行氣活血，解鬱止痛的力量增強。

【主 治】

1. 肝鬱氣滯，氣血不和，以致脅肋脹痛、刺痛，心下逆滿，食後不消等症。

2. 慢性肝炎、肝硬化所引起的肝區疼痛（右脅肋脹痛、刺痛）等症。

3. 急性膽囊炎、慢性膽囊炎、膽結石所引起的脅肋疼痛等症。

【常用量】

枳殼 5 ～ 10 克；鬱金 9 ～ 15 克。

【經 驗】

青皮、陳皮伍用與枳殼、鬱金伍用，同可治療肝氣犯胃，兩脅脹痛。前者以氣滯為主，後者兼見血瘀，臨證宜審。

吾儕每遇慢性肝炎，除見有脅肋疼痛，以刺痛為主，胃脘不適之症外，尚有瘀血指徵（如面色青暗，舌質紫，且有瘀點、瘀斑或舌下靜脈瘀滯等）者，用之甚宜。

三、枳實　枳殼

【單味功用】

枳實（見第 196 頁）。

枳殼（見第 251 頁）。

【伍用功用】

枳實、枳殼，係一物二種。未成熟的果實為枳實，成熟的果實為枳殼。枳實破氣消積，瀉痰除痞；枳殼理氣消脹，開胸快膈。枳殼性緩，枳實性烈。枳殼性浮，枳實性沉。枳殼主上，枳實主下。高者主氣，下者主血。枳殼行氣於胸，枳實行氣於腹。二藥伍用，氣血雙調，直通上下，行氣消脹，消積除滿益彰。

【主　治】

1. 納食不消，氣機失調，胸腹脹滿、疼痛，大便不暢等症。

2. 胃擴張、胃下垂、子宮下垂、脫肛諸症。

【常用量】

枳實 6 ～ 10 克；枳殼 6 ～ 10 克。

【經　驗】

施老臨證之際，習以炒枳實、炒枳殼並書。取炒品入藥的用意有二：一則可減少藥物的刺激性，二則能增強治療效果。

枳殼、枳實伍用，善行胸腹之氣。明代李士材說：「自東垣分枳殼治高，枳實治下；好古分枳殼治氣，枳實治血。」二藥參合，氣血雙調，直通上下，理氣之力倍增。

吾儕臨證之際，除用於治療氣機不調，胸腹脹滿者外，尚多用於治療各種內臟下垂之症，證屬氣虛者，伍以黃耆、升麻、桔梗等藥，其效更著。

四、香附　紫蘇梗

【單味功用】

香附又名香附米。其味辛、微苦甘，性平。入肝、胃經。本品辛苦香燥。生品入藥，能上行胸膈，外達皮膚。熟品入藥，可下走肝腎，外徹腰足。炒黑入藥，善行血分以止出血。鹽水浸炒，入血分而潤燥。青鹽炒之，可補腎氣。酒浸炒之，能行經絡以散其滯。醋浸炒之，可消積聚。薑汁炒之，則化痰飲。故香附為行氣開鬱之要品。它既能疏肝理氣、行氣止痛，用於治療情志不遂所引起的消化不良、胸膈痞悶、嘔吐吞酸、心腹疼痛、脅肋脹悶、乳房脹痛、疝氣疼痛等症；又能疏肝理氣，調經止痛，用於治療肝鬱氣滯所引起的月經不調、痛經等症。

紫蘇梗又名蘇梗。其味辛、甘，性溫。入脾、胃、肺經。本品香氣濃郁，善於疏肝解鬱、行氣消脹、理氣安胎、和血止痛，用於治療肝鬱氣滯、脾胃不和致胸膈痞悶、脘腹疼痛、食滯不消、噁心嘔吐、胎氣不和、胎動不安等症。

【伍用功用】

香附疏肝解鬱，理氣活血，調經止痛；紫蘇梗行氣寬中，溫中止痛，理氣安胎。香附入血分，行血中之氣；蘇梗走氣分，以行氣寬中。

二藥伍用，一血一氣，氣血雙調，理氣解鬱，行氣止痛，消脹除滿的力量增強。

【主　治】

1. 氣血不調，脘腹脹滿不舒等症。

2. 妊娠嘔吐、腹脹等症。

【常用量】

香附 6 ～ 10 克；紫蘇梗 6 ～ 10 克。

【經　驗】

紫蘇入藥者有蘇子、蘇葉、蘇梗三個部分。蘇子降氣平喘，蘇葉發表散寒，蘇梗行氣寬中。施老以香附入血分而散瘀，以蘇梗走氣分而散滯。二藥參合，行氣活血，理氣消脹甚妙。

五、青橘葉　鬱金

【單味功用】

青橘葉為橘子樹的葉子。其味苦、辛，性平。入肝經。本品能疏肝解鬱、行氣散結、消腫散毒、化痰止咳，以治肝氣鬱結引起的胸脅疼痛、乳頭疼痛、乳癰、肺癰、咳嗽、胸膈痞滿、疝氣。

鬱金（見第251頁）。

【伍用功用】

青橘葉入足厥陰肝經氣分，功專疏肝解鬱，行氣散結，消腫止痛；鬱金偏走足厥陰血分，長於行氣解鬱，祛瘀止痛，涼血清心，利膽退黃。橘葉行氣於左，鬱金行氣於右。二藥伍用，一氣一血，一左一右，理氣血、調升降，行氣消脹，活血祛瘀，通絡止痛益彰。

【主　治】

1. 肝鬱氣滯，氣機不暢，以致兩脅脹痛，或肝氣犯胃，以致心下逆滿、納穀不消等症。

2. 肋間神經痛、胸膜炎諸症。

【常用量】

青橘葉6～10克；鬱金6～12克。

【經　驗】

青橘葉、鬱金伍用，嘗治一男性罹患滲出性胸膜炎，參合冬瓜子、冬葵子、甜瓜子各30克，藥服十餘劑，水消病癒。

六、薤白　瓜蔞

【單味功用】

薤白又名野蒜、小蒜、薤白頭。其味辛、苦，性溫。入肺、胃、大腸經。本品辛散苦降，溫通滑利，能宣通胸中之陽，以散陰寒之結，為治胸痹之要藥。對胸陽不振，陰邪痰濁停留胸中，以致陽氣不得流通，胸痹刺痛、痰飲脅痛、喘息咳唾、心痛徹背、短氣、不得臥等症均有良效。另外，又能下氣行滯，以治痢疾之裏急後重等症。

瓜蔞（見第216頁）。

【伍用功用】

薤白溫中通陽，行氣散結，活血止痛；瓜蔞清肺化痰，寬胸散結，潤燥滑腸。薤白辛散苦降，溫通滑利，以辛散溫通為主，散陰結而開胸痹；瓜蔞甘寒滑潤，以清降為要，寬胸利膈而通閉。

二藥伍用，一散一收，一通一降，通陽行氣，清肺祛痰，散結止痛，潤腸通便益彰。

【主　治】

1. 陰邪痰濁，停留胸中，陽氣閉阻，氣血循行不暢，以致胸脘痞悶、咳喘痰多、胸痞刺痛、心痛徹背、短氣、不得臥等症。

2. 可用於治療冠心病、心絞痛等症。

【常用量】

薤白6～10克；瓜蔞10～20克。

【經　驗】

瓜蔞、薤白伍用，出自《金匱要略》瓜蔞薤白白酒湯。治胸痹，喘息咳唾，胸背痛。

瓜蔞、薤白伍用，古人善治胸痹。然胸痹一證，以痰濁、血瘀二者較為常見。屬痰濁者，參合二陳湯（半夏、茯苓、陳皮、甘草）之輩治之。屬血瘀者，常伍以紫丹參、葛根、降香為治。若辨證準確，用藥配伍恰當，均可收到事半功倍之效矣。

七、橘皮　枳實

【單味功用】

橘皮（見第122頁）。

枳實（見第196頁）。

【伍用功用】

橘皮味辛善散，故能開氣，味苦善泄，故能行痰，其氣溫平，善於通達，故能理氣、調中、燥濕、化痰；枳實辛散苦降，破氣消積，瀉痰消積。橘皮升多降少，以升為主；枳實降多升少，以降為要。

二藥合用，一升一降，直通上下，相互促進，相互為用，行氣和中，消脹止痛之力增強。

【主　治】

1. 脾胃不健，消化不良，氣機失調，以致脘腹脹滿、疼痛等症。

2. 急性胃炎、慢性胃炎，胃、十二指腸球部潰瘍，凡表現有上述症狀者均宜使用。

3. 急性腸炎、慢性腸炎、痢疾、潰瘍性結腸炎。

【常用量】

橘皮6～10克；枳實6～10克。

【經　驗】

陳皮、枳實伍用，施老習慣以炒炭入藥，主要適用於胃腸系統的急性炎症、慢性炎症，以及胃腸黏膜有損害之病變。二藥炒炭入藥的機理有二：一則去其揮發油，減少對胃腸刺激的副作用；二則尚有解毒作用，其炭末還可吸附於胃腸道之黏膜，從而起到保護黏膜的作用，以利於炎症的吸收以及損傷的迅速癒合。

八、橘皮 沉香

【單味功用】

橘皮（見第 122 頁）。

沉香（見第 211 頁）。

【伍用功用】

橘皮行氣健脾，燥濕化痰，降逆止嘔；沉香降氣調中，溫腎助陽，溫中止嘔，行氣止痛。橘皮能升能降，升多降少；沉香既升又降，降多升少。

二藥參合，相互為用，升降協合，行氣消脹，和中止痛的力量增強。

【主 治】

1. 消化不良，脘腹脹滿、疼痛等症。

2. 慢性肝炎、胃腸功能紊亂等所引起的腹脹等症。

【常用量】

橘皮 6 ～ 10 克；沉香 3 ～ 10 克。

【經 驗】

施老經驗，陳皮以炒炭入藥者甚多。炒炭入藥的機理有二：一則能緩解藥物的烈性和副作用；二則可增強收斂解毒防腐等治療功效。

陳皮炭、沉香伍用，以消脹為主，不論是胃脹還是腹脹，均有良效。若腹脹甚者，伍以香附米、台烏藥，其效更著。

九、旋覆花　代赭石

【單味功用】

旋覆花（見第131頁）。

代赭石味苦，性寒。入肝、心經。本品苦寒體重，以苦清熱，以寒瀉火，以重鎮降，善走肝、心血分。它既能鎮胃降氣而止嘔止噫，用於治療胃氣虛弱、氣機失調、胃氣上逆，以致嘔吐、呃逆、噫氣、胃脘滿實，以及噎膈、咽食時覺有梗阻而不下者（類似賁門痙攣等）；又能平肝息風、鎮肝降壓，用於治療肝陽上亢引起的頭暈目眩、頭痛腦脹、耳鳴等症，以及上述諸症的高血壓病而又兼見心悸、腳步虛浮、手足震顫、煩躁失眠、大便不暢者；還能涼血止血、降氣止血，用於治療血分有熱，傷其陽絡，以致衄血、吐血、尿血、大便下血、崩漏、帶下諸症。另外，還能降氣平喘，用於治療實證氣喘。

【伍用功用】

旋覆花消痰平喘，降氣止嘔，宣肺利水；代赭石平肝瀉熱，鎮逆降氣，涼血止血。旋覆花以宣為主，代赭石以降為要。

二藥伍用，宣降合法，共奏鎮逆降壓、鎮靜止痛、下氣平喘、化痰消痞之功。

【主 治】

1. 痰濁內阻，氣機升降失常，以致心下痞硬、噯氣頻頻、呃逆不止、噁心嘔吐等症。

2. 咳嗽痰喘，吐血，衄血諸症。

3. 高血壓病。

【常用量】

旋覆花 4.5 ～ 6 克，布包煎服；代赭石 10 ～ 15 克，打碎煎服。

【經 驗】

旋覆花、代赭石伍用，出自《傷寒論》旋覆花代赭石湯。治傷寒發汗，若吐，若下後，心下痞硬，噫氣不除者。

元代醫學家羅謙甫曰：「汗、吐、下解後，邪雖去而胃氣已虧矣。胃氣既虧，三焦因之失職，清無所歸而不升，濁無所納而不降，是以邪氣留滯，伏飲為逆，故心下痞硬，噫氣不除。」又說：「以代赭石之重，使之斂浮鎮逆，旋覆花之辛，用以宣氣滌飲。」此即「濁降痞硬可消，清升噫氣可除」是也。

古人謂：「氣下則痰喘止。」故可用於治療咳嗽痰喘，也可治療肺心病之咳喘。

據氣為血之帥，氣升血亦升，氣降血亦降之理，旋覆花、代赭石伍用，可用於治療氣血並走於上，以致面紅耳赤、頭暈目眩（類似高血壓症）以及吐血、衄血諸症。

十、紫蘇　梗桔梗

【單味功用】

紫蘇梗（見第 254 頁）。

桔梗（見第 124 頁）。

【伍用功用】

紫蘇梗行氣寬中，溫中止痛，理氣安胎；桔梗宣通肺氣，祛痰排膿，清利咽喉，升提利水。紫蘇梗偏於下降理氣，桔梗長於升提上行。

二藥伍用，一上一下，開胸順氣，消脹除滿益彰。

【主　治】

一切氣機不暢，以致胸悶不舒、氣逆等症。

【常用量】

紫蘇梗 6 ～ 10 克；桔梗 6 ～ 10 克。

【經　驗】

氣機不暢有氣滯血瘀者，有痰濕阻絡者，有升降失和者，有氣虛血弱者種種。在治療上，氣滯血瘀者，與桃仁、紅花伍用；痰濕阻絡者，與半夏、陳皮參合；升降失和者，與炒枳實、炒枳殼伍用；氣虛血弱者，與黃耆、當歸參合，其效更著。

十一、紫蘇梗　藿香梗

【單味功用】

紫蘇梗（見第 254 頁）。

藿香梗即藿香的莖。其味辛，性微溫。入脾、胃、肺經。本品氣味芳香，善於醒脾開胃、和中止嘔、理氣止痛，用於治療脾胃氣滯、中焦氣機不暢、升降失調，以致胸腹滿悶、腹痛吐瀉、胃納不佳、倦怠無力、舌苔垢膩等症。

【伍用功用】

紫蘇梗辛香溫通，長於行氣寬中，溫中止痛，理氣安胎；藿香梗氣味芳香，醒脾和胃，化濕止嘔，行氣止痛。二藥伍用，相得益彰，理氣寬中，消脹止痛的力量增強。

【主　治】

1. 脾胃不和，氣機不暢，濕滯中阻，以致胸腹滿悶、納食不化、噯氣嘔吐等症。

2. 夏日傷暑，嘔吐泄瀉等症。

【常用量】

紫蘇梗 6 ～ 10 克；藿香梗 6 ～ 10 克。

【經　驗】

蘇梗與桔梗伍用，蘇梗與藿梗伍用，均為理氣消脹之品，前者疏理三焦氣機，四季皆可使用，後者調理中焦氣滯，兼可芳香化濁，清解暑濕之邪，夏令時節尤為相宜。

十二、桔梗　枳殼　薤白　杏仁

【單味功用】

桔梗（見第 124 頁）。

枳殼（見第 251 頁）。

薤白（見第 256 頁）。

杏仁（見第 142 頁）。

【伍用功用】

桔梗辛散，宣通肺氣，祛痰排膿，清利咽喉，升提利水，以升提上行之力為最，故前人有「載藥上行」之說；枳殼苦溫，理氣消脹，寬胸快膈，以下降行散為著。二藥參合，一上一下，一升一降，相互制約，相互為用，行氣消脹散痞的力量增強。薤白辛溫，行氣於左，溫中通陽，行氣散結，活血止痛；杏仁入肺，行氣於右，宣肺平喘，祛痰止咳，潤腸通便。

二藥伍用，一左一右，升降調和，氣機通暢，理氣寬中，消脹除滿益彰。

【主　治】

氣機不調，胸膈脹悶，脘脹不適，甚則疼痛，食慾不振，大便不利等症。

【常用量】

桔梗 6 ～ 10 克；枳殼 6 ～ 10 克；薤白 6 ～ 10 克；杏仁 6 ～ 10 克。

【經 驗】

桔梗、枳殼伍用，載於明代孫一奎《赤水玄珠》活人桔梗枳殼湯。方由桔梗、枳殼組成，治傷寒痞氣，胸滿欲絕。孫一奎以桔梗、枳殼各 90 克，治諸氣痞結滿悶。

施老再伍以薤白、杏仁，謂之上、下、左、右，共奏行氣消脹、散結止痛之功，以治胸膈滿悶、脘腹脹痛等症。

十三、砂仁 白豆蔻

【單味功用】

砂仁又名縮砂仁。其味辛、性溫。入脾、胃經。本品辛散溫通、芳香理氣、醒脾消食、開胃止嘔、行氣止痛、溫脾止瀉，治脾胃虛寒、氣機阻滯致脘腹脹痛、納呆食少、食積不消、噁心嘔吐、寒濕瀉痢等症；又能理氣安胎，治妊娠氣滯、胎動不安等症。

白豆蔻又叫白蔻仁。其味辛，性溫。入肺、脾、胃經。本品味辛香燥，其氣清爽，善上行入肺，以宣發理氣、行氣止痛；中入脾胃，以化濁散寒、開胃消食，治上、中二焦一切寒濕氣滯、胸悶不舒、脘腹脹痛、嘔吐、呃逆等症；又治濕溫病（類似腸傷寒）初起時，頭重胸悶、體倦無力、小便短赤、大便溏泄、舌苔白膩等症。

【伍用功用】

砂仁辛散溫通，醒脾和胃，行氣止痛，溫脾止瀉，理氣安胎；白豆蔻辛溫香燥，溫中化濕，健胃止嘔，行氣止痛。砂仁香竄而氣濁，功專於中、下二焦；白豆蔻芳香而氣清，功專於中、上二焦。

二藥伍用，宣通上、中、下三焦之氣機，以開胸順氣，行氣止痛，芳香化濁，醒脾開胃，和中消食。

【主 治】

1. 脾胃虛寒，運化失職，濕濁內蘊，氣機不得宣暢，以致納呆食少、胸悶不舒、脘腹脹痛、反胃、呃逆等症。

2. 小兒胃寒消化不良，吐乳等症。

【常用量】

砂仁 3 ～ 6 克；白豆蔻 3 ～ 10 克，同搗後下。

【經 驗】

砂仁、白豆蔻同為辛散溫通、芳香化濁之品，故二藥常常相須而行。又因其內含揮發油，所以宜研為細末沖服。一般用量：每服1克，日服 2 ～ 3 次，白開水送下。若入煎劑者，亦宜後下，否則影響治療效果。

筆者嘗治一虛寒胃痛的老人，自覺心下逆滿，繼則噁心嘔吐，疼痛難忍，水穀不入，曾擬理中湯、溫脾湯調治，但藥病格拒，藥後即吐，故改為砂仁、蔻仁各 30 克，共研細末，每服 1 克，日服 3 次。服藥 1 次，疼痛少安，連服 3 次，疼痛頓除，亦未見嘔吐。

十四、瓜蔞 枳實

【單味功用】

瓜蔞（見第 216 頁）。

枳實（見第196頁）。

【伍用功用】

瓜蔞甘寒滑潤，既能上清肺胃之熱、滌痰導滯，又能寬中下氣、開胸散結，還能下滑大腸、滑腸以通便；枳實苦溫降氣，善於破滯氣、行痰濕、消積滯、除痞塞，為中焦脾胃之要藥。瓜蔞以守為主，枳實以散為要。二藥參合，相互制約，相互促進，互制其短，而展其長，共奏破氣消積、寬胸散結、潤燥通便之功。

【主　治】

心下（胃脘）痞滿、脹痛，食慾不振，大便不利、便秘等症。

【常用量】

瓜蔞10～25克；枳實6～10克。

【經　驗】

瓜蔞質體油潤黏膩，能行善守，守多行少，以守為主，易於助濕礙胃（即膩膈）戀邪；枳實氣味辛散，能行善走，破氣行滯，以走為要，易於耗氣傷正。故以瓜蔞之黏膩制枳實之行散，又以枳實之行散制瓜蔞之黏膩。二藥參合，亦即相互制約，相互促進，相互轉化，以增療效，可謂施師用藥如神，療效高之經驗所在也。

十五、香附　烏藥

【單味功用】

香附（見第254頁）。

烏藥味辛，性溫。入脾、肺、腎、膀胱經。本品辛開溫通，上走脾肺，順氣降逆、散寒止痛，向下達於腎與膀胱，以溫下元、調下焦冷氣。它既能通理上下諸氣，可廣泛用於由氣滯、氣逆引起的腹脹、腹痛，尤以下腹疼痛者，其效更佳；又能理氣散寒、行氣止痛，用於治療小腸寒疝疼痛、睾丸腫痛，以及氣滯引起的月經痛諸症；還能溫腎逐寒而縮小便，用於治療下焦虛寒引起的小便頻數。

另外，還可用於治療脈管炎，冠狀動脈硬化性心臟病所引起的心前區疼痛等症。

【伍用功用】

香附辛散苦降，不寒不熱，善於理氣開鬱，為婦科調經之良藥。它又能入於血分，故有人稱本品為「血中氣藥」。本品善於宣散，能通行十二經脈，疏肝理氣，調經止痛；烏藥辛開溫通，順氣降逆，散寒止痛，溫下元，調下焦冷氣。香附以行血分為主，烏藥專走氣分為要。香附偏於疏肝理氣，烏藥長於順氣散寒。二藥伍用，直奔下焦，共奏行氣消脹、散寒止痛之效。

【主　治】

1. 心腹脹滿、疼痛，寒疝腹痛等症。

2. 急、慢性肝炎，午後腹脹者。

3. 急、慢性痢疾，裏急後重者。

【常用量】

香附 10 ～ 15 克；烏藥 6 ～ 9 克。

【經　驗】

香附、烏藥伍用，出自《韓氏醫通》青囊丸。方由香附、烏藥組成，治一切氣病。《局方》加入甘草一味，名曰小烏沉湯，治氣逆便血不止。

香附行血中之氣，烏藥調下焦冷氣。二藥合用，行氣除脹力增。

根據臨床觀察，各種原因引起的腹內積氣，脹滿不適，甚則疼痛，用之均易排除氣體，消脹止痛。對於急、慢性肝炎，表現為午後腹脹者，用之頗效。

吾儕曾嘗治急性痢疾，症見裏急後重者，用之亦效，清代張璐云氣利則後重除也，即是此意。

十六、延胡索　川楝子

【單味功用】

延胡索又叫元胡索。其味辛、苦，性溫。入心、肝、脾經。本品辛散溫通，既入血分，又入氣分，既能行血中之氣，又能行氣中之血，專於活血散瘀、利氣止痛，善治一身上下諸痛，證屬氣滯血瘀者，如脘腹脅痛、胸悶胸痛、婦女經閉、痛經、腹中腫塊、產後腹痛、跌打損傷、疝氣腹痛等症。

川楝子又叫金鈴子、苦楝子。其味苦，性寒。入肝、胃、小腸、膀胱經。本品苦能勝濕，寒可泄熱，它既能疏肝泄熱、解鬱止痛，用於治療肝鬱氣滯、肝膽火旺所引起的兩脅脹痛、悶痛、脘腹疼痛，以及疝氣疼痛，甚則痛引腰腹；又能殺蟲、行氣止痛，用於治療腸道寄生蟲病引起的腹痛等症。

【伍用功用】

川楝子苦寒降瀉，清肝火，除濕熱，止疼痛；延胡索辛散溫通，活血散瘀，理氣止痛。

二藥伍用，相得益彰，清熱除濕，行氣活血，理氣止痛甚效。

【主　治】

1. 肝鬱氣滯，肝膽火旺，心、胸、腹、脅諸痛。

2. 疝氣疼痛。

3. 婦女月經不調，經行腹痛等症。

4. 胃、十二指腸潰瘍。

5. 胃腸炎。

6. 肝炎、膽囊炎、膽管炎。

【常用量】

延胡索 6 ～ 10 克；川楝子 6 ～ 10 克。

【經　驗】

川楝子、延胡索伍用，名曰金鈴子散，出自《活法機要》。治熱厥心痛，或發或止，久不癒者。

近代醫者用於治療肝鬱氣滯、氣鬱化火所引起的胸腹脅肋疼痛，或痛經，疝氣痛，時發時止，食熱物則疼痛增劇，舌紅苔黃，脈弦或數。

我們體會，它的治療範圍很廣，不論肝、膽、脾、胃、心、腹疾患，還是婦女痛經，以及疝氣疼痛等症，凡屬氣滯血瘀，兼見熱象者，用之均宜。

十七、高良薑　香附

【單味功用】

高良薑又叫良薑。其味辛，性熱。入脾、胃經。本品辛散之極，故能行氣止痛、溫胃散寒、溫中止嘔，用於治療胃脘寒痛，凡胃、十二指腸潰瘍病，慢性胃炎等表現為胃脘疼痛、口吐清涎、喜溫喜按者，均可選用，還可治療食積不消、絞痛殊甚、噁心嘔吐、胃寒呃逆、噎膈反胃等症。

香附（見第 254 頁）。

【伍用功用】

香附辛散苦降，藥性緩和，為理氣之良藥。能通行三焦，疏肝解鬱，善行血中之氣而理氣活血，調經止痛；高良薑辛辣芳香，溫熱行散，功專溫胃散寒，行氣止痛，健胃消食。

二藥伍用，相得益彰，溫中散寒，理氣止痛甚效。

【主　治】

1. 肝鬱氣滯所致胃寒脘痛、胸悶不舒、喜溫喜按等症。

2. 慢性胃炎、胃潰瘍、十二指腸球部潰瘍，屬於胃寒氣滯者均可使用。

【常用量】

高良薑 6 ～ 10 克；香附 6 ～ 10 克。

【經　驗】

高良薑、香附伍用，謂之良附丸，出自《良方集腋》。治心口一點痛，乃胃脘有滯或有蟲，多因惱怒及受寒而起，遂致終身不瘥。明代孫一奎以高良薑、香附各等分，名曰立應散。每服 6 克，治寒痛、氣痛、腹痛皆效。

筆者體會，二藥相合，善治胃脘疼痛。凡屬寒凝氣滯者，均有良效。二者取捨多少，應隨證化裁之。寒甚者多取良薑，少用香附；反之，以氣滯為主者，則重用香附，少取良薑；寒凝氣滯等同者，二者各半。

十八、萊菔子　萊菔纓

【單味功用】

萊菔子（見第 155 頁）。

萊菔纓又叫萊菔葉、蘿蔔纓。其味辛、苦，性溫。本品能行氣消脹、和胃消食、清咽止痛，治胸膈痞滿、消化不良、痢下赤白、喉痛、婦女乳脹、乳汁不通。

【伍用功用】

萊菔子消食化積，行滯通便，祛痰下氣；萊菔纓行氣消脹，和胃消食，清咽。二藥伍用，行氣消脹，化滯通便的力量增強。

【主　治】

脾胃不和，消化不良，以致噯氣食臭、腹脹、腹痛等症。

【常用量】

萊菔子 6 ～ 10 克；萊菔纓 10 ～ 15 克。

【經 驗】

萊菔子、萊菔纓伍用，功專消食化滯，行氣消脹，善治脾胃不和，氣機失調，胃腸功能紊亂，以致消化不良、腹脹腹痛等症。若脹甚者，伍以香附、烏藥，其效更著。

十九、木香 檳榔

【單味功用】

木香（見第 232 頁）。

檳榔又名大腹子。其味辛、苦，性溫。入胃、大腸經。本品辛溫通散，苦溫下降，它既能消積導滯、下氣平喘、行氣利水，用於治療食積氣滯、胸腹脹悶、脘腹疼痛、大便不暢、下痢後重、食積痰滯、氣粗喘急以及腳氣水腫；又能化濕殺蟲，用於治痰濕作瘧以及腸道寄生蟲病。其殺蟲、驅蟲機理，現代醫藥研究證明，檳榔中含有揮發性生物鹼、檳榔鹼，為有效驅蟲成分，該成分以生檳榔含量最高。

據實驗表明，檳榔能使絛蟲體引起弛緩性麻痺，觸之則蟲體伸長而不易斷，所以能把全蟲驅除。檳榔的麻痺作用，可能在絛蟲的神經系統而不在肌肉。檳榔對絛蟲的癱瘓作用，主要在絛蟲的頭和未成熟節片，也就是絛蟲的前段。檳榔為驅絛蟲佳品，對豬肉絛蟲、短小絛蟲，療效較好，對薑片蟲、蛔蟲、絛蟲、蟯蟲、鞭蟲、十二指腸蟲等亦有驅除作用。

【伍用功用】

木香辛溫香散，行氣止痛，健胃消食；檳榔辛通苦降，下氣通便，利水消腫，殺蟲消積。二藥伍用，行氣止痛，消積導滯之力增強。

【主 治】

1. 胃腸積滯，脘腹脹滿、疼痛，食慾不振，大便不暢，甚或大便乾燥等症。

2. 痢疾。

3. 截癱大便秘結者。

【常用量】

木香 5 ～ 10 克，後下煎服；檳榔 10 ～ 12 克。

【經 驗】

木香、檳榔伍用，出自《衛生寶鑒》木香檳榔丸。治下痢腹痛。

木香與檳榔伍用，善治瀉痢腹痛，裏急後重諸症。古人謂氣行則後重自除，即是此意。若後重甚者，再伍以香附、烏藥，其效更佳。

二藥伍用，行氣消滯力增，故可治療消化不良，脘腹脹滿疼痛等症。若積滯甚者，可與穀麥芽、焦山楂伍用，其效益彰。

第十五章　活血化瘀、止血止痛類

一、桃仁　杏仁

【單味功用】

桃仁味苦、甘，性平。入心、肝、大腸經。桃得春氣最厚，即得生氣最足，能入血分而化瘀生新，其藥性緩和而純，無峻利克伐之弊，善於治療瘀血積滯之經閉、痛經，表現為下腹脹痛，經行不暢，夾有瘀塊，血色紫黑，經血量少甚或數月不來，舌紫黯或有瘀點、瘀斑，脈澀或沉緩，又治腹中包塊、產後瘀血之腹痛、蓄血之發狂、跌打損傷、瘀滯作痛、肺癰（類似肺膿瘍）、腸癰（類似急性闌尾炎）諸症。

另外，桃仁質硬而脆，其色乳白，富有油脂，故可潤燥滑腸，可用於治療陰虧津枯腸燥之便秘，也治跌打損傷後瘀熱內積所引起的便秘，以及病後、傷後臥床，由於活動少而影響到腸管蠕動減慢所引起的便秘者。

杏仁（見第 142 頁）。

【伍用功用】

桃仁富有油脂，滑腸潤燥，破血行瘀；杏仁質潤多脂，行氣散結，止咳平喘，潤腸通便。桃仁入於血分，偏於活血；杏仁入走氣分，偏於降氣。

二藥伍用，一氣一血，其功益彰，行氣活血，消腫止痛，潤腸通便。

【主　治】

1. 氣滯血瘀，以致胸、腹、少腹疼痛等症。

2. 老人、虛人津枯腸燥，大便秘結等症。

3. 也可用於噎膈諸症。

【常用量】

桃仁 6 ～ 10 克；杏仁 6 ～ 10 克，同搗煎服。

【經　驗】

桃、杏二仁，質潤多含油脂，故有較好的潤燥之功。二者善走氣血，故可行氣活血。吾儕常用於氣滯血瘀之諸痛，津枯腸燥之便秘，屢收良效。並嘗治噎膈（食道癌）諸症，若伍以旋覆花、代赭石、茜草根、藤梨根、半枝蓮等，對其症狀的緩解尚有一定的療效。

二、丹皮　丹參

【單味功用】

丹皮又名牡丹皮。其味辛、苦，性微寒。入心、肝、腎經。本品性寒苦泄，其氣清芬，其色赤，專入血分，既可涼血，又可活血，使血涼而不瘀，血活而不妄行。它既能瀉血中伏火，又能散熱壅血瘀，用於治療肝鬱火旺所引起的發熱（下午較甚）、盜汗或自汗、頭痛目澀、頰赤口乾、月經不調，以及陰虛發熱或陰分伏熱，夜熱早涼等症；又治熱入營血，以致吐、衄、下血、斑疹熱毒等症，也治經閉、痛經、月經不調、腹中瘀塊、跌打損傷，以及熱痔瘡瘍、風熱癢疹、腸癰諸症。

另外，本品還治高血壓、動脈硬化，證屬肝鬱積熱者，包括眼底動脈硬化、血管痙攣、眼底出血等。

丹參（見第 182 頁）。

【伍用功用】

丹參活血化瘀，祛瘀生新，消腫止痛，養血安神；丹皮清熱涼血，活血散瘀，清肝降壓。

丹皮長於涼血散瘀，清透陰分伏火；丹參善於活血化瘀，祛瘀生新。二藥伍用，涼血活血，祛瘀生新，清透邪熱之力增強。

【主　治】

1. 風熱入於血分，發為斑疹熱毒、吐血、衄血、下血、風疹、癢疹以及皮下出血等症。

2. 血熱瘀滯，月經不調，經閉，痛經，腹中包塊，產後瘀滯，少腹疼痛等症。

3. 陰虛發熱、低熱不退者。

4. 熱痹，關節紅腫熱痛者。

【常用量】

丹皮 6 ～ 10 克；丹參 10 ～ 15 克。

【經　驗】

丹皮、丹參伍用，治療範圍很廣，治血證（吐血、衄血、下血）多與生艾葉、生荷葉、生柏葉、生地黃伍用。治瘀血諸疾，多與生蒲黃、五靈脂參合。治陰虛發熱，低熱不退，久久不癒者，可與青蒿、鱉甲、白茅根配伍。治熱痹、風濕性關節炎，有風濕熱活動者，常與黃柏、蒼朮、乳香、沒藥參伍。

三、三棱　莪朮

【單味功用】

三棱又名京三棱。其味辛、苦，性平。入肝、脾經。本品苦平降泄，入肝脾血分，破血中之氣，功專破血祛瘀、行氣止痛、化積消塊，用於治療血瘀經閉、腹中包塊、產後瘀滯腹痛，以及飲食停滯所引起的胸腹脹滿、疼痛之症，又可用於肝脾腫大、脅下脹痛、跌打損傷、瘡腫堅硬。

莪朮又名蓬莪朮。其味辛、苦，性溫。入肝、脾經。本品辛溫行散，苦溫降泄，入肝脾氣分，功專行氣破血、散瘀通經、消積化食，用於治療氣滯血瘀引起的經閉、痛經、腹中包塊（相當於附件炎等），以及癥瘕積聚、心腹疼痛、肋下脹痛（類似肝硬化時的肝脾腫大等）等症，又能治療飲食積滯、脘脹滿悶作痛，以及跌打損傷之症。

另外，還有抗腫瘤作用，可用於治療子宮頸癌、外陰癌以及皮膚癌等。

【伍用功用】

三棱苦平辛散，入肝脾血分，為血中氣藥，長於破血中之氣，以破血通經；莪朮苦辛溫香，入肝脾氣分，為氣中血藥，善破氣中之血，以破氣消積。二藥伍用，氣血雙施，活血化瘀，行氣止痛，化積消塊力彰。

【主　治】

1. 血瘀經閉，行經腹痛，腹中包塊（癥瘕積聚）。

2. 肝脾腫大諸症。

3. 食積腹痛等症。

4. 也可用於治療癌腫諸症。

【常用量】

三棱 5 ～ 10 克；莪朮 5 ～ 10 克。

【經　驗】

三棱、莪朮伍用，出自《經驗良方》三棱丸，用於治療血滯經閉腹痛。

張錫純謂：「三棱、莪朮，若治陡然腹脅疼痛，由於氣血凝滯者，可用三棱、莪朮，不必以補藥佐之；若治瘀血積久過堅者，原非數劑所能癒，必以補藥佐之，方能久服無弊。或用黃耆 18 克，三棱、莪朮各 10 克，或減黃耆 10 克，加野台黨參 10 克，其補破之力皆可相敵，不但氣血不受傷損，瘀血之化亦較速，蓋人之氣血壯旺，愈能駕馭藥力以勝痛也。」又說：「三棱氣味俱淡，微有辛意；莪朮味微苦，氣微香，亦微有辛意，性皆微溫，為化瘀血之要藥。以治男子痃癖，女子癥瘕，月經不通，性非猛烈而建功甚速。其行氣之力，又能治心腹疼痛，脅下脹痛，一切血凝氣滯之證。若與參、朮、耆諸藥並用，大能開胃增食，調氣和血。」

四、乳香　沒藥

【單味功用】

乳香為橄欖科喬木乳香樹及其同屬植物皮部滲出的油

膠樹脂。它垂滴如乳頭，氣味芬芳走竄，故命乳香。其味辛、苦，性溫。入心、肝、脾經。本品辛散溫通，能宣通經絡、活血消瘀、消腫止痛、生肌長肉，用於治療瘀血阻滯引起的心腹諸痛（包括心絞痛、胃痛、腹痛、痛經、產後腹痛等）、跌打損傷、癰疽瘡瘍以及痹痛筋攣等症，又治瘡瘍潰爛、肌肉不生、經久不癒等症。

沒藥為橄欖科植物沒藥樹或其他同屬植物莖幹皮部滲出的油膠樹脂。其味苦、辛，性平。入肝經。本品辛平芳香，既能通滯散瘀止痛，又能生肌排膿斂瘡，為行氣散瘀止痛之要藥。用於治療氣血凝滯引起的經行腹痛、月經困難、胸脅腹痛以及跌仆傷痛、風濕痹痛、瘡癰腫毒等症。

【伍用功用】

乳香辛溫香潤，能於血中行氣，舒筋活絡，消腫止痛。沒藥苦泄力強，功擅活血散瘀，消腫止痛。乳香以行氣活血為主，沒藥以活血散瘀為要。

二藥參合，氣血兼固，敢效尤捷，共奏宣通臟腑、流通經絡、活血祛瘀、消腫止痛、斂瘡生肌之功。

【主　治】

1. 臟腑經絡、氣血凝滯，以致脘腹疼痛、女子經行不暢、行經腹痛、產後腹痛等症。

2. 跌仆傷痛、風濕痹痛、瘡瘍腫痛等症。

3. 心絞痛、婦女宮外孕諸症。

【常用量】

乳香 3 ～ 10 克；沒藥 3 ～ 10 克。

【經 驗】

香、沒藥以制後入藥，故臨證處方時以制乳沒並書。

乳香、沒藥伍用，出自《證治準繩》乳香止痛散，治瘡腫疼痛。張錫純《醫學衷中參西錄》云：「乳香、沒藥二藥並用，為宣通臟腑、流通經絡之要藥。故凡心胃脅腹肢體關節諸疼痛皆能治之。又善治女子行經腹痛，產後瘀血作痛，月事不以時下。其通氣活血之力，又善治風寒濕痹，周身痲木，四肢不遂及一切瘡瘍腫疼，或其瘡硬不痛。外用為粉以敷瘡瘍，能解毒、消腫、生肌、止疼，雖為開通之品，不至耗傷氣血，誠良藥也。」又云：「乳香、沒藥不但流通經絡之氣血，諸凡臟腑中，有氣血凝滯，二藥皆能流通之。醫者但知見其善入經絡，用之以消瘡瘍，或外敷瘡瘍，而不知用之以調臟腑之氣血，斯豈知乳香、沒藥者哉。」

乳香、沒藥與當歸、丹參伍用，張錫純命為活絡效靈丹。「治氣血凝滯，痃癖癥瘕，心腹疼痛，腿疼臂疼，內外瘡瘍，一切臟腑積聚，經絡湮瘀。」已故老中醫李漢卿先生，運用本方化裁，治療宮外孕諸症，屢用屢驗，可謂一大發現矣。

筆者嘗治年近古稀的婦人，肘膝關節腫痛2年，以熱痛為主，入陰為甚，影響睡眠，X光攝片提示，右肘、右膝關節腔變窄，骨質有明顯破壞。用手觸及患部，亦有明顯熱感，關節活動受限，生活不能完全自理，投以當歸10克、丹參15克、乳沒各4.5克、赤芍10克、雞血藤15克，水煎服。藥服3劑，疼痛減輕一半，再投3劑，熱痛已除，唯腫勢如故，擬以原方加大5倍量，煉蜜為丸，每個重10克，早、晚各服1丸，開水送下。丸藥連服3料，關節腫勢有減，功能活動亦有明顯改善，除生活尚能自理外，還可操持一些家務勞動。

五、花蕊石　鐘乳石

【單味功用】

花蕊石為含蛇紋石大理岩礦的石塊。其色黃，石塊中間有淡白點似花狀，故名花蕊石。其味酸、澀，性平。入肝經。本品酸澀收斂，既能止血，又能化瘀。它的藥性平和，止血而不使血瘀，化瘀而不傷新血，為治血病之要藥。用於治療咯血、衄血、吐血、崩漏下血、產後血暈、胎衣不下以及外傷出血等症。

鐘乳石為碳酸鹽類礦物鐘乳石的礦石。其味甘，性溫。入肺、腎經。本品能溫肺氣、壯元陽、破痼冷、生氣血、下乳汁，用於治療虛勞喘咳、寒嗽、陽痿、腰足冷痹、乳汁不通等症。

【伍用功用】

花蕊石長於化瘀止血，鐘乳石善於溫肺納氣，以平喘逆。二藥伍用，益氣強肺，祛瘀生新，下氣止血之力增強。

【主　治】

1. 肺組織損傷（支氣管擴張、肺結核、肺膿瘍等）引起的咯血等症。

2. 衄血、吐血、崩漏下血等症。

【常用量】

花蕊石 6 ～ 10 克；鐘乳石 10 ～ 15 克。

【經　驗】

《十藥神書》載，煅花蕊石為末，謂之花蕊石散，用於治療咳血諸症。施老經驗，若與鐘乳石伍用，其功益彰，不僅止血神速，且無留瘀之弊。

六、三七　白及

【單味功用】

三七（見第 147 頁）。

白及味苦、甘、澀，性微寒。入肝、肺、胃經。本品質黏而澀，功專收斂止血，又能消腫生肌，用於治療肺、胃絡脈受損引起的咯血、吐血等症。

施老用於治療肺結核、肺膿瘍、支氣管擴張引起的咯血，以及胃潰瘍吐血、胃十二指腸穿孔等症。

【伍用功用】

三七活血散瘀止血，消腫止痛；白及補肺生肌，收斂止血。三七走而不守，白及守而不走。三七以散為主，白及以收為要。二藥伍用，一走一守，一散一收，相互促進，相互制約，補肺生肌，行瘀止血之力增強。

【主　治】

1. 肺組織損傷（肺結核、支氣管擴張等）引起的咯血諸症。

2. 吐血（胃出血所致）、尿血、便血、衄血等症。

【常用量】

三七 3 ～ 10 克；白及 3 ～ 10 克。

【經 驗】

三七、白及伍用，善治出血性病證。根據用藥習慣，多採用粉劑吞服，一般來說，每服 1.5 ～ 3 克，日服 2 ～ 3 次。

七、蒲黃 五靈脂

【單味功用】

蒲黃為香蒲草的成熟花粉。其味甘、辛，性涼。入肝、心包經。本品生用性滑，長於行血消瘀，用於治療心痛、胃痛、腹痛、痛經、產後瘀滯腹痛等症；炒用收澀，善於止血，用於治療咳血、吐血、衄血、尿血、便血以及崩漏下血等症。

五靈脂為寒號鳥的乾燥糞便。本品如凝脂，而受五行之靈氣而得名。其味苦、甘，性溫。入肝、脾經。能通利血脈、散瘀止痛，用於治療氣血瘀滯，心（包括冠心病心絞痛）、腹（包括胃痛、疝痛）、脅肋諸痛，以及痛經、經閉、產後瘀阻等症。

五靈脂炒用，能夠化瘀止血，用於治療婦女崩漏、月經過多等症。

【伍用功用】

蒲黃辛香行散，性涼而利，專入血分，功善涼血止血，活血消瘀；五靈脂氣味俱厚，專走血分，功專活血行瘀，行氣止痛。二藥伍用，通利血脈，活血散瘀，消腫止痛的力量增強。

【主　治】

1. 氣滯血瘀，心腹疼痛（包括冠心病引起的心絞痛、胃脘痛）諸症。

2. 婦女月經不調，痛經，產後惡露不行，子宮收縮不全，少腹疼痛等症。

【常用量】

蒲黃 6 ～ 10 克；五靈脂 6 ～ 12 克，同布包煎。

【經　驗】

五靈脂、蒲黃伍用，名曰失笑散，出自《太平惠民和劑局方》。治男女老少心痛，腹痛，少腹痛，小腸疝氣，諸藥不效者。

施老經驗，治婦科疾病，多伍以當歸、川芎、香附配伍；治胃寒而痛，與乾薑炭、高良薑伍用；治心絞痛，與紫丹參、三七、葛根、降香參合。

八、當歸　川芎

【單味功用】

當歸（見第 165 頁）。

川芎又名芎藭、撫芎。其味辛，性溫。入肝、膽、心包經。本品辛溫香竄，走而不守，能上行巔頂（頭頂），下達血海，外徹皮毛，旁通四肢，為血中之氣藥。故有活血行氣、祛風止痛之功，用於治療冠心病心絞痛、婦女月經不調、經閉、痛經、難產、胞衣不下，以及頭痛、目痛、跌打損傷、瘡瘍腫痛、風濕痹痛等症。

【伍用功用】

當歸補血調經，活血止痛，祛瘀消腫，潤燥滑腸；川芎行氣活血，祛風止痛。當歸以養血為主，川芎以行氣為最。二藥伍用，氣血兼顧，養血調經，行氣活血，散瘀止痛之力增強。

【主　治】

1. 月經不調、經行腹痛、產後瘀血腹痛等症。

2. 瘡瘍腫痛諸症。

3. 風濕痹痛。

4. 血虛、血瘀頭痛。

【常用量】

當歸 6 ～ 10 克；川芎 6 ～ 10 克。

【經　驗】

當歸、川芎伍用，名曰佛手散，又名芎歸散，出自《普濟本事方》。治妊娠傷胎、難產、胞衣不下等症。

《醫宗金鑒》謂：「命名不曰歸芎，而曰佛手者，謂婦人胎前，產後諸症，如佛手之神妙也。當歸、川芎為血分之主藥，性溫而味甘、辛，以溫能和血，甘能補血，辛能散血也。」

明代張景岳云：「一名芎歸湯，亦名當歸湯。治產後去血過多，煩暈不省，一切胎氣不安，亦下死胎。」

九、桃仁　紅花

【單味功用】

桃仁（見第276頁）。

紅花味辛、性溫。入心、肝經。本品辛散溫通，能活血通經、祛瘀止痛，用於治療血瘀心胸疼痛（包括冠心病心絞痛）、經閉、痛經、產後惡露不盡、瘀血積滯、小腹脹痛，還可用於治療跌打損傷、瘀血腫痛以及關節酸痛等症。另外，本品小劑量入藥，尚有調養氣血之功，可用於治療產後血暈，症見頭暈、眼花、氣冷，甚至出現口噤（牙關緊閉，不易張開）者。

【伍用功用】

桃仁破血行瘀，潤燥滑腸；紅花活血通經，祛瘀止痛。桃仁破瘀力強，紅花行血力勝。

二藥伍用，相互促進，活血通經，祛瘀生新，消腫止痛的力量增強。

【主　治】

1. 心血瘀阻，心胸疼痛（包括冠心病心絞痛、胃脘痛）。

2. 血滯經閉、痛經諸症。

3. 各種原因引起的瘀血腫痛等症。

【常用量】

桃仁6～10克；紅花6～10克。

【經　驗】

桃仁、紅花伍用，出自《醫宗金鑒》桃紅四物湯，又名元戎四物湯。治婦女月經不調，痛經，經前腹痛，或經行不暢而有血塊、色紫暗，或血瘀而致的月經過多、淋瀝不淨。

十、大黃　蟅蟲

【單味功用】

大黃（見第 219 頁）。

蟅蟲又叫地鱉、土鱉、土元。其味鹹，性寒。有小毒。入肝經。

本品既能破瘀血、消腫塊、通經閉，用於治療血滯經閉、月經不調、癥瘕積聚、產後瘀血腹痛等症；又可逐瘀止痛、接骨續筋，用於治療骨折傷筋疼痛等症。

【伍用功用】

大黃破積導滯，瀉火涼血，行瘀通經；蟅蟲破血逐瘀，通絡理傷。蟅蟲入肝經，走血分而化瘀血；大黃入血分而逐瘀血。

二藥伍用，相互促進，破血逐瘀，通經止痛，消癥散結之力增強。

【主　治】

血瘀經閉，癥瘕腫塊，肌膚甲錯（即肌肉消瘦，皮膚乾糙），兩目黯黑，或有潮熱，以及跌打瘀血腫痛等症。

【常用量】

大黃 3 ～ 10 克；蟅蟲 3 ～ 6 克。

【經　驗】

大黃、蟅蟲伍用，出自《金匱要略》大黃蟅蟲丸。治五勞虛極羸瘦，腹滿，不能食，食傷，憂傷，飲傷，房室傷，饑傷，經絡營衛氣傷，內有乾血，肌膚甲錯，兩目黯。

十一、月季花　代代花

【單味功用】

月季花又名四季花、月月紅、月月開。為薔薇科常綠小灌木月季的花蕾或微開放的花。其味甘，性溫。入肝、脾經。

本品氣味清香，甘溫通利，長於活血調經，多用於治療肝氣不舒、經脈瘀滯致月經不調、胸腹脹痛等症；又能消腫止痛，治跌打損傷、瘰癧未潰、瘡癤腫毒等症。

代代花（見第 189 頁）。

【伍用功用】

月季花甘溫通利，活血調經，消腫止痛；代代花甘平行散，理氣寬胸，開胃止嘔。月季花重在活血，代代花偏於行氣。

二藥伍用，一氣一血，氣血雙調，調經活血，行氣止痛甚效。

【主　治】

1. 婦女肝氣不舒，氣血失調，經脈瘀阻不暢，以致月經不調、胸腹疼痛、食慾不振，甚或噁心嘔吐等症。

2. 月經不調、不孕等症。

【常用量】

月季花 3 ～ 6 克；代代花 3 ～ 6 克，後下煎服。

十二、艾葉　香附

【單味功用】

艾葉味苦、辛，性溫。入肝脾、腎經。本品苦燥辛散，芳香而溫。專入足三陰經，以溫氣血、通經脈、逐寒濕、止冷痛，用於治療下焦虛寒、腹中冷痛、經寒不調、宮冷不孕等症。

本品炒用，尚有止血之功，用於治療虛寒性月經過多、崩漏帶下、妊娠胎漏，以及吐、衄、下血等症。

香附（見第 254 頁）。

【伍用功用】

艾葉溫經止血，暖胞散寒止痛；香附開鬱調經，行氣止痛。艾葉除沉寒痼冷為主，香附開鬱散氣為要。

二藥參合，溫開並舉，調經散寒，理血利氣，通經止痛的力量增強。

【主　治】

1. 下焦虛寒，肝鬱氣滯，以致月經不調、少腹冷痛、宮冷不孕、帶下綿綿等症。

2. 心腹諸症。

【常用量】

艾葉 6 ～ 10 克；香附 6 ～ 12 克。

【經　驗】

艾葉、香附伍用，出自《壽世保元》艾附暖宮丸。治子宮虛寒不孕，月經不調，肚腹時痛，胸膈脹悶，肢怠食減，腰酸帶下等症。

第十六章　寧心安神療失眠類

第一節　養神、補心安眠

一、茯苓　茯神

【單味功用】

茯苓（見第198頁）。

茯神為茯苓菌的菌核抱松根而生的部分。其味甘、淡，性平。入心、脾經。因本品抱木心而生，故入心者居多，功專導心經之痰濕，以開心益智、安魂養神，用於治療心虛驚悸、失眠、健忘、驚癇、小便不利。

【伍用功用】

茯苓甘平，色白入肺，其氣先升（清肺化源）後降（下降利水），功專益脾寧心，利竅除濕；茯神甘平，抱木心而生，善走心經，而寧心安神。茯苓以通心氣於腎，使熱從小便出為主，茯神以導心經之痰濕而安魂寧神為要。二藥參合，協同為用，通心氣於腎，令水火既濟，心腎相交而寧心安神治失眠益彰。

【主　治】

水火不濟，以致心慌、少氣、夜寐不安、失眠、健忘等症。

【常用量】

茯苓6～10克；茯神6～15克。

【經　驗】

茯苓、茯神伍用，善治神經衰弱，表現為心氣不足，浮越於外，而不能下交於腎者。二藥伍用機理，以茯苓上通心氣，而後下交於腎，令其水火相濟也。茯神始見於《名醫別錄》，後世醫家治心病必用茯神，金代醫家張潔古云：「風眩心虛非茯神不能除。」故二者相須為用，寧心安神之力益彰。

二、茯神　麥冬

【單味功用】

茯神（見第295頁）。

麥冬（見第60頁）。

【伍用功用】

茯神入心經以導其痰濕，而開心益智，安魂定魄，寧心安神；麥冬甘寒養陰，苦寒清熱，生津益胃，潤肺清心除煩。二藥伍用，養心安神，增進睡眠力彰。

【主　治】

心陰不足，心失所養，陰不斂陽，心陽外越，以致頭昏、口乾、舌紅、心煩、失眠等症。

【常用量】

茯神10～15克；麥冬6～10克。

【經　驗】

施老臨證處方時，習慣以朱茯神、朱寸冬配伍應用，意即茯神、麥冬二藥用朱砂拌之，以引藥力入於心經，而達養心潛陽，鎮靜安神，增進睡眠之功。

三、酸棗仁　生棗仁　熟棗仁

【單味功用】

酸棗仁為鼠李科落葉灌木或喬木酸棗的成熟種子。其味甘、酸，性平。入心、脾、肝、膽經。臨床應用有生、炒兩種。

生棗仁即是酸棗仁的生品入藥。酸棗味酸性收，棗仁則甘潤性平，入心、脾、肝、膽經。本品能宣通肝、膽二經之滯，以通利血脈、清瀉虛熱，用於治療膽熱好眠、心腹寒熱、邪氣結聚、血痹等症。

熟棗仁即是酸棗仁炒熟入藥。本品味甘而潤，能收斂肝、脾津液，以補肝體制肝用，用於治療肝膽不足引起的虛煩不眠、煩渴、多汗等症。

【伍用功用】

熟棗仁補肝寧心安神，生棗仁清肝寧心安神。熟棗仁收斂津液，以補肝體為用，生棗仁以疏利肝膽血脈，以清虛熱為用。二藥參合，一補一清，清補合法，寧心安神的力量增強。

【主　治】

血虛不能養心，或虛火上炎，以致心悸、失眠、出汗等症。

【常用量】

生棗仁 6 ～ 15 克；熟棗仁 6 ～ 15 克。

【經　驗】

棗仁善治失眠諸症，現代藥理證明：本品水溶性成分有鎮靜、催眠作用。《本經逢原》云：「酸棗仁，熟則收斂精液，故療膽虛不得眠，煩渴虛汗之證；生則導虛熱，故療膽熱好眠，神昏倦怠之證。」

經謂肝藏血，心主血，肝藏魂，心藏神，故取棗仁以養心陰、益肝血而寧心安神治失眠是也。

四、酸棗仁　柏子仁

【單味功用】

酸棗仁（見第296頁）。

柏子仁為側柏的種仁。其味甘、辛，性平。入心、腎、大腸經。本品辛甘平潤，氣香能通心脾，它既能養心血而寧心安神，用於治療心血不足，心失所養而引起的心悸怔忡、虛煩失眠等症；又能潤腸通便（因本品質體滋潤，含有豐富的油脂，故可潤暢通便），可用於治療陰虛、產後、老人的腸燥便秘等症。另外，還可用於治療陰虛盜汗等症。

【伍用功用】

酸棗仁養心陰、益肝血，清肝膽虛熱而寧心安神；柏子仁養心氣、潤腎燥，安魂定魄，益智寧神。二藥伍用，相得益彰，寧心安神，療失眠甚效。

【主　治】

1. 血虛心失所養，心陽外越，以致心悸、怔忡、驚悸、失眠等症。

2. 各種心臟病心悸、不眠者。

3. 兼治血虛津虧腸燥之大便秘結等症。

【常用量】

酸棗仁 10 ～ 15 克；柏子仁 10 ～ 12 克，同搗煎服。

【經　驗】

酸棗仁、柏子仁伍用，為有效的滋養性安神之劑。治心臟病之心悸（心動過速）者，與臥蛋草、仙鶴草參合，其效更著；若兼見心胸疼痛者，伍用以臥蛋草、分心木，其效更佳；治血虛腸燥大便乾者，可與火麻仁、鬱李仁之輩參合，其效益彰。

五、遠志　石菖蒲

【單味功用】

遠志為遠志科多年生草本植物遠志的根皮。本品能益腎強志，故有遠志之名。

其味苦、辛，性溫。入肺、心經。既能寧心安神，治失眠、驚悸；又可豁痰開竅、化痰止咳，治痰迷神昏、咳嗽多痰等症；還能交通心腎，以苦溫泄熱振心陽，使心氣下交於腎，以辛溫化腎寒，令腎氣上達於心，以致陰平陽秘，水火既濟，失眠之症可除。

石菖蒲（見第 125 頁）。

【伍用功用】

遠志芳香清冽，辛溫行散，寧心安神，散鬱化痰；菖蒲辛散溫通，利氣通竅，辟濁化濕，理氣化痰，活血止痛。遠志通於腎交於心，菖蒲開竅啟閉寧神。二藥伍用，益腎健腦聰智，開竅啟閉寧神之力增強。

【主　治】

1. 頭昏、頭腦不清，心神不穩，心煩意亂，失眠，記憶力減退，甚或表情淡漠、痴呆等症。

2. 中風，中風後遺症，症見神志不清，舌根發僵，言語艱難者。

【常用量】

遠志 6 ～ 10 克；石菖蒲 3 ～ 10 克。

【經　驗】

遠志、菖蒲伍用，名曰遠志湯，出自《聖濟總錄》。以治久心痛。《千金要方》加入龜板、龍骨，名云孔聖枕中丹。用於治療心血虛弱，精神恍惚，心神不安，健忘，失眠等症。

我們體會，凡屬神經衰弱，不寐、記憶力減退者確有實效。對於情志不遂，以致表情淡漠，甚或痴呆、失眠、不安等症者，常與溫膽湯合用，多收良效。若干根發僵，宜與炒白朮、生蒲黃配伍。

施老臨證處方時，習慣以焦遠志、節菖蒲二藥並書伍用。遠志炒焦之意，即去其內含之遠志皂苷以免刺激胃黏膜而反射地引起噁心。

節菖蒲即九節菖蒲，本品根瘦節密，一寸有九個節。施老體驗，此類品種療效較好。

六、何首烏　刺蒺藜

【單味功用】

何首烏又名首烏。其味苦、澀，性微溫。製熟其味兼甘。入肝、腎經。它的根入土最深，其藤蔓延，極多且長，入夜交纏，含至陰之氣，所以專入於腎，以補養真陰、益精填髓，用於治療肝腎兩虛、精血不足所引起的頭昏眼花、耳鳴重聽、失眠健忘、鬚髮早白、腰膝酸軟、夢遺滑精，以及婦女產後帶下等症。另外，也可用於治療瘧疾久發不止、氣血虛弱之證。近代研究，還可用於治療高血壓、血管硬化、高膽固醇血症。

首烏生品入藥，尚有解毒、通便之功，用於治療瘰癧、瘡癰、皮膚瘙癢，以及虛人、老人大便秘結之症。

刺蒺藜又叫白蒺藜。其味苦、辛，性平。入肝經。本品質輕色白，可升可降，可散可補。它既可宣散肝經風邪，以祛風明目、除風止癢，用於治療風熱為患，以致目赤多淚、頭目疼痛，以及風疹瘙癢、白癜風等；又能平肝息風、疏肝解鬱，用於治療肝經風邪上擾，以致頭暈、目眩、頭痛等症（高血壓病，證屬肝陽上亢者也可使用）；也可用於肝氣鬱結所引起的胸脅不舒、乳閉不通、乳房脹痛等症。另外，它還有行血祛瘀之功，可用於癥瘕積聚（肝脾腫大可用）以及冠心病心絞痛。

【伍用功用】

何首烏不寒不燥，養血益肝，固精益腎，健筋骨，烏鬚髮，為滋補良藥；白蒺藜性升而散，專走頭目而祛風明目，通絡止痛。首烏善補以守為主，白蒺藜辛散溫通，以走為要。二藥合用，一守一走，相互制約，相互為用，益腎平肝，散風熱、止疼痛益彰。

【主　治】

1. 用腦過度，肝腎陰虛，以致頭昏、頭痛、失眠、記憶力減退等症。

2. 高血壓、動脈硬化、頭暈等症。

【常用量】

何首烏 10 ～ 15 克；刺蒺藜 10 ～ 15 克。

【經　驗】

首烏入藥有生首烏、製首烏之分。前者潤腸，解瘡毒；後者補肝腎，益精血，壯筋骨。施老臨證用藥習取製品，意即消其滑腸之弊，增強其補益之功。

製首烏、白蒺藜伍用，善治肝腎不足，精血虧損水不涵木，肝陽上擾諸症，若與女貞子、旱蓮草參合，其效更著。筆者體會，臨床之際，以頭昏為主，多取何首烏，少用白蒺藜；若以頭痛為甚者，多取白蒺藜，少用製首烏；昏、痛並重，二者各半。

七、甘松　鹿角霜

【單味功用】

甘松味甘，性溫。入脾、胃經。本品溫而不熱，甘而不滯，其氣芳香，功專醒脾健胃、順氣消食、理氣止痛，用於治療氣鬱引起的胸腹脹滿、胃脘疼痛（類似神經性胃痛）、食慾不振、頭痛、臟躁（類似癔病）、腳氣、轉筋。

鹿角霜為鹿角熬膠後所存的殘渣，每500克殘渣再吸入鹿角膠60克即得。其味鹹，性溫。入肝、腎經。能溫補肝腎、生精補髓、強督脈、壯筋骨，用於腎陽不足引起的畏寒肢冷、陽痿、遺精、腰酸腳軟、脾胃虛寒、食少便溏、子宮虛冷、崩漏帶下等症。

【伍用功用】

甘松理氣止痛，開鬱醒脾；鹿角霜溫補肝腎，強筋骨，活血消腫。甘松偏於散，鹿角霜偏於守。

二藥伍用，一散一守，相互制約，相互為用，共奏理氣開鬱、健腦益智、安心神、療失眠之功。

【主　治】

1. 用腦過度，元精受損，以致頭昏、頭響、失眠、健忘等症。

2. 低血壓之頭昏、頭暈等症。

【常用量】

甘松3～10克；鹿角霜4.5～10克。

【經　驗】

製首烏、白蒺藜伍用，香甘松、鹿角霜伍用，均可以治療頭昏、頭暈等症。

前者以精血不足、血不榮上為主，後者以陽虛精少、氣機不暢為要，二者不可不辨。

八、百合　知母

【單味功用】

百合味甘，性微寒。入心、肺經。本品氣味稍緩，甘中有收，既能清心肺之餘熱，而斂氣養心、安神定魄，用於治療熱性病後、餘熱未盡所引起的神思恍惚、煩躁失眠、莫名所苦的「百合病」；又能潤肺止咳，用於治療肺燥咳嗽，或肺虛久咳，或陰虛久咳、痰中帶血等症。

知母（見第 51 頁）。

【伍用功用】

百合甘平，寧心安神，潤肺止咳，利二便、止涕淚；知母清熱瀉火，滋陰潤燥。百合甘寒清潤而不膩，知母苦寒降火而不燥。百合偏於補，知母偏於瀉。二藥伍用，一潤一清，一補一瀉，共奏潤肺清熱、寧心安神之效。

【主　治】

1. 陰虛或溫熱病後餘熱未清，以致頭昏、心煩不安、失眠等症。

2. 情志不遂，以致精神恍惚、不能自制等症。

【常用量】

百合 10 ～ 30 克；知母 6 ～ 10 克。

【經　驗】

百合、知母伍用，名曰百合知母湯，出自《金匱要略》。治百合病誤汗後，津液受傷，虛熱加重，心煩口渴者。

第二節　清心安神

一、酸棗子　梔子

【單味功用】

酸棗仁（見第 296 頁）。

梔子（見第 38 頁）。

【伍用功用】

酸棗仁甘酸而潤，養心安神，清心除煩，益陰斂汗；梔子味苦性寒，質體輕浮，能升能降，清熱瀉火，涼血解毒，清心除煩。酸棗仁以補為主，梔子以瀉為要。

二藥參合，一補一瀉，相互為用，清心涼肝，瀉熱除煩，安心神，療失眠的力量增強。

【主　治】

心火過盛，以致煩躁不寧、失眠、多夢等症。

【常用量】

酸棗仁 6 ～ 10 克；梔子 4.5 ～ 6 克。

【經　驗】

施老臨證處方時，習慣以生棗仁、生梔仁配伍應用。酸棗仁生品善清，熟品善補。梔子仁生品入藥，也是取其清心熱之長。二藥協同為用，清熱除煩、安神增眠的力量增強。

生棗仁、生梔仁伍用，善治心熱火旺的失眠諸症。不論虛火、實火，均堪使用。屬虛火者，常與女貞子、旱蓮草參合；屬實火者，可與黃連、肉桂伍用，但肉桂用量不宜太大，少佐即可。

二、半夏　夏枯草

【單味功用】

半夏（見第 93 頁）。

夏枯草於夏至之日即枯，故得名夏枯草。其味辛、苦，性寒，入肝、膽經。它既能清泄肝火，用於治療肝火上炎所引起的目赤腫痛、眼珠疼痛、羞明流淚、頭痛、眩暈等症；又能清熱瀉火、解鬱散結，用於治療痰火鬱結所引起的瘰癧（類似淋巴腺結核）、癭瘤（類似單純甲狀腺腫）；還能清熱瀉火、平肝降壓，用於治療肝陽上亢型的高血壓病，症見頭痛、耳鳴、眼花、煩熱汗出、性情急躁、失眠者。另外，還可治療慢性咽喉炎、舌炎、乳腺炎、浸潤性肺結核、小兒暑癤（即小兒夏季患的癤瘡）以及癌腫初期。

【伍用功用】

半夏燥濕化痰，降逆止嘔，消痞散結；夏枯草清肝火，散瘀結。半夏得至陰之氣而生，夏枯草得至陽之氣而長。二藥伍用，和調肝膽，平衡陰陽，交通季節，順應陰陽而治失眠。

【主　治】

痰熱為患，遏阻中焦，以致胸悶、頭昏、頭痛、失眠等症，證屬陰陽失調者。

【常用量】

半夏 6 ～ 10 克；夏枯草 6 ～ 15 克。

【經　驗】

施老臨證處方時，習用清半夏。清半夏是將半夏放入缸內，於陰涼處用涼水浸漂，按天氣冷熱及藥的大小等具體情況適當掌握漂的天數及換水次數，一般來說，漂 1 ～ 2 週，每日換水 1 ～ 2 次，隔 1 ～ 2 天翻動一次，在浸漂後期如起白沫時，須加白礬（每 50 公斤加白礬 1 公斤），有時要加 2 次，加白礬後泡 1 日，再換水，漂至口嘗微有麻辣時撈出，再用白礬水將藥煮透至內無白心時撈出晾乾備用。

清半夏、夏枯草伍用，用於治療失眠諸症。配伍之意，乃取交通季節，順應陰陽也。

《冷廬醫話》引《醫學秘旨》謂：「余嘗治一人患不眠，心腎兼補之藥，徧嘗不效，診其脈，知為陰陽違和，二氣不交，以半夏 10 克，夏枯草 10 克，濃煎服之，即得安眠，仍投補心等藥而瘉。蓋半夏得至陰而生，夏枯草得至陽而長，是陰陽配合之妙也。」

三、肉桂 黃連

【單味功用】

肉桂（見第 178 頁）。

黃連（見第 110 頁）。

【伍用功用】

肉桂辛熱，溫營血，助氣化，通血脈，散寒凝；黃連苦寒，清熱燥濕，瀉火解毒。肉桂溫熱，擅長和心血，補命火；黃連苦寒，善於清心熱，瀉心火。二藥參合，寒熱並用，相輔相成，並有瀉南補北、交通心腎之妙用，故可治失眠。明代李時珍說：「一冷一熱，一陰一陽，陰陽相濟，最得制方之妙，所以有成功而無偏勝之害也。」

【主　治】

1. 口舌生瘡（口腔潰瘍）。

2. 更年期綜合徵，症見五心煩熱、烘熱、出汗、頭暈、耳鳴、腰膝酸軟、心悸、失眠、月經經期紊亂。

【常用量】

肉桂 4.5 ～ 6 克；黃連 4.5 ～ 10 克。

【經　驗】

黃連、肉桂伍用，名曰交泰丸。本方出自《韓氏醫通》，但無方名。云：「黃連生用為君，佐官桂少汗，煎百沸，入蜜，空腹服，能使心腎交於頃刻。」到了清代王世雄《四科簡效方》謂：生川黃連五錢，肉桂心五分，研細，白蜜丸，空心淡鹽湯下。治心腎不交，怔忡無寐，名交泰丸，蓋王氏黃連、肉桂用藥比例 10：1，深究機制是溝通寒熱，以防格拒矣。

心腎不交指心陽與腎陰的生理關係失調的病變。腎陰不足或心火擾動，均能使兩者失去正常的協調關係。其主要證候有心煩、失眠、多夢、心悸、遺精等。多見於神經官能症及慢性虛弱人。

四、黃連　阿膠

【單味功用】

黃連（見第 110 頁）。

阿膠（見第 149 頁）。

【伍用功用】

黃連清熱燥濕，瀉火解毒；阿膠補血止血，育陰潤燥。黃連苦寒，以瀉為主，阿膠甘平，以補為要。二藥相合為用，一清一補，一瀉一補，養陰清熱，安眠止痢甚妙。

【主　治】

1. 陰虧火旺，心煩失眠等症。

2. 熱痢，大便膿血等症。

【常用量】

黃連 4.5 ～ 6 克；阿膠 6 ～ 10 克，燉化沖服。

【經　驗】

黃連、阿膠伍用，出自《傷寒論》黃連阿膠湯。治陰虛火旺而致的心煩、失眠、舌紅苔燥，脈細數。施老常用於神經衰弱，證屬陰虛火旺者，屢獲良效。

《醫方集解》引王好古方，以黃連120克，阿膠珠30克，黃柏30克，梔子15克，水煎服。治傷寒熱毒入胃，下痢膿血者。

五、女貞子　旱蓮草

【單味功用】

女貞子又名女貞實、冬青子。為木樨科常綠灌木或小喬木女貞的成熟果實。本品凌冬青翠不雕，有貞守之操，故得女貞之名。其味甘、苦，性平。入肝、腎經。能滋養肝腎、強健筋骨、烏鬚黑髮，治肝腎不足致頭暈、耳鳴、腰膝酸軟、頭髮早白等症，又治陰虛陽亢所引起的頭昏、目眩、耳鳴等症。另外，還可治療中心性視網膜炎、早期老年性白內障，證屬肝腎陰虛者。

旱蓮草為菊科一年生草本植物鱧腸的地上部分。其草結實如小蓮房，生於旱地而得名。取鮮品搓揉其莖葉，有黑汁流出，故又叫墨旱蓮。其味甘、酸，性寒。入肝、腎經。能益腎養血、涼血止血、烏鬚黑髮，治肝腎陰虧所引起的頭昏目眩、牙齒鬆動、鬚髮早白等症；又能涼血止血，用於治療肝腎陰虛、肝火亢盛所引起的吐血、咯血、尿血、便血（包括急性出血性腸炎等）、血痢、崩漏下血（包括子宮功能性出血等），以及眼底出血等多種出血性病症。

【伍用功用】

女貞子補腎滋陰，養肝明目，強健筋骨，烏鬚黑髮；

旱蓮草養肝益腎，涼血止血，烏鬚黑髮。女貞子冬至之日採，旱蓮草夏至之日收。二藥伍用，有交通季節、順應陰陽之妙用。二藥均入肝、腎兩經，相須為用，互相促進，補肝腎、強筋骨，清虛熱、療失眠，涼血止血，烏鬚黑髮之力增強。

【主　治】

1. 肝腎不足，體虛有熱諸症。

2. 肝腎陰虧，血不上榮，以致頭昏、目眩、失眠、健忘、腿軟無力等症。

3. 頭髮早白，證屬肝腎不足者。

4. 陰虛火旺，迫血妄行，症見鼻衄、齒衄、咯血、吐血、尿血、便血、崩漏下血等。

【常用量】

女貞子 6 ～ 10 克；旱蓮草 6 ～ 10 克。

【經　驗】

女貞子、旱蓮草伍用，名曰二至丸，出自《證治準繩》。女貞子、旱蓮草各等分，煉蜜為丸，每服 10 克，日服 2 次。治肝腎陰虛，症見口苦咽乾、頭暈目眩、失眠多夢、遺精體倦者。也可治鼻衄、齒衄、陰虛吐血。施老經驗，二藥參合，善治神經衰弱、慢性虛弱疾病，證屬肝腎陰虛者，其效頗著。

筆者重用女貞子、旱蓮草（各 30 克），加生地炭、熟地炭、黑芥穗、升麻炭、丹參、地榆炭，嘗治子宮功能性出血，證屬肝腎陰虛者，其效亦佳。

六、白薇　刺蒺藜

【單味功用】

白薇為蘿藦科多年生草本植物白薇的根和根莖。其根細微而色潔白，故名白薇。本品味苦、鹹，性寒。入肝、胃經。白薇長於下降，可直達血分。它既能清實熱，又可退虛熱，且可透邪外達，尤其對血虛所引起的血熱最為相宜。善治溫熱病熱入血分，見舌赤身熱、手心尤甚、經久不退、肺熱咳嗽，以及陰虛內熱、產後虛熱、汗出過多、頭昏頭暈，以及胎前產後小便失禁，或熱淋、血淋之證。

另外，本品還可解毒療瘡，用於治療瘡癰腫毒、咽喉腫痛以及毒蛇咬傷等症。

刺蒺藜（見第300頁）。

【伍用功用】

刺蒺藜平肝降逆，疏肝散鬱，祛風明目；白薇清血熱、退低燒，涼肝除煩，安眠。二藥伍用，清熱平肝，涼血安神，行血止痛之力增強。

【主　治】

1. 血虛肝熱，肝陽上擾，以致頭昏、頭脹、頭痛、失眠、多夢等症。

2. 高血壓病，證屬血虛肝旺、肝陽上擾引起頭暈、頭痛者。

【常用量】

白薇6～10克；刺蒺藜6～10克。

【經　驗】

施老臨證處方時，習慣以白薇、白蒺藜伍用，善治頭昏、頭暈頭痛諸症，凡證屬血虛肝旺者，屢用有驗。血熱較甚，以頭昏、頭暈為主者，多取白薇，少用白蒺藜；若頭痛頗著，則多用白蒺藜，少取白薇；昏、暈、痛並存，二者各半為宜。

七、半夏　秫米

【單味功用】

半夏（見第93頁）。

秫米為禾本科一年生草本植物粟的乾燥種子。其味甘，性微寒。入肺、大腸經。能和胃安眠，治脾胃虛弱，或胃失安和，以致夜寐不安，即所謂「胃不和則寐不安」之症。

【伍用功用】

半夏燥濕化痰，和胃降逆，消痞散結；秫米和胃安眠。半夏通陰陽、和表裏，使陽入陰而令安眠，秫米和脾胃，制半夏之辛烈，以使安睡。二者參合，陰陽通、脾胃和，其人即可入睡。故《內經》謂「飲藥後，覆杯即瞑」，言其效之神速也。

【主　治】

失眠（神經衰弱），證屬脾胃虛弱或胃失安和引起的夜寐不安者。

【常用量】

半夏6～10克；秫米10～15克。

【經　驗】

半夏、秫米伍用，出自《內經》半夏秫米湯。治胃不和，夜不得眠之症。明代張景岳謂：「治久病不寐者神效。」我們體會，故凡胃脘不適，以致不能入睡的失眠者，屢用有驗。

二者伍用之理，近代醫家張錫純云：「觀此方之義，其用半夏，並非為其利痰，誠以半夏生當夏半，乃陰陽交換之時，實為由陽入陰之候，故能通陰陽和表裏，使心中之陽漸漸潛藏於陰，而入睡鄉也。秫米即蘆稷之米（俗名高粱），取其汁漿稠潤甘緩，以調和半夏之辛烈也。」

何謂秫米，其說不一，《簡明中醫辭典》說：「秫米出《名醫別錄》。別名小米、糯粟、黃米、粟米。為禾本科植物粟的種子。」《本經逢原》云：「秫米俗名糯米。」張錫純謂：「秫米即蘆稷之米（俗名高粱）。」吾儕遵錫純之說，習用高粱米是也。

第三節　重鎮安神

一、龍骨　牡蠣

【單味功用】

龍骨為古代巨型脊椎動物的骨胳化石。其味甘、澀，性微寒。入心、肝經。本品質體沉重、黏澀。生品入藥，功專平肝潛陽、鎮靜安神，用於治療肝腎陰虛、肝陽上亢所引起的頭暈、頭脹、目眩、耳鳴、煩躁等症，又治神志不安、心悸、失眠以及驚癇、癲狂等症。煅後入藥，功專收斂固澀，用於治療遺精、滑泄、久瀉脫肛、崩漏、帶下、自汗、盜汗等症。另外，還可吸濕斂瘡，用於治療濕疹癢疹以及瘡瘍潰後久不癒合者。也可用於治療咯血而煩躁不安者。

牡蠣鹹寒，重鎮安神，平肝潛陽；夏枯草苦寒泄熱，辛寒散結。牡蠣以養陰鎮潛為主，夏枯草以清肝火、散鬱熱為要。二藥伍用，一鎮靜、一散鬱，相輔相成，共奏鎮陽息風、清利上竅之效。

【伍用功用】

龍骨質體重墜，為化石之屬，功專平肝潛陽，鎮靜安神，斂汗固精，止血澀腸，生肌斂瘡；牡蠣質體沉重，為貝殼之類，功擅斂陰潛陽，澀精，止汗，止帶，化痰，軟堅。二藥伍用，相互促進，益陰潛陽，鎮靜安神，軟堅散結，澀精，止血，止帶之力增強。蓋龍骨益陰之中能潛上越之浮陽，牡蠣益陰之中能攝下陷之沉陽，故張仲景常取二藥配伍應用。

【主　治】

1. 陰虛陽亢，以致心神不寧、煩躁不安、心悸、怔忡、失眠、健忘、頭暈、目眩、耳鳴等症。

2. 高血壓病，證屬陰虛陽亢、肝陽上擾者。

3. 久瀉、久痢諸症。

4. 小便不禁，遺精、滑精，崩漏、帶下諸症。

5. 脅下脹疼等症。

6. 咳血、吐血，久不癒者。

【常用量】

龍骨 15 ～ 30 克；牡蠣 15 ～ 30 克，同打先煎。

【經　驗】

龍骨、牡蠣伍用，出自《傷寒論》桂枝甘草龍骨牡蠣湯。治火逆證下後，又加燒針，心陽內傷，煩躁不安，以及心悸怔忡等症。

龍骨、牡蠣參合，治神經衰弱諸症，確有鎮靜安眠之功。其治療機理，正如張錫純云：「人身陽之精為魂，陰之精為魄。龍骨能安魂，牡蠣能強魄。魂魄安強，精神自足，虛弱自癒也。是龍骨、牡蠣，固為補魂魄精神之妙藥也。」又謂：「龍骨入肝以安魂，牡蠣入肺以定魄。魂魄者，心神之左輔右弼也。」

張錫純取生龍骨 30 克、生牡蠣 30 克、山萸肉 30 克、三七 6 克，名曰補絡補管湯，治咳血吐血，久不癒者。至於治療機理，張氏謂：「龍骨、牡蠣能收斂上溢之熱，使之下行，而上溢之血，亦隨之下行歸經。」蓋氣升血亦升，氣降血亦降，故用重鎮降逆之品，可降氣止血是也。

二藥伍用，何以能治脅下脹痛？張錫純云：「脅為肝之部位，脅下脹痛者，肝氣之橫恣也，原當用瀉肝之藥，又恐與大氣下陷者不宜。用龍骨、牡蠣，以斂戢肝火，肝氣自不至橫恣，此斂之即以瀉之，古人之治肝之妙術也。」又云：「蓋龍骨、牡蠣性雖收澀，而實有開通之力，《神農本草經》謂龍骨消癥瘕，而又有牡蠣之鹹能軟堅者以輔之，所以有捷效也。」

吾儕治脅下脹疼，兼見肝脾腫大者，可與青橘葉、鬱金、白蒺藜、合歡皮參合，療效更捷。

二、紫石英　紫貝齒

【單味功用】

紫石英為一種含氟化鈣的礦石，色紫而有光瑩，故名紫石英。本品味甘，性溫。入心、肝經。既能鎮心安神定驚，治心神不安、心悸、怔忡等症；又能降逆氣、暖子宮，用於治療肺虛寒嗽、咳逆上氣以及婦女血海虛寒不孕。

紫貝齒為寶貝科軟體動物的貝殼。其味鹹，性平。入肝、脾經。能清肝明目、鎮靜安神，治目赤腫痛、頭暈、頭痛、驚惕不眠以及小兒高燒抽搐等症。

【伍用功用】

紫石英入於血分，上能鎮心，定驚悸，安魂魄，鎮逆氣，重以去怯是也；下能益肝，填補下焦，散陰火，止消渴，暖胞宮。紫貝齒亦走血分，既能清肝明目，又能鎮驚安神，為去怯良品。二藥相互為用，鎮靜安神，平肝潛陽，降低血壓益彰。

【主　治】

1. 心神不穩，神志不寧，驚悸，失眠，多夢，寐而不安，頭昏目眩等症。

2. 高血壓病。

【常用量】

紫石英 6～12 克；紫貝齒 6～15 克，同打先煎。

三、龍齒　紫貝齒

【單味功用】

龍齒為古代脊椎動物牙齒的化石。其味澀，性涼。入心、肝經。本品質體重墜，能鎮心安魂、鎮靜安神，又除煩熱，用於治療驚癇、癲狂、心悸、失眠、煩熱不安等症。

紫貝齒（見第 316 頁）。

【伍用功用】

龍齒為化石之輩，質重味澀，重以去怯，澀可收斂，善鎮心安魂，鎮驚安神；紫貝齒為貝殼之屬，質體亦屬重墜，也是鎮靜安神之良劑。

二藥相伍為用，去怯之力益彰，功專鎮肝潛陽，安魂定魄，降低血壓。

【主　治】

1. 陽不得入於陰而致入睡困難者，兼見心神不穩、頭昏、頭痛、目眩等症。

2. 高血壓病。

【常用量】

龍齒 10～15 克；紫貝齒 6～15 克，同打先煎。

四、石決明　紫石英

【單味功用】

石決明為鮑科軟體動物九孔鮑或盤大鮑的貝殼。本品附石而生，且有明目作用，故得此名。其味鹹，性寒。入肝、腎經。石決明得水中陰氣以生，其形圓如卵而扁，生品入藥則潛降之力甚強，能使肝熱、肝火、肝陽迅速下降，以達平肝熱、息肝風、瀉風熱而明目之功，用於治療風陽上擾、頭痛、眩暈、青盲內障、目赤腫痛、驚悸抽搐、骨蒸勞熱。

紫石英（見第316頁）。

【伍用功用】

石決明平肝潛陽，清肝明目；紫石英鎮心定驚，溫肺，暖宮。紫石英為礦石之品，石決明為貝殼之輩。紫石英鎮心平肝以定驚，石決明清熱涼肝以鎮靜。二藥參合，鎮肝潛陽，平肝降壓，瀉熱息風，明目益彰。

【主　治】

1. 肝陽上逆，以致頭暈、頭脹、頭痛、目眩、失眠等症。

2. 高血壓病。

【常用量】

石決明6～12克；紫石英6～12克，同打先煎。

【經　驗】

紫石英、紫貝齒，青龍齒、紫貝齒，紫石英、生石決明，同可用於治療高血壓病，證屬實性者宜用。若面紅耳赤，大便秘結，半身肢體麻木者，伍以川軍、芒硝，或與全瓜蔞、風化硝參合，其效更著，所謂釜底抽薪，引血下行，以防止腦出血是也。

另外，也常用於治療失眠諸症，其證仍屬肝陽上逆者宜用。

五、紫石英　鐵落

【單味功用】

紫石英（見第 316 頁）。

鐵落又叫生鐵洛，即煆鐵時燒鐵赤沸在砧上打落的細鐵屑。含四氧化三鐵。其味辛，性平。微毒。清代張石頑云：「漬汁煎藥，取其性沉，下氣最疾，不可過服。」明代李時珍謂：「平肝去怯，治善怒發狂。」《名醫別錄》載：「鐵落，除胸膈中熱氣，食不下，止煩。」總之，本品可降火鎮驚、鎮靜安神、平肝潛陽，以治驚悸、癲、狂、癇等症。

【伍用功用】

紫石英其性鎮而重，其氣暖而補，專行心肝血分，能通奇脈，強心力，引氣血下行，鎮沖氣之上逆；鐵落體重而降，功專平肝去怯，寧心神，瀉妄火，墜湧痰。紫石英為礦石之輩，鐵落為金屬之類。二藥參合，協力為用，鎮肝寧心，去怯安神，降低血壓的力量增強。

【主　治】

1. 驚悸、怔忡、頭暈、頭痛、失眠等症。

2. 癲、狂、癇症。

3. 高血壓病，證屬實性者。

【常用量】

紫石英 6 ～ 12 克；鐵落 15 ～ 30 克，同打先煎。

【經　驗】

《素問・病能論》說：「有病怒狂者……使之服以生鐵洛為飲，夫生鐵洛者，下氣疾也。」若伍以紫石英、紫貝齒，其效更著。亦常用來治療實性高血壓病，以及肝陽上擾所引起的頭痛、頭暈、失眠等症。

六、石決明　磁石

【單味功用】

石決明（見第 318 頁）。

磁石（見第 126 頁）。

【伍用功用】

石決明平肝潛陽，清肝明目；磁石重鎮安神，益腎納氣，平肝潛陽。石決明為貝殼之輩，磁石為礦石之屬。貝、石相合，重墜之力益甚。石決明入於肝經，靈磁石偏走腎經。二藥參合，有水、木相生之妙用。共奏滋腎平肝、鎮驚潛陽、降低血壓之功。

【主　治】

1. 肝腎陰虛，水不涵木，以致肝陽上擾，症見頭暈、目眩、頭脹、頭痛、耳鳴、耳聾、失眠多夢、頭重腳輕等。

2. 高血壓病。

【常用量】

石決明 6 ～ 12 克；磁石 10 ～ 30 克，同打先煎。

七、紫石英　磁石

【單味功用】

紫石英（見第 316 頁）。

磁石（見第 126 頁）。

【伍用功用】

紫石英鎮心定驚，溫肺，暖宮；磁石重鎮安神，益腎納氣，平肝潛陽。紫石英以入肝經為主，磁石以走腎經為要。二藥伍用，亦有肝腎同治之妙用。另外，二者又為礦石之輩，質體亦屬重墜，故參合使用，重鎮之力增強。共奏滋腎平肝、鎮靜安神、降低血壓之功。

【主　治】

1. 腎陰不足，水不涵木，肝陽上逆，以致頭昏、耳鳴、失眠、多夢等症。

2. 高血壓病，證屬虛性者。

【常用量】

紫石英 6 ～ 12 克；磁石 10 ～ 30 克，同打先煎。

【經　驗】

石決明、靈磁石與紫石英、靈磁石均可用於治療高血壓病。而證屬肝腎不足，水不涵木，以致肝陽上亢者宜用。吾儕習慣與杞菊地黃湯參合，其降壓效果更佳。

八、珍珠母　磁朱丸

【單味功用】

珍珠母為真珠貝及蚌科多種貝的貝殼。本品味甘、鹹，性寒。入肝、心經。它既能平肝潛陽、清肝明目，用於治療肝陰不足、肝陽上亢所引起的頭痛、眩暈、耳鳴、煩躁、失眠等症，又治肝虛目昏、視物不明，以及肝熱目赤、羞明等症；又能定驚、制酸、止血，以治癲狂、驚癇、胃酸過多、吐血、衄血、血崩。

磁朱丸出自《千金方》，係孫思邈創製。本品由磁石60克、朱砂30克、六神麴90克，製成小丸。諸藥參合，能滋腎明目、鎮靜安神，可用於治療心悸、失眠、寐而不實、視物昏糊等症。

【伍用功用】

珍珠母平肝潛陽，鎮心安神，散翳明目；磁朱丸滋腎明目，鎮驚安神。諸藥參合，滋腎平肝，鎮靜安神，散目翳而明目力彰。

【主　治】

1. 肝腎不足，肝陽上逆，以致頭暈、眼花、瞳孔散大、視物不明以及耳鳴、耳聾等症。

2. 高血壓病，證屬虛性者。

【常用量】

珍珠母6～30克，打碎先煎；磁朱丸6～10克，布包先煎。

【經　驗】

珍珠母、磁朱丸伍用，還可用於治療青光眼諸症。亦可用於高血壓病，伴有動脈硬化，尚有眼底病變，甚則有出血傾向者，均宜使用。

九、秫米　磁朱丸

【單味功用】

秫米（見第 312 頁）。

磁朱丸（見第 322 頁）。

【伍用功用】

秫米為穀物之輩，善補中臟，和胃安眠；磁朱丸為礦石之屬，故重鎮去怯，鎮靜安神，益腎平肝。二者參合，滋腎平肝，鎮靜安神，和胃安眠的力量增強。

【主　治】

脾胃不和引起的胸悶不舒、頭昏心悸、失眠等症。

【常用量】

秫米 10 ～ 15 克；磁朱丸 6 ～ 10 克，同布包煎。

十、朱砂　琥珀

【單味功用】

朱砂又名辰砂、丹砂。本品以砂為紅色，故得名朱砂。它是一種三方晶係天然的辰砂礦石。其味甘，性微寒。有小毒。入心經。內服能鎮心安神，以治心悸、怔忡、失眠煩躁、驚癇、癲狂等症。此外，本品外用可解毒殺菌，以治口舌生瘡、咽喉腫痛、瘡瘍腫毒等症。

琥珀為古代松樹、楓樹等滲出的樹脂，埋於地層下，經久而成的化石樣物質。其味甘，性平。入心、肝、膀胱經。能鎮靜安神，以治驚風、癲癇、驚悸、失眠等症，又能利水通淋、活血化瘀、通經散結，以治小便癃閉、血淋、月經不通、癥瘕疼痛等症。

【伍用功用】

朱砂色赤入心，鎮心安神，解毒殺菌；琥珀專走心肝，鎮靜安神，利水通淋，活血化瘀。二藥伍用，心肝同治，鎮靜、鎮驚安神的力量增強。

【主　治】

心神不寧，失眠多夢，寐而不實，亂夢紛紜等症。

【常用量】

朱砂、琥珀各等分，共研細末，和勻，每臥服 1 克，白開水送下。

【經　驗】

朱砂、琥珀伍用，為施老治療寐而不安、亂夢紛紜的經驗所得。但因辰砂有毒，故不宜久服。

第十七章　平肝息風、鎮靜鎮驚類

一、刺蒺藜　僵蠶

【單味功用】

刺蒺藜（見第 300 頁）。

僵蠶（見第 45 頁）。

【伍用功用】

刺蒺藜疏肝解鬱，平肝止痛；僵蠶祛風解痙，散熱止痛，化痰散結。二藥又均入肝、肺兩經，故相互為用，功效益彰，平肝解鬱，息風解痙，祛風通絡，舒展神經以止疼痛。

【主　治】

1. 肝陽上亢，以致頭暈、目眩、頭痛等症。

2. 神經性頭痛、三叉神經痛。

3. 婦人面皯（色素沉著）。

【常用量】

刺蒺藜 10 ～ 15 克；僵蠶 6 ～ 10 克。

【經　驗】

施老臨證處方時，習以白蒺藜、白僵蠶並書伍用。根據臨床體驗，諸凡內傷頭痛，均宜使用。若係肝陽頭痛，須與鈎藤、菊花伍用；若屬氣虛頭痛，宜與黃耆、黨參參合；若係血虛頭痛，宜與生白芍、生甘草配伍；若屬痰濕頭痛，宜與二陳湯（半夏、茯苓、陳皮、甘草）參合。

嘗治一男性患者，久罹血管神經性頭痛，痛甚則顳部血管怒張，痛引眼珠，擬以白蒺藜 15 克、白僵蠶 10 克、生杭芍 30 克、生甘草 10 克，水煎服。前後藥服十餘劑，痛止病癒。另外，二藥參合，尚能治療婦人面鼾。

筆者常與四物湯（當歸、白芍、地黃、川芎）參合，其效甚速。若兼見血氣不活者，酌加香附、益母草之類，其效更佳。

二、僵蠶　地龍

【單味功用】

僵蠶（見第 45 頁）。

地龍又叫蚯蚓。其味鹹，性寒。入肝、脾、膀胱經。本品既能舒肺平喘、息風止痙，用於治療肺熱咳喘、哮喘（支氣管哮喘）、小兒痙咳、痰鳴聲嘶（相當於痙攣性支氣管炎），以及高熱煩躁、驚癇、抽搐等症；又能祛風清熱、通絡止痛，用於治療熱痹所致的關節紅腫熱痛，以及寒濕痹痛、肢體屈伸不利等症；還治氣虛血滯、經絡不利所引起的半身不遂，以及跌打損傷、氣血不暢、瘀積疼痛，尤宜用於急性腰背損傷疼痛和腰腿痛等；還能清熱利尿，用於治療熱結膀胱所引起的小便不利或尿閉不通等症，也可用於慢性腎炎所引起的小便不暢。另外，還可清熱降壓，用於治療高血壓病，證屬肝陽上亢者。

【伍用功用】

僵蠶辛鹹，氣味俱薄，升多降少，息風解痙，散風止痛，化痰散結；地龍鹹寒，以下行為主，清熱息風，通絡止痙。

二藥伍用，一升一降，升降協和，息風解痙，舒展神經，通絡止痛之力增強。

【主　治】

1. 風痰為患，絡道瘀滯，頭痛久久不癒者。

2. 高熱驚風、抽搐等症。

3. 口眼喎斜、三叉神經痛。

【常用量】

僵蠶 4.5 ～ 6 克，僵蛹代之亦可；地龍 6 ～ 10 克。

【經　驗】

白僵蠶、地龍伍用，可用於治療神經性頭痛。施老謂：僵蠶、地龍參合，有舒展神經之功。

筆者體會，舒展神經與息風解痙類同，故可治療風痰頭痛，若與天麻、白朮、半夏參合，其效更著。

僵蛹為蠶蛹經白僵菌發酵的製成品，功用、主治與僵蠶類同，故可互用。

三、全蝎　鈎藤

【單味功用】

全蝎又叫全蟲。其味辛、鹹，性平。有毒。入肝經。本品既能散肝經風熱，而平肝息風止痙，用於治療破傷風、小兒急驚風、慢驚風、中風半身不遂、口眼喎斜、言語謇澀、手足抽搐等症；又能祛風通絡以止疼痛，用於治療頑固性偏正頭痛（包括三叉神經痛等）、風濕痹痛等症；還能解毒散結，用於治療瘡瘍腫毒、瘰癧結核等症。

另外，還可鎮靜降壓，用於治療高血壓病。

鈎藤（見第 43 頁）。

【伍用功用】

全蝎專入肝經，以息風止痙，通絡止痛，解毒散結；鈎藤入走肝、心，功專清熱平肝，息風解痙。二藥伍用，肝、心同治，相互促進，息風解痙，通絡止痛之力增強。

【主　治】

1. 風熱為患，以致頑固性頭痛、久久不癒者。
2. 口眼喎斜（面癱）、面神經痙攣、三叉神經痛。
3. 高血壓病、動脈硬化所引起的頭痛。

【常用量】

全蝎 3 ～ 4.5 克，研末吞服，每次 0.6 ～ 1 克；鈎藤 10 ～ 15 克，後下煎服。

【經　驗】

全蝎、鈎藤伍用，係施老治療頑固性頭痛（類似神經性頭痛）而設。

《中草藥新醫療法資料選編》載：全蟲、鈎藤各 10 克，高麗參 6 克，共研細末，每日服 2 次，每次服 3 克，治療高血壓病、動脈硬化所引起的頭痛。

四、全蝎　蜈蚣

【單味功用】

全蝎（見第 328 頁）。

蜈蚣味辛，性溫。有毒。入肝經。本品走竄之力最速，內而臟腑，外而經絡，凡氣血凝聚之處皆能開之。功善通經絡、息肝風、解痙攣、止抽搐，內治肝風萌動、癲癇、眩暈、抽掣瘛瘲、小兒臍風、破傷風諸症，外治經絡中風、口眼喎斜、手足麻木，以及頑固性頭部抽掣疼痛，又能解毒消腫，以治瘡瘍腫毒、瘰癧潰爛等症。

【伍用功用】

全蝎平肝息風解痙，祛風通絡止痛，解毒散結消腫；蜈蚣息肝風解痙攣、止抽搐，通經絡止疼痛，解毒散結消腫。二者均入肝經，為息風解痙聖品。相須為用，其力相得益彰，息風解痙作用倍增。

【主　治】

1. 中風（腦血管意外），癲癇，破傷風，小兒臍風，小兒急、慢驚風引起的抽搐等症。

2. 瘡瘍腫毒、瘰癧諸症。

3. 頑固性偏、正頭痛，以抽掣疼痛為主者。

4. 風濕痹痛等症。

【常用量】

全蝎 3 ～ 4.5 克，研末沖服，每服 0.6 ～ 1 克，日服 2 ～ 3 次；蜈蚣 1 ～ 3 克，研末沖服，每服 0.6 ～ 1 克，日服 2 ～ 3 次。

【經　驗】

全蝎、蜈蚣伍用，名曰蜈蝎散，又叫止痙散。蜈蚣、全蝎各等分，研末吞服。治手足抽搐、角弓反張等症。《吉林中草藥》云：蜈蚣、全蝎各等分，研為細末，每次服 1 ～ 1.5 克，日服 2 次。治療驚癇。

山東高密市單庭蘭先生傳蜈蝎散治發病5天以後的瘡癤癰腫、鼠瘡（淋巴結核）、陰疽等症。

其製法是：取核桃一枚，剖為兩瓣，去核仁，將蜈蚣兩條，全蝎一條（均用手捏碎），納入胡桃殼內，外以線纏緊，再用黃泥包裹，放文火（無火苗之火）中焙燒，直到搖搖有聲為度，然後取出核桃皮與蜈蚣、全蝎，用瓷器（忌用銅鐵器）共研細末即可。

其服用法是：用黃酒200～400克（白開水亦可）溫開後，送服上藥，藥後覆被取汗為宜（不取汗或少取汗亦可）。藥後不癒，隔3～5天後再服2～3劑（小兒可分2次服下）。

五、茺蔚子　天麻

【單味功用】

茺蔚子即益母草的乾燥果實。其味辛、甘，性微寒。有小毒。入肝、脾經。功專活血調經、順氣遂風、清肝明目，用於治療月經不調、崩漏、帶下、產後腹痛以及目赤腫痛、眼生翳膜等症。

據現代藥理研究，已證實有降壓作用，故可用於治療高血壓病、腦動脈硬化、腦血管意外等。

天麻又名明天麻。其味甘，性微溫。入肝經。本品性升屬陽，為肝經氣分之藥。

它既能息風止痙，用於治療肝風內動引起的驚癇抽搐、破傷風、小兒急驚風、慢驚風；又能鎮靜平肝，用於治療肝虛、肝風所引起的眩暈（類似高血壓病、動脈硬化、梅尼埃病），以及一般體弱所致的眩暈；還能祛風除濕、鎮痙止痛，用於治療偏頭痛，證屬肝風痰濕為患者，又治風濕痹痛、肢體麻木、手足不遂等症。

【伍用功用】

茺蔚子既升又降，功專活血通絡，涼肝明目；天麻屬陽性升，並走於上，功擅平肝息風，而治眩暈。茺蔚子以活血為主，天麻以行氣為要。

二藥伍用，一血一氣，氣血雙調，故肝得平，風可息，絡道通，疼痛止。

【主　治】

1. 癲癇為患，兼見絡道不暢，以致頭昏、頭痛等症。

2. 風中絡道，氣血循行不暢，以致頭痛等症。

3. 高血壓病。

【常用量】

茺蔚子 6 ～ 10 克；天麻 3 ～ 10 克，研末沖服，每次 1 ～ 1.5 克，日服 2 ～ 3 次。

【經　驗】

茺蔚子、明天麻伍用，善治肝風內動引起的驚癇抽搐等症，又治高血壓頭昏頭痛等症，可與黃芩、夏枯草、槐花、牛膝同用，其效更著。

茺蔚子用量不可超過 30 克，否則有中毒的危險。

六、珍珠　海參腸

【單味功用】

珍珠又名真珠、珠子，為軟體動物珍珠貝科及蚌科多種貝所分泌的真珠質包圍異物並日益增大而成的圓粒狀物。其味甘、鹹，性寒。入肝、心經。

本品體堅質硬，其色光明，氣寒無毒，善除心肝經之熱，而鎮心安神、養陰息風、清熱墜痰，用於治療驚悸、怔忡、癲癇、驚風抽搐；又能祛翳明目、解毒生肌，用於治療目生翳障、瘡瘍久不收口等症。另外，還可治療潰瘍病，症見胃痛、反酸者。

海參腸為刺參科動物刺參或其他種海參的全體。本品味鹹，性溫。入心、腎經。能補腎益精、養血潤燥，用於治療精血虧損引起的虛弱勞怯、陽痿、夢遺、小便頻數、腸燥便艱。海參腸入藥，即將海參腸洗淨，陰乾備用。

有關本品的性味、歸經、功用、主治，論述者甚少，《中草藥新醫療法資料選編》：「治胃及十二指腸潰瘍。海參腸置瓦上焙乾研末。每次服 0.3 ～ 0.6 克，一日三次。」施老則用於治療癲癇。

【伍用功用】

珍珠鎮心安神，養陰息風，清熱墜痰，祛翳明目，解毒生肌；海參腸補腎益精，養血潤燥。珍珠以鎮靜安神，清熱墜痰為主；海參腸以清痰涎、通絡脈、止抽搐為要。二藥伍用，一清鎮、一疏通，共奏鎮靜止痙、祛痰、抗癲癇之功。

【主　治】

癲癇。

【常用量】

珍珠 3 克；海參腸 30 克。

上藥共研細末，混合均勻，分為 20 包，每日早、晚各服一包，白開水送下。

【經　驗】

珍珠、海參腸為對，為施老治療癲癇（羊羔風）而設，驗之臨床，確有實效。北京某醫院護士長之子抽風有年，每日先作粉糊，上藥服用一料，發現本方有升白細胞之功，進而白細胞由 2.4×109/L 升至 4.5×109/L，是何機理尚需研究。

七、鬱金　白礬

【單味功用】

鬱金（見第 251 頁）。

白礬又叫明礬、礬石。其味酸、澀，性寒。有小毒。入脾、胃、肺、大腸、肝經。生品入藥，善祛風痰，用於治療風痰壅盛而致的癲癇，或痰阻心竅精神失常之症；又能解毒燥濕，用於治療濕熱黃疸（類似肝炎、膽石症等）；還能收斂止血、澀腸止瀉，用於治療大便出血、崩漏下血、帶下以及久瀉不止等症。

白礬外用，能收濕止癢、解毒殺蟲，用於治療癰腫瘡毒、濕疹、疥癬、口舌生瘡、耳內流膿等症。

【伍用功用】

鬱金辛而不烈，先升後降，既能入於氣分以行氣解鬱，又可入走血分以涼血清心、破瘀散結，善治痰濁蒙閉心竅；白礬氣味酸寒，既能燥濕又能化痰，尤善祛風痰，更能逐熱痰下泄上湧。鬱金以開鬱為主，白礬以化痰為要。二藥伍用，其功益彰，豁痰開竅，抗癲癇甚效。

【主　治】

1. 風痰癇證。

2. 蓄痰癲狂。

【常用量】

鬱金 6 ～ 10 克；白礬 1 ～ 3 克。

【經　驗】

鬱金、白礬伍用，名曰癲癇白金丸、白玉化痰丸、礬鬱丸，出自《外科全生集 · 馬氏試驗秘方》。治痰阻心竅而致的癲癇痴呆，突然昏倒，口吐涎沫。

《醫方考》白金丸，治失心癲狂。清代張石頑：「治一婦患失心瘋癲十年，用鬱金 120 克，佐明礬 30 克為丸，朱砂為衣，饞服 50 丸，心間如有物脫去，再服而蘇。以鬱金入心去惡血，明礬化頑痰，朱砂安神故也。」

筆者治一少女，因情志不遂，用腦過度，以致悶悶不語，徹夜不眠，不知寒熱，時穿濕衣而臥，甚則外出奔走，痰涎頗盛，吐之不盡，表情淡漠，舌白滑，脈弦滑，主取鬱金、明礬，伍以遠志、菖蒲、半夏、茯苓、陳皮、枳殼、竹茹、甘草，水煎服。藥服 6 劑，痰涎減少一半，已能入睡，不再外出奔走。又服 6 劑，痰涎已除，精神即能自制。

八、阿膠　龜板膠　鹿角膠

【單味功用】

阿膠（見第 149 頁）。

龜板膠為龜板熬製成的膠。其味甘、鹹，性平。功專滋陰、補血、止血，用於治療陰虛血虧引起的骨蒸勞熱、吐血、衄血、煩熱驚悸、腎虛腰痛、足膝痿弱、崩漏、帶下以及失眠、健忘、遺精、早泄等症。

鹿角膠為鹿角熬成的膠塊。其味甘、鹹，性溫。入肝、腎經。既能補腎陽、生精血，用於治療腎氣不足所致虛勞羸瘦、腰膝無力、陽痿、滑精等症；又能補陽益陰、活血止血，用於治療吐血、衄血、尿血、崩漏、帶下等症。

【伍用功用】

阿膠補血止血，滋陰潤肺；龜板膠滋陰潛陽，益腎健胃；鹿角膠補腎陽，生精血。龜板膠、鹿角膠合用，名曰龜鹿二仙膠。

其伍用機理，明代李中梓說：「人有三奇，精、氣、神，生生之本也。精傷無以生氣，氣傷無以生神，精不足者，補之以味，鹿得天地之陽氣最全，善通督脈，足於精者，故能多淫而壽；龜得天地之陰氣最具，善通任脈，足於氣者，故能伏息而壽。二物氣血之屬，味最純厚，又得造化之元微，異類有情，竹破竹補之法也。」

二藥參合，一陰一陽，陰陽雙補，通調任、督之脈，故能大補腎陰腎陽，療虛扶羸也。再與阿膠參合，補陽滋陰，補血生精之力益彰，通調督、任二脈，以增強補腦、緩急、抗癲癇的力量。

【主　治】

1. 癲癇。

2. 虛勞諸不足，症見疲乏無力、失眠多夢、心悸氣短、遺精盜汗等。

【常用量】

阿膠6～10克；龜板膠6～10克；鹿角膠6～10克。人乳燉化，白開水送服，日服2次。

【經　驗】

人乳為陰血所化生，味甘、鹹，性平。本品能潤五臟，益氣血，補腦髓，清煩熱，止消渴，澤肌膚，悅顏利腸。用人乳燉化上藥者，意即增諸藥的功效也。

根據臨床觀察，在治療癲癇時，有些患者服藥之後癲癇發作次數增加，為正常現象，囑其繼續服用，方可取效，切不要半途而廢。

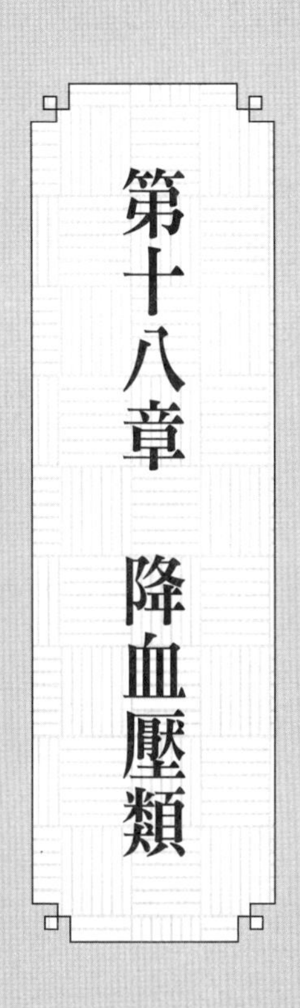

第十八章　降血壓類

一、茺蔚子　夏枯草

【單味功用】

茺蔚子（見第331頁）。

夏枯草（見第305頁）。

【伍用功用】

茺蔚子辛甘微寒，既升又降，能擴張血管，活血順氣，涼肝降壓；夏枯草苦寒泄熱，辛寒散結，長於宣泄肝膽之鬱火，暢行氣機之運行，故能清肝熱而降血壓。二藥伍用，一活血、一下降，有移盈補虧之效，故可降低血壓。

【主　治】

1. 虛性高血壓病，表現為頭重腳輕、頭昏目眩、血壓增高者。

2. 腦動脈硬化，腦血管供血不足，以及腦血管意外之後遺症等。

【常用量】

茺蔚子6～10克；夏枯草10～15克。

【經　驗】

茺蔚子、夏枯草伍用，是施老為治療虛性高血壓而設。所謂虛性高血壓是指血壓忽高忽低，高不至於血管破裂，低不至於低於正常。症見頭痛、眩暈、耳鳴、失眠、注意力不能集中，以及全身走竄疼痛，顏面與四肢麻木等症，脈現虛數，或數大無力，重按尤甚。

其發病機理，施老認為：「血管細，血液集，血瘀滿，血凝泣。」也就是說，頭部血管充盈，它部血不流暢，上實下虛，盈虧失調，因之致病。

治法以「靜通」為要，故用茺蔚子擴張腦部血管，以活血化瘀；佐以夏枯草苦寒泄下，清熱降壓。二藥參合，一活血、一下降，使盈者平、虧者和，血量調和，血壓自趨正常也。

二、槐花　黃芩

【單味功用】

槐花又叫槐米花、槐米、槐蕊。其味苦，微寒。入肝、大腸經。本品苦寒，既能涼血止血，用於治療血熱所引起的衄血、咯血、便血、崩漏等症；又能清熱降壓，用於治療高血壓病。

現代醫學研究證明，本品含有芸香苷，它具有增強毛細血管抵抗力的作用，可改善血管壁的脆性，對高血壓患者有防止腦血管破裂的功效，對實性高血壓和有出血傾向者尤為宜用。

黃芩（見第93頁）。

【伍用功用】

槐花苦寒，涼血止血，清熱降壓；黃芩苦寒，清熱燥濕，瀉火解毒，清熱降壓，安胎。槐花以涼血降壓為主，黃芩以瀉火降壓為要。二藥伍用，苦寒瀉熱，涼血降壓的力量增強。

【主 治】

實性高血壓病，動脈硬化，表現為肝陽上亢，症見頭昏目眩、頭脹頭痛、面紅耳赤、口苦咽乾、心煩不寧、大便乾燥、小便黃赤等症者。

【常用量】

槐花 6 ～ 15 克；黃芩 6 ～ 10 克。

【經 驗】

槐花、黃芩伍用，是施老為治療實性高血壓而設。所謂實性高血壓是指精神昏憒，面紅頰赤，大便秘結，小便黃赤，舌苔黃厚，脈象弦大或弦數，以苦寒折逆之法治之。但苦寒之藥，不宜久服，使血壓有下降之勢，仍以「靜通」為要。

施老治高血壓病，突出一個「通」字，而以「靜通」為主。所謂「靜通」的含意，即遵「上病下取」之意，清熱順氣，引血下行，養陰柔肝，去有餘，補不足等等。

施師強調治高血壓病忌用辛溫香竄，以及鼓盪血液之品，否則易致弊端。

正如明代醫家孫一奎說：「辛香竄散之品，中臟閉證，暫借開竅，邪在血脈，反誤報之，引邪深入，莫之能出。」又如明代醫家繆仲淳說：「東南之地，素多濕痰，質多柔脆，往往多熱多痰，真陰既虧，內熱彌甚，煎津液，壅塞氣道，不得通利，用藥以清熱順氣之品。」施老經驗，引血下行者，習用茺蔚子、牛膝之類，若頭部血管充盈較甚，可暫用重鎮之品，如靈磁石、代赭石、生鐵落、紫石英、紫貝齒之類，以重鎮降下，待病勢稍穩，仍以柔肝為主。這種治法，用於高血壓病初起，既能防止血管過於充盈，又可防止血管破裂，尚無刺激血管之弊。

另外，高血壓病尚無瘀血指徵（後腦部位疼痛，面色晦暗，舌質淡暗，且有瘀點、瘀斑，舌下靜脈怒張，脈滯澀）者，不可妄投活血破瘀之藥，以免鼓盪血流，甚或損害血管而引起腦出血。若有瘀血指徵者，須參用活血祛瘀之藥以通之。同時還需加用膠類藥物，如阿膠、龜板膠、鹿角膠等，以便加厚血管，增強治療效果。

三、鈎藤　牛膝

【單味功用】

鈎藤（見第 43 頁）。

牛膝味苦、酸，性平。入肝、腎經。本品苦平降泄，性善下行，它既能下行直奔下焦以活血通經、祛瘀止痛、利尿通淋，用於治療血滯經閉、痛經、月經不暢、產後瘀滯腹痛、胞衣不下，以及跌打損傷、淋病尿血、尿道疼痛等症（類似腎結石等），又治熱淋（類似尿道炎）之小便困難、尿道灼熱、疼痛等症，又能使頭部和上半身的血液「下行」，從而減輕頭部充血，用於治療高血壓病，證屬肝陽上亢者，又治吐血、衄血，以及陰虛火旺的牙齦腫痛、口舌生瘡等上部火熱證，還能引諸藥下行，就是引導其他藥的藥力「下行」到達下半身，用來治療下半身的疾患，如各種原因（風濕、腎虛、跌打損傷等）所引起的腰腿痛等症。

【伍用功用】

鈎藤甘寒，清熱平肝，息風鎮痙；牛膝苦降，活血祛瘀，舒筋通絡，通淋利尿補肝腎，強筋骨。鈎藤清熱平肝，息風鎮痙以降血壓為主；牛膝活血祛瘀，引血下行以降低血壓為要。二藥伍用，清上引下，降血壓甚效。

【主　治】

腦血管痙攣，高血壓病，表現為肝陽上亢引起頭暈目眩、頭脹頭痛、半身麻木等症，均宜使用。

【常用量】

鈎藤 10 ～ 15 克，後下煎服；牛膝 10 ～ 15 克。

四、牡蠣　葛根

【單味功用】

牡蠣（見第 100 頁）。

葛根（見第 80 頁）。

【伍用功用】

牡蠣鹹寒，重鎮安神，平肝潛陽，收斂固澀，軟堅散結，制酸止痛；葛根甘潤，解肌退熱，生津止渴，透發麻疹，升陽止瀉。葛根升散解肌，擴張心腦血管，改善其血液循環，以活血散瘀降壓；牡蠣質重潛降，可引氣血下行，以降低血壓。二藥伍用，活血散瘀，鎮靜降壓的力量增強。

【主　治】

高血壓病，表現為陰虛肝旺、肝陽上亢引起的頭暈目眩、心悸怔忡、煩悶失眠、舌質暗、脈滯者宜用。

【常用量】

牡蠣 15 ～ 30 克，打碎先煎；葛根 10 ～ 15 克。

五、仙茅　淫羊藿

【單味功用】

仙茅味辛，性熱。有小毒。入腎、脾、肝經。本品既能補命火而興陽事，用於治療腎陽不足、命門火衰所引起的陽痿、精冷、小便頻數或遺尿等症；又能溫腎陽、溫脾陽、促運化，用於治療脾腎陽虛所引起的脘腹冷痛、食慾不振、大便溏薄甚則泄瀉等症；還能補腎陽、強筋骨、祛寒濕、止疼痛，用於治療腎陽不足、筋骨不健，以致腰膝冷痛、四肢無力，以及寒濕痹痛、筋脈拘急等症。另外，還可用於治療婦女更年期高血壓病。

淫羊藿又叫仙靈脾。其味辛，性溫。入肝、腎經。本品辛香甘溫，它既能補命火、興陽事、益精氣，用於治療腎陽虛衰所引起的遺精、陽痿、尿頻、腰膝酸軟、神疲體倦等症；又能祛風濕、強筋骨，用於治療風濕痹痛、四肢麻木、筋脈拘急，或兼見筋骨痿軟、下肢癱瘓等症；還能舒張周圍血管、降低血壓，用於治療高血壓病，證屬陰陽俱虛，表現為面色蒼白、腰膝酸軟、夜尿多、舌質淡紅、脈細、男子陽痿、女子月經不調。另外，還能止咳平喘，用於治療陽虛咳喘之症。

【伍用功用】

仙茅辛熱，溫腎壯陽，祛寒濕，壯筋骨；淫羊藿甘溫，補腎助陽，祛風除濕，降血壓。

二藥伍用，相互促進，補腎壯陽，祛風除濕，降血壓的力量增強。

【主　治】

1. 高血壓病，證屬陽虛，症見畏寒、肢冷、腰膝軟弱無力等。

2. 婦女更年期綜合徵。

【常用量】

仙茅 6～10 克；淫羊藿 6～15 克。

【經　驗】

仙茅、淫羊藿伍用，出自上海曙光醫院《中醫方劑臨床手冊》二仙湯。

治更年期綜合徵、更年期高血壓、閉經，以及其他慢性疾病證屬腎陰、腎陽不足而虛火上炎者。實驗研究，對實驗性高血壓有顯著降壓作用。

六、鈎藤　桑寄生

【單味功用】

鈎藤（見第 43 頁）。

桑寄生為桑寄生科常綠小灌木槲寄生或桑寄生的帶葉莖枝。其味苦、性平，入肝、腎經。本品得桑之餘氣而生，質厚而柔，不寒不熱，為補腎補血之要劑。

它既可祛風濕、舒筋絡而利關節，補肝腎、強筋骨而增強抗病能力，用於治療風濕痹痛（關節炎、風濕性肌炎），兼見肝腎不足致腰膝酸痛、筋骨痿軟者；又能補肝腎而降血壓，用於治療高血壓病、冠心病，證屬肝腎不足、陰虛陽亢，以致頭痛、眩暈、耳鳴、心悸者；還能補肝腎、養血安胎、固衝止崩，用於治療肝腎虛損、衝任不固所引起的胎動不安、胎漏、崩中等症。

此外，還可用於治療小兒痲痹後遺症以及肌膚甲錯（皮膚乾燥症）。

【伍用功用】

鈎藤微寒質輕氣薄，輕清走上，清熱平肝，息風定驚。藥理研究，鈎藤鹼能抑制血管運動中樞，擴張周圍血管，使血壓下降和心率減慢，煎煮超過20分鐘以上，降壓效果降低，故不宜久煎；桑寄生得桑之餘氣而生，質厚而柔，不寒不熱，補肝腎、強筋骨，祛風濕、舒經筋，養血安胎。

藥理研究，桑寄生所含黃酮有利尿、降壓作用，其沖劑有舒張冠狀血管作用，以治療冠心病心絞痛。二藥伍用，相得益彰，共奏補腎通絡、平肝降壓之功。

【主　治】

1. 高血壓病，證屬肝腎不足、肝陽上擾者。

2. 冠心病心絞痛，證屬肝腎不足者。

3. 血管神經性頭痛。

【常用量】

鈎藤10～15克，後下；桑寄生15～30克。

七、牡蠣　夏枯草

【單味功用】

牡蠣（見第100頁）。

夏枯草（見第305頁）。

【主　治】

1. 肝鬱化火，虛風上擾，症見頭暈、口苦心煩、夜寐多夢、耳鳴眼花等。

2. 高血壓病，證屬虛風上擾者。

【常用量】

牡蠣15～30克，打碎先煎；夏枯草10～15克。

【經　驗】

生牡蠣、夏枯草伍用，以治療虛風上擾諸症，欲降壓者，宜與茺蔚子、槐花、懷牛膝參合，亦可與貝石之輩伍用，以增強降壓功效。

八、石決明　決明子

【單味功用】

石決明（見第318頁）。

決明子又叫草決明，為豆科植物決明的成熟種子。其味甘、苦、鹹，性微寒。入肝、大腸經。本品既能清瀉肝火，益腎明目，用於治療肝經鬱火引起的目赤澀痛、羞明多淚，或肝腎陰虧，目暗不明等症；又能潤腸通便，用於治療內熱腸燥引起的大便秘結或習慣性便秘等症。

另外，本品尚有降低血清膽固醇與降低血壓值功效，故對動脈硬化、高血壓病可以使用。

【伍用功用】

石決明平肝息風，清熱明目；決明子清肝膽鬱熱，益腎明目。二藥伍用，清熱，平肝，明目。

【主 治】

1. 乾熱頭昏、視物不明、目赤澀痛、頭痛等症。

2. 高血壓、動脈硬化諸症。

【常用量】

石決明 15 ～ 30 克，打碎先煎；決明子 5 ～ 10 克。

【經 驗】

石決明、草決明伍用，為祝老治療肝熱目赤澀痛而設。亦可與條黃芩、防風參合，其效更著。治高血壓病，宜與茺蔚子、夏枯草、槐花、懷牛膝參合。

九、夏枯草 決明子

【單味功用】

夏枯草（見第 305 頁）。

決明子（見第 348 頁）。

【伍用功用】

夏枯草清瀉肝火，解鬱散結；決明子清肝膽鬱熱，潤腸通便。二藥伍用，清肝明目之力益彰。

【主　治】

1. 肝熱目疾諸症。

2. 肝腎不足，症見頭痛、眩暈、目暗不明等。

3. 高血脂症。

【常用量】

夏枯草 10 ～ 15 克；決明子 10 ～ 15 克。

【經　驗】

夏枯草、草決明伍用，是為治肝熱目疾，或肝腎不足，虛火上炎所致之目疾而設。亦可用於高血脂症，伍以何首烏 15 克，生山楂 50 克，其效更著。

降壓之對藥，尚有紫石英、紫貝齒，龍齒、紫貝齒，石決明、紫石英，石決明、磁石，紫石英、磁石，紫石英、鐵落，珍珠母、磁朱丸等，均為重鎮降壓之品，適用於頭部血管過於充盈諸症，待病勢稍穩，仍以柔肝為主，且不可一味重鎮。

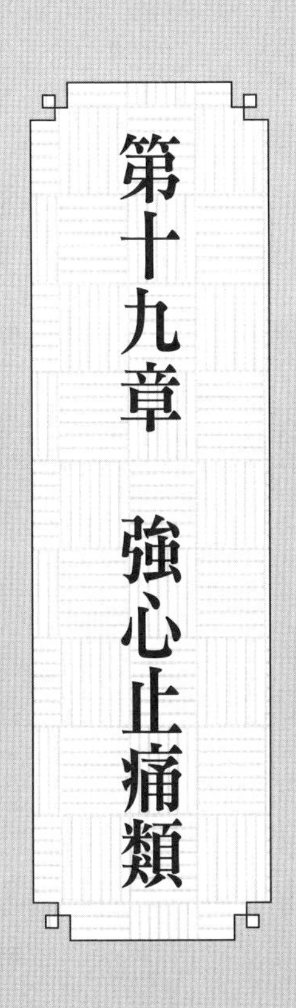

第十九章　強心止痛類

一、地錦草　分心木

【單味功用】

地錦草又名地錦、鋪地錦、臥蛋草、雀兒臥單蛋。其味苦、辛，性平。無毒。

本品既能清熱解毒、散血止血、通利小便、利濕通乳，又能調氣和血、流通血脈、宣通痹阻，用於治療急性細菌性痢疾、急性腸炎、濕熱黃疸、尿路感染、咳血、吐血、尿血、便血、崩漏、乳汁不通、癰腫疔毒、跌打損傷以及胸痹（類似冠心病心絞痛等）。

分心木為胡桃果核內的木質隔膜，故又名胡桃夾、核桃隔。其味苦、澀，性平。無毒。入脾、腎經。本品苦澀收斂，功專固腎澀精，用於治療遺精、滑泄、腰痛、尿頻、遺尿、淋症尿血、崩漏、帶下、痢疾等症。此外，施老認為本品善理胸膈之氣而止疼痛，用於治療胸膈痞悶、疼痛（類似冠心病心絞痛等）以及噎膈之症。

【伍用功用】

地錦草清熱解毒，活血止痛，利濕通乳；分心木固腎澀精，理氣止痛。地錦草專走血分，長於調氣活血，流通血脈，活血化瘀；分心木行於氣分，善理胸膈之氣，以理氣止痛。二藥伍用，一氣一血，氣血雙調，利氣活血，強心止痛之功益彰。

【主　治】

1. 左前胸部脹悶、氣短、心悸、疼痛等症。

2. 冠狀動脈供血不足引起的心絞痛以及其他多種心臟病均可使用。

【常用量】

地錦草6～10克，鮮品用15～30克；分心木6～10克。

【經　驗】

施老臨床經驗極為豐富，善治溫熱病、胃腸病、糖尿病、婦科病等。先生晚年又專攻老年病，在治療冠心病上頗有見解，如臥蛋草、分心木伍用，對緩解自覺症狀確有良效，即為一斑。

二、丹參　檀香

【單味功用】

丹參（見第182頁）。

檀香又名白檀香。其味辛，性溫。入脾、胃、肺、心經。本品辛香溫通，為氣分之藥，善理胸膈之氣，能引胃氣上升，功專調脾肺、理胸膈、溫中散寒、開胃增食、行氣止痛，用於治療寒凝氣滯致脘腹冷痛、嘔吐清水等症，又治氣滯血瘀致胸悶脹痛、胃脘刺痛以及冠心病心絞痛等症。另外，也可治療胃寒所引起的痙攣性疼痛、小腹虛寒疝痛。

【伍用功用】

檀香苦辛微寒，入肺胃氣分，長於宣發氣滯，暢膈寬中，散寒止痛；丹參辛溫入心、肝血分，擴張冠狀血管，活血化瘀，散瘀定痛。二藥伍用，一氣一血，氣血雙調，行氣活血，通絡止痛的力量增強。

【主　治】

1. 氣滯血瘀，絡道不和，胸痹諸症。

2. 高血壓病、冠心病之心絞痛等症。

【常用量】

丹參 10 ～ 15 克；檀香 3 ～ 6 克。

【經　驗】

丹參、檀香伍用，出自《醫學金針》丹參飲，為治療冠心病心絞痛而設。其病機為「氣血不通」，其病因為正氣內虛，加之六淫、七情、飲食勞倦等因素的影響，以致氣滯血瘀，痰濁瘀阻，心陽不振，心脈瘀阻不通。遵「通則不痛」之理，故選用活血化瘀之法為治，因「氣行則血行，氣滯則血瘀」是也。氣滯與血瘀常常是互為因果，同時並見，僅是輕重程度偏頗不同而已。

臨證處方時，宜在活血藥中加入行氣之藥，寓行氣於化瘀之中也。至於化瘀與行氣藥的比例，則當因人而異，側重之不同。以疼痛為主者，七分活血，三分行氣；以胸悶憋氣為主者，七分行氣，三分活血，臨證宜審。

三、五靈脂　降香

【單味功用】

五靈脂（見第 285 頁）。

降香又名降真香、紫藤香。其味辛，性溫。入心、肝、脾經。本品辛香溫散，色赤入於血分。本品既能降氣辟穢化濁，治穢濁內阻、噁心嘔吐、腹部疼痛等症；又能散瘀止血定痛，用於治療氣滯血瘀引起心胃氣痛、冠心病心絞痛以及吐血、咯血、外傷疼痛等症。

【伍用功用】

五靈脂入於血分，通利血脈，活血散瘀定痛；降香入於血分而下氣，功擅行血破瘀，行氣止痛。二藥伍用，相互促進，行氣活血，宣通絡道，散瘀止痛益彰。

【主　治】

1. 冠心病心絞痛諸症。

2. 氣滯血瘀之胸脅痛、胃脘痛、腹痛等症。

【常用量】

五靈脂 6 ～ 10 克，布包煎服；降香 3 ～ 6 克，後下煎服。

【經　驗】

臥蛋草、分心木，紫丹參、白檀香，五靈脂、降香伍用，均可治療冠心病心絞痛，凡證屬氣滯血瘀者，均宜選用。唯檀香、降香不宜久服，否則易傷胃陰，而致納呆。故臨床上應以疼痛緩解以後，仍以益氣養陰為主，佐以活血化瘀，才能鞏固療效。

四、丹參　三七

【單味功用】

丹參（見第 176 頁）。

三七（見第147頁）。

【伍用功用】

丹參活血化瘀，祛瘀生新，消腫止痛，養心安神；三七祛瘀止血，消腫定痛。二藥伍用，相互促進，活血化瘀，祛瘀生新，強心通絡止痛之力增強。

【主　治】

冠心病心絞痛諸症。

【常用量】

丹參10～15克；三七3～10克，亦可研末沖服，每次服1～3克，日服二三次。

【經　驗】

丹參、三七伍用，專為治療冠心病心絞痛而設。根據施老經驗，冠心病心絞痛之初起，尚無器質性病變者，則重用丹參，少佐三七；反之，病程日久，又有器質性損害者，則主取三七，佐以丹參。故臨床之際，丹參、三七應靈活運用，隨症增減，方可收到事半功倍之效。

另外，丹參、三七亦可與炒遠志、節菖蒲、瓜蔞、薤白等藥伍用，其效更著。

五、石菖蒲　鬱金

【單味功用】

石菖蒲（見第126頁）。

鬱金（見第251頁）。

【伍用功用】

石菖蒲開竅除痰，醒神健腦，化濕開胃；鬱金涼血清心，行氣解鬱，祛瘀止痛，利膽退黃。菖蒲以開竅為主，鬱金以解鬱為要。二藥伍用，相互促進，解鬱開竅，宣痹止痛益彰。

【主　治】

1. 氣滯血瘀，絡道不和，胸痹諸症。

2. 高血壓病，冠心病心絞痛等症。

【常用量】

石菖蒲 6 ～ 12 克；鬱金 10 ～ 15 克。

【經　驗】

石菖蒲、鬱金伍用，亦治冠心病心絞痛諸症，但以痰濕為患，氣滯血瘀，絡道不暢，以致前胸疼痛者為宜。

臨床習與瓜蔞、薤白、半夏、茯苓、陳皮、甘草參合，其效益彰。

六、阿膠仙　鶴草

【單味功用】

阿膠（見第 149 頁）。

仙鶴草味苦、澀，性平。入肺、肝、脾經。本品藥性平緩，味苦而澀，為收斂止血藥。它既能收澀血管，促進血小板的生成，以加速凝血而止血，用於治療咯血、吐血、衄血、便血、尿血，以及婦女崩漏等各種出血症；又能強心、調整心率、消除疲勞，用於治療各心臟病的心力衰弱、心律不整等症；還能收斂止痢、止瀉，用於治療血痢諸症。另外，還能殺蟲，用於治療瘧疾、滴蟲性陰道炎等。仙鶴草外用，又可消腫止痛，用於治療癤瘡癰腫、痔瘡腫痛等。

【伍用功用】

阿膠味甘氣平，色黑質潤，為血肉有情之品，善補肝血滋腎水，潤肺燥養心神；仙鶴草收斂止血，解毒療瘡，收縮內臟血管，升高血壓，強心，興奮呼吸。阿膠以補血養心為主，仙鶴草以強心、調整心律為要。二藥伍用，補心強心，調整心率的作用增強。

【主　治】

1. 各種心臟病（風濕性心臟病、高血壓性心臟病、肺心病）。

2. 多種出血性病症（咯血、吐血、衄血、尿血、便血、婦女子宮出血等）。

【常用量】

阿膠 6 ～ 10 克，另包，燉化，兌入煎劑中送服；仙鶴草 10 ～ 15 克，必要時可重用，15 ～ 30 克。

【經　驗】

阿膠、仙鶴草伍用，善治各種心臟病變，但證屬心陰不足者宜用。若伍以人參、五味子，其效更佳。亦可見加木香、香附等藥，使之氣血溝通，療效更著。

心臟病若屬瓣膜病變者，施老常用天王補心丹、柏子養心丹，令其久服，亦每獲效。

七、地錦草　仙鶴草

【單味功用】

地錦草（見第 352 頁）。

仙鶴草（見第 357 頁）。

【伍用功用】

地錦草主心氣，通血脈，散血止血，利小便；仙鶴草強心，興奮呼吸，調整心律。

二藥伍用，調氣和血，宣通痹阻，流通血脈，調整心律益彰。

【主　治】

心動過速等症。

【常用量】

地錦草 6 ～ 10 克；仙鶴草 10 ～ 15 克，必要時可加大用量，15 ～ 30 克。

【經　驗】

臥蛋草、仙鶴草伍用，是為心動過速而設。施老每遇心動過速者，急用臥蛋草、仙鶴草、龍眼肉合冰糖服之，少時即安。

根據臨床體驗，臥蛋草、仙鶴草或龍眼肉、炒遠志等藥，確有強心作用，尤其對心動過速者，其效甚著。

八、人參 附子

【單味功用】

人參（見第 147 頁）。

附子（見第 106 頁）。

【伍用功用】

人參甘平，大補元氣，補脾益肺，生津，安神；附子辛熱，回陽救逆，溫腎助陽，祛寒止痛。人參以補氣強心為主，附子以助陽強心為要。二藥伍用，相互促進，溫陽益氣，強心救逆的力量增強。

【主 治】

1. 重病、久病、失血、心臟疾病等引起的四肢逆冷、冷汗自出、氣虛欲脫、心臟衰弱、脈微欲絕等症。

2. 除中（即《傷寒論》厥陰病，出現四肢厥冷，下利者，應當不能食；若中氣將絕而反能食者，稱為除中）。

【常用量】

人參 6～10 克，黨參 30～60 克代之亦可；附子 6～10 克。

【經 驗】

人參、附片伍用，名曰參附湯，出自《婦人良方》，能回陽、益氣、固脫。治元氣大虧，陽氣暴脫，症見手足逆冷、汗出、呼吸微弱、脈微等。

《醫學衷中參西錄》載：「又張致和曾治一傷寒壞證，勢近垂危，手足俱冷，氣息將斷。用人參 30 克、附子

10 克，於石碗內煎至一碗，新汲水浸之冰冷，一服而盡。少頃病人汗出，鼻梁尖上涓涓如水。蓋鼻梁應脾，若鼻端有汗者可救，以土在人身之中周遍故也。」

九、附子 乾薑

【單味功用】

附子（見第 106 頁）。

乾薑（見第 152 頁）。

【伍用功用】

附子辛溫大熱，其性善走，為通行十二經脈純陽之藥，外通於皮毛而除表寒，裏達於下焦而溫痼冷，徹內徹外，諸臟各腑，果有真寒，無可不治；乾薑氣足味厚，暖脾胃而散寒，回陽通脈以救逆。二藥伍用，回陽救逆之力倍增。前人謂「附子無乾薑不溫」即是此意。

【主 治】

1. 心臟衰弱，陽虛欲脫，手足逆冷，脈微欲絕等症。

2. 脾胃虛寒之脘腹冷痛、嘔吐、腹瀉等症。

【常用量】

附子 6 ～ 10 克；乾薑 6 ～ 10 克。

【經 驗】

乾薑、附子伍用，名曰乾薑附子湯，出自《傷寒論》。治傷寒下之後，復發汗，晝日煩躁不得眠，夜而安靜，不渴不嘔，無表證，脈沉微，身無大熱者。《良方》用以治療霍亂轉筋，手足逆冷，或吐逆身冷，脈微，急用此藥救之。

明代醫家孫一奎以乾薑15克、附子10克，名曰薑附湯。治中風口噤，四肢強直，失音不語，忽然暈倒，口吐涎沫，狀如暗風，手足厥冷，或復煩躁兼陰證，作寒大便利而發熱者。

乾薑與附子伍用，可以加強附子回陽救逆的功效，前人戴元禮所謂「附子無乾薑不溫」，即可說明二者伍用的重要性也。

第二十章　利水消腫、利濕排膿類

一、車前草　旱蓮草

【單味功用】

車前草（見第 77 頁）。

旱蓮草（見第 309 頁）。

【伍用功用】

車前草味甘性寒，功專清熱解毒，涼血止血，利水通淋，滲濕止瀉，尤擅清無形之濕熱；旱蓮草甘寒滋陰瀉熱，酸寒涼血止血，若以鮮品入藥，清熱止血之力更強。

二藥伍用，相互促進，利尿、行水、清熱、止血的力量增強。

【主　治】

1. 尿頻、尿急、尿痛、小便淋瀝不暢、血淋、石淋、沙淋等症。

2. 急性腎炎、慢性腎炎、膀胱炎以及尿路感染諸症。

【常用量】

車前草 10 ～ 15 克；旱蓮草 10 ～ 15 克。

【經　驗】

車前草、旱蓮草伍用，名曰二草丹，出自《赤水玄珠》。治淋及尿血等症。

根據臨床體會，諸凡各種原因引起的小便不利、小便尿血等症，用之均有良效。

筆者曾會診一慢性腎炎女性患者，腹大如鼓，小便不利，臥床不起，舌淡，苔白滑，脈象濡軟，投以車前草、旱蓮草、附子、白朮、茯苓、桂枝、豬苓、澤瀉之品，藥服3劑，旋即小便通利，腹水即消，遵效不更方之旨，再取3劑，依法服用。

二、萹蓄　瞿麥

【單味功用】

萹蓄味苦，性寒。入肺、膀胱經。本品苦降下行，既能清利膀胱濕熱而利水通淋，用於治療濕熱下注引起小便淋瀝不暢、尿道熱痛等症，又能殺蟲止癢，用於治療皮膚濕疹、陰道滴蟲病、陰部發癢等。

瞿麥味苦，性寒。入心、小腸、膀胱、腎經。本品苦寒沉降，既能清心、小腸之火，利小便而導熱下行，又能破血通經，用於治療熱淋、小便淋瀝澀痛、尿血、尿少、尿閉、水腫、經閉、癰腫、目赤翳障、浸淫瘡毒。

【伍用功用】

萹蓄苦降下行，功專利水，清膀胱濕熱，治小便渾濁；瞿麥苦寒沉降，破血通經，善利小腸而導熱下行，以治莖中疼痛。

二藥伍用，互相促進，清熱通淋止痛益彰。

【主　治】

1. 濕熱淋濁、小便不利、熱淋澀痛等症。

2. 急性腎炎、尿路感染諸症。

【常用量】

萹蓄6～15克；瞿麥6～10克。

【經　驗】

萹蓄、瞿麥伍用，出自《和劑局方》八正散。治成人小兒心經邪熱，一切蘊毒，咽乾口燥，大渴引飲，心忪面熱，煩躁不寧，目赤睛痛，唇焦鼻衄，口舌生瘡，咽喉腫痛，又治小便赤澀，或癃閉不通，以及熱淋、血淋。

三、紅麴　車前子

【單味功用】

紅麴又名赤麴、紅米。為麴黴科真菌、紫色紅麴黴寄生在粳米上而成的紅麴米。其色呈紅色，故名紅麴。本品味甘，性溫，無毒。入肝、脾、大腸經。它既能健脾和胃、助消化、消食積，用於治療消化不良、食積脹飽、脘腹疼痛、下利水穀、赤白痢疾，又能活血化瘀，用於治療婦女氣血不和致產後惡露不淨、瘀滯腹痛等症。

車前子（見第73頁）。

【伍用功用】

紅麴健脾燥濕，和胃消食，活血化瘀；車前子滲濕利水，利小便以實大便。二藥伍用，和胃止痢，行水消脹的力量增強。

【主　治】

脾胃不健，飲食不節，濕熱下痢，痢下赤白，裏急後重，小便不利等症。

【常用量】

紅麴6～12克；車前子6～10克。同布包煎。

【經　驗】

痢疾一症，多由濕熱積滯之故，其治療大法也不外清熱利濕，消積化滯等。以炒紅麴健脾化滯，伍以車前子清利化濕熱，即是此意。若與血餘炭、益元散、香附米、台烏藥、左金丸參合，其效更著。

施老臨證處方時，習慣用炒紅麴，意即增強健脾消食、活血化瘀之功。

四、赤小豆、赤茯苓

【單味功用】

赤小豆味甘、酸，性平。本品性善下行，既能清熱利濕、行血消腫、通利小便，令濕熱從小便而出，用於治療水腫脹滿、小便不利（類似腎炎水腫、營養不良性水腫等）、腳氣水腫、輕症濕熱黃疸，如發熱、無汗、身發黃（類似急性黃疸型傳染性肝炎）；又能行血降火、清血熱之毒，用於治療糖尿病、癰腫、瀉痢。

赤茯苓顏色淡紅，味甘，性平。入心、脾、胃、肺、腎經。本品長於寧心安神、利竅行水、清利濕熱，專瀉心、小腸、膀胱之濕熱，用於治療心煩不寧、小便短赤、淋瀝不暢、瀉痢。

【伍用功用】

赤小豆清熱利濕，利尿消腫，解毒排膿；赤茯苓清利濕熱，利竅行水，寧心安神。二藥伍用，相互促進，其功益彰，清熱利濕，利尿排膿。

【主 治】

1. 濕熱為患，水腫腹滿，下肢浮腫，小便不利，甚或尿血等症。

2. 急性腎炎、急性膀胱炎諸症。

3. 乳癰（乳腺炎）。

4. 瀉痢。

【常用量】

赤小豆 10 ～ 30 克；赤茯苓 10 ～ 15 克。

【經 驗】

赤茯苓、赤小豆為對，為施老所習用。《本草綱目》：赤小豆，其性下行，通乎小腸，能入陰分，治有形之病。故行津液，利小便，消腫除脹。赤茯苓色淡紅，入心膀胱經，瀉心小腸膀胱之濕熱，開竅行水。二藥參合，利尿行水消腫之力倍增。

五、赤茯苓　赤芍

【單味功用】

赤茯苓（見第 367 頁）。

赤芍（見第 59 頁）。

【伍用功用】

赤茯苓甘淡，先升後降，上行清心火、生津液、開腠理、滋水源，下降利小便，引熱外出。赤芍性專下氣，善行血中之滯而涼血熱，通經脈散瘀血。二藥伍用，清熱利水，活血祛瘀，消腫止痛之力增強。

【主 治】

1. 水腫、小便不利、尿血等症。

2. 急性腎炎、膀胱炎諸症。

3. 溫熱病，熱入營分症見血熱吐衄、小便短赤等症。

【常用量】

赤茯苓 10 ～ 15 克；赤芍 6 ～ 10 克。

【經 驗】

赤茯苓、赤芍伍用，為施老所習用，諸凡血熱挾瘀之小便不利、水腫、尿血，血熱所致衄血、吐血，均有良效。蓋赤茯苓以利竅行水為主，赤芍以行瘀散結、活血止痛為要。二藥參合，利水通淋、通絡止痛之力益彰。

赤茯苓、赤芍治療耳源性眩暈之理，職是健脾利水之功，減輕迷路水腫是也。

六、黃耆 防己

【單味功用】

黃耆（見第 98 頁）。

防己味苦、辛，性寒。入肺、脾、膀胱經。本品苦降寒泄，善走下行，能行十二經脈、通腠理、利九竅、瀉下焦血分濕熱而利水消腫，用於治療下焦濕熱、水腫、小便不利之症；又能祛風除濕、通經絡、止疼痛，用於治療濕熱之邪所引起的肢體疼痛以及風濕痹痛。

【伍用功用】

黃耆甘溫補中，補氣升陽，補氣行水，利尿消腫；防己苦寒降泄，行經脈，通腠理，利九竅，利小便，消水腫。黃耆以升為主，防己以降為要。二藥參合，一升一降，升降調和，故利水消腫的力量增強。

【主 治】

1. 風水（為水腫病的一種。多由風邪侵襲，肺氣失於宣降，不能通調水道，水濕豬留於體內而成。臨床表現，多為發病急驟、發熱惡風、面目、四肢浮腫、骨節疼痛、小便不利、脈浮等）。

2. 濕痹為患，見肢體沉重、麻木等症。

3. 慢性腎炎、心臟病水腫諸症，證屬氣虛濕盛者。

【常用量】

黃耆 10～15 克；防己 6～10 克。

【經 驗】

黃耆、防己伍用，出自《金匱要略》防己黃耆湯，又名漢防己湯。治風水脈浮，其人頭汗出，表無他病，但腰以下當腫及陰，難以屈伸；亦治風濕脈浮身重，汗出畏風；又治濕痹麻木。

防己品種有二：一為漢防己，為防己科多年生藤本植物粉防己的根；一為木防己，為馬兜鈴科藤本植物廣防己的根。

漢防己利水消腫作用較強，木防己祛風止痛作用較好。治水腫者，宜選漢防己；療痹證者，可取木防己。

黃耆、防己伍用，善治腎炎諸症。屬急性者，宜與麻黃、浮萍，或與麻黃、石膏參合；屬慢性者，可與血餘炭、炒韭菜子、桂枝等藥伍用。

七、大腹皮 檳榔

【單味功用】

大腹皮又名檳榔皮、檳榔衣。其味辛，性微溫。入脾、胃、大腸、小腸經。本品具有宣發之力，性善下行，既能行氣疏滯、寬中除脹，又能利水消腫，用於治療濕阻氣滯致脘腹脹悶、周身水腫、小便不利，以及濕氣水腫等症，又可治療肝硬化腹水、腎病水腫等。

檳榔（見第 273 頁）。

【伍用功用】

大腹皮質體輕浮，辛溫行散，專行無形之滯氣而行氣寬中，利水消腫；檳榔質體沉重，辛苦降下，善行有形之積滯，以消積、行水。二藥伍用，相互促進，行氣消脹，利水消腫之力倍增。

【主　治】

1. 腹水，表現為腹脹、腹大如鼓、面目浮腫、下肢水腫、小便不利者。

2. 氣滯停食，以致脘腹脹滿、食慾不振、噯腐食臭等症。

【常用量】

大腹皮 10 ～ 12 克；檳榔 6 ～ 10 克。

【經　驗】

施老臨證處方時，習慣以大腹皮、大腹子合併伍用。二者即一物二種，其成熟的種子為檳榔（即大腹子）。種子的成熟果皮為大腹皮。二藥協同為用，行氣消脹，利水消腫，祛滯除滿的力量增強。

八、麻黃　浮萍

【單味功用】

麻黃（見第 32 頁）。

浮萍（見第 82 頁）。

【伍用功用】

麻黃辛溫，中空而浮，既能宣肺氣，開腠理而發汗，又能溫化膀胱而行水利尿消腫；浮萍辛寒，輕浮升散，善開毛竅，入肺經達皮膚，故能宣肺發汗，解表透邪，利水消腫。

二藥參合，一溫一寒，相互制約，相互促進，宣肺氣，開腠理，利水濕，消水腫之力益彰。

【主　治】

1. 水腫為病，症見發病急驟、發熱惡風、面目四肢浮腫、骨節疼痛、小便不利者。

2. 急性腎炎，表現為腰以上腫甚，而兼見表證者。

3. 感受風寒，風疹瘙癢等症。

【常用量】

麻黃 3 ～ 10 克；浮萍 6 ～ 12 克。

【經　驗】

水腫的治法，《素問・湯液醪醴論》有「開鬼門、潔淨府」之旨。麻黃、浮萍伍用，即是「開鬼門」之法，令其水液從汗而解是也。若屬急性腎炎，兼見表證者，屢用有驗，根據臨床體驗，亦可與麻黃、生石膏參合使用，其效更著。

九、麻黃 石膏

【單味功用】

麻黃（見第 32 頁）。

石膏（見第 51 頁）。

【伍用功用】

麻黃辛溫，中空而浮，宣肺氣、開腠理以發汗，溫化膀胱，行水利尿以消腫；石膏辛寒，體重而降，清熱解肌，發汗消鬱，生津止渴。二藥伍用，一溫一寒，一升一降，相互制約，相互為用，宣肺平喘，發越水氣，清熱降火，利水消腫的力量增強。

【主 治】

1. 風水，即水腫病的一種。多因風邪侵襲，肺失宣降，不能通調水道，水濕停留體內所致。症見發病急驟、發熱惡風、面目四肢浮腫、骨節疼痛、小便不利、脈浮等。

2. 正水，水腫病的一種。多因脾腎陽虛，水停於裏，上迫於肺所致症。見全身水腫、腹滿、喘急、脈沉遲等。

3. 石水。本病的含意有：一是指水腫病的一種。多因肝腎陰寒，水氣凝聚下焦所致，症見少腹腫大、堅如石、脅下脹痛、腹滿不喘，脈沉等。二是指單腹脹。《醫門法律・脹病論》說：「凡有癥瘕、積塊痞塊，即是脹病之根，日積月累，腹大如箕，腹大如甕，是名單腹脹……仲景所謂石水者，正指此也。」

4. 肺熱咳喘。

5. 急性腎炎，兼見有表證者。

【常用量】

麻黃 3 ～ 10 克；石膏 10 ～ 30 克。

【經　驗】

麻黃、生石膏伍用，出自《金匱要略》越婢湯。治風水惡風，一身悉腫，脈浮不渴，續自汗出，無大熱者。又治裏水（即正水、石水），一身面目黃腫，其脈沉小便不利，故令病水。

趙良云：「……脾氣不和，和以甘熱，胃氣不清，清以甘寒。麻黃之甘熱，走手足太陰經，連於皮膚，行氣於三陰，以祛陰寒之邪；石膏之甘寒，走手足陽明經，達於肌肉，行氣於三陽，以祛風熱之邪。既用甘味以入土，用其寒、熱，以和陰陽，用其性善走以發越脾氣，更以甘草和中緩急，二藥相協而成功。」

十、益智仁　萆薢

【單味功用】

益智仁（見第 245 頁）。

萆薢又名粉萆薢。其味苦，性微寒。入肝、胃經。本品氣薄，善走下焦，而利水濕、泌清濁，用於治療下焦濕濁鬱滯所引起的膏淋（淋證的一種，症見小便渾濁如米泔，或如鼻涕，或如脂膏，溲行不暢。臨床辨證，有虛實之分。虛證多因脾腎虛弱，不能約束脂液，尿出時無灼熱感，澀痛亦輕，常伴有腰膝酸軟、頭暈耳鳴、氣短體倦等。實證多因濕熱蘊結下焦，以致氣化不利，清濁相混，脂液失約，尿時灼熱、澀痛，可兼見頭痛、發熱、腰痛等）、遺精、婦女帶下等症，又治皮膚濕疹、慢性皮炎、膿疱瘡，證屬濕熱者。

另外，還能祛風濕而舒筋通絡，用於治療風濕痹痛（以濕勝為主）、關節不利、腰膝疼痛。

【伍用功用】

益智仁補腎固精縮小便，溫脾止瀉攝涎唾；萆薢分利清濁，祛風濕，利關節。益智仁以固澀為主，萆薢以分利為要。二藥伍用，一澀一利，相互制約，互制其短而展其長，固下元，利小便，祛濕濁甚效。

【主　治】

1. 腎虛小便混濁不清、尿意頻之、淋瀝不暢等症。

2. 婦人帶下諸症。

3. 乳糜尿。

【常用量】

益智仁 6 ～ 10 克；萆薢 10 ～ 15 克。

【經　驗】

益智仁、萆薢伍用，出自《楊氏家藏方》萆薢分清散。治真元不足，下焦虛寒，小便白濁，頻數無度，漩面如油，光彩不定，漩腳澄下，漩如膏糊；或小便頻數，雖不白濁，亦能治療。

十一、血餘炭、韭菜子

【單味功用】

血餘炭（見第240頁）。

韭菜子味辛、甘，性溫。入肝、腎經。本品長於補肝腎、壯元陽、暖腰膝、固精縮尿，用於治療肝腎不足、腎陽虛衰引起的遺精陽痿、小便頻數、遺尿白濁、腰酸腰痛，以及婦女帶下、久瀉、久痢。

【伍用功用】

血餘炭散瘀止血，補陰利尿；韭菜子溫腎壯陽，固精縮尿。二藥伍用，一補陰，一補陽，一滲利，一收縮，補肝腎，壯元陽，袪瘀生新，止痛止血，通利小便的力量增強。

【主　治】

1. 腰酸、腰痛，小便不利，小便帶血，下肢浮腫等症。

2. 慢性腎炎。

【常用量】

血餘炭6～10克；韭菜子6～10克。同布包煎。

【經　驗】

施老臨證時，習慣以血餘炭、炒韭菜子伍用，善治慢性腎炎諸症。若腰酸、腰痛者，宜與杜仲、續斷參合；若小便不利，有浮腫徵象者，宜與車前草、旱蓮草伍用，以增強療效。

十二、血餘炭、車前子

【單味功用】

血餘炭（見第 240 頁）。

車前子（見第 77 頁）。

【伍用功用】

血餘炭祛瘀生新，散瘀止血，補真陰，利小便；車前子甘寒滑利，性專降泄，滲濕瀉熱，通利小便。二藥伍用，一補一利，相互制約，相互為用，散瘀止血，利尿消腫益彰。

【主　治】

1. 尿少、尿痛、尿赤、小便帶血等症。

2. 急性腎炎諸症。

3. 泄瀉、痢疾。

【常用量】

血餘炭 6 ～ 10 克；車前子 6 ～ 10 克。同布包煎。

【經　驗】

血餘炭、車前子伍用，可用於治療急性腎炎。不論是小便尿血，還是尿化驗有紅細胞、蛋白，均可使用。

十三、冬瓜子　甜瓜子

【單味功用】

冬瓜子味甘，性寒。無毒。入肺、胃、大腸、小腸經。能清肺化痰、利濕排膿、潤腸緩瀉、去面皯、調肌膚，用於治療肺熱咳嗽、肺癰、腸癰、淋濁、水腫、帶下以及面部色素沉著等症。

甜瓜子味甘，性寒。無毒。

能清肺利氣、和中止渴、破瘀散結、破潰膿血，用於治療肺熱咳嗽、口渴、大便燥結等症，又治腹內結聚、肺癰、腸癰諸症。

【伍用功用】

冬瓜子清肺化痰，利濕排膿，去面皯、潤肌膚；甜瓜子清肺，潤腸，利水消脹，開痰利氣。

二藥伍用，沉降的力量增強，利水消脹，利濕排膿，破瘀散結甚效。

【主　治】

1. 飲停胸間致胸脅脹滿、咳嗽吐痰等症。

2. 肺癰（類似肺膿瘍）、膿胸、肺水腫、滲出性胸膜炎諸症。

【常用量】

冬瓜子 10～15 克；甜瓜子 10～15 克。同打煎服。

【經　驗】

肺水腫、滲出性胸膜炎頗為常見，施老習用冬瓜子、甜瓜子（西瓜子代之亦可）各 120 克，打碎煮湯代茶飲，每獲良效。

十四、冬瓜子　冬葵子

【單味功用】

冬瓜子（見第377頁）。

冬葵子又名葵子。質堅耐寒，入冬不雕而得名。其味甘，性寒。入小腸、大腸經。

本品性寒質滑，為滑下利竅之品。它既能利尿通淋、滑腸通便，又能通乳消脹，用於治療小便不利、水腫、熱淋、砂淋、產後乳汁稀少或乳汁不行、乳房脹痛或乳癰初起諸症、大便燥結等症。

【伍用功用】

冬瓜子入肺、胃、大腸、小腸經，功專清肺化痰，利濕排膿；冬葵子寒滑利竅，利水消脹。二藥伍用，利濕排膿，消腫止痛之力增強。

【主　治】

1. 水腫、小便不利、大便不通等症。

2. 肺癰（類似肺膿瘍）、腸癰（類似闌尾炎）、懸飲（類似滲出性胸膜炎）諸症。

【常用量】

冬瓜子10～15克；冬葵子10～15克。同打煎服。

【經　驗】

冬瓜子、冬葵子伍用，原為治療肺膿瘍、支氣管擴張而設。蓋冬瓜子「主腹內結聚，破潰膿血，凡腸胃內壅，最為要藥」冬葵子「氣味俱薄，淡滑為陽，故能利竅通水為要。」

二藥參合，利水消脹益彰。若屬肺臟疾患，症見咯痰者。

十五、冬瓜子　青橘葉

【單味功用】

冬瓜子（見第 377 頁）。

青橘葉（見第 255 頁）。

【伍用功用】

冬瓜子甘寒清熱，利濕排膿；青橘葉疏肝理氣，散結止痛。冬瓜子以利水為主，青橘葉以行氣為要。

二藥參合，相互促進，理氣止痛，行氣利水，消脹排膿之力增強。

【主　治】

1. 氣水鬱滯，絡道不暢，致胸脅脹痛、咳嗽氣短等症。

2. 乾、濕性胸膜炎均可使用。

【常用量】

冬瓜子 10 ～ 15 克，打碎煎服；青橘葉 6 ～ 10 克。

【經　驗】

筆者曾治一罹滲出性胸膜炎患者，投以冬瓜子、甜瓜子、青橘葉、葶藶子、大棗，藥服十餘劑，症徵悉除。

十六、杏仁　薏苡仁

【單味功用】

杏仁（見第142頁）。

薏苡仁（見第174頁）。

【伍用功用】

杏仁苦辛而溫，辛能橫行而散，苦能直行而降，遂為散邪降氣；薏苡仁甘淡補中滲利，升少降多，健脾滲濕，利水消腫，排膿消癰。二藥參合，理氣行水，排膿消癰腫甚效。

【主　治】

肺痿、肺癰（類似肺膿瘍）諸症。

【常用量】

杏仁6～10克；薏苡仁10～30克。同搗煎服。

【經　驗】

杏仁、薏苡仁伍用，原為治療肺膿瘍而設。亦可用於治療滲出性胸膜炎諸症，職是利水袪濕、排膿消腫也。

第二十一章　軟堅散結、化石通淋類

一、浮海石　海金沙

【單味功用】

浮海石（見第130頁）。

海金沙生於葉上，色黃如金，質細如沙，輕撒於水上，能浮於水面，振搖之則下沉，故名海金沙。其味甘、淡，性寒。入小腸、膀胱經。本品甘淡利尿，寒可清熱，其性下降，善瀉小腸膀胱血分之濕熱，功專清熱解毒、利水通淋，為治諸淋尿道疼痛之要藥，用於治療石淋、砂淋（尿路結石）、膏淋、熱淋（尿路感染）、腎炎水腫、肝炎、腸炎、痢疾、咽喉腫痛、痄腮、濕疹。

【伍用功用】

浮海石清肺化痰，軟堅散結，化石通淋；海金沙利尿通淋。浮海石入於肺經，清肅水之上源，而通利水道；海金沙入於小腸、膀胱血分，以分利小腸，清化小腸、膀胱之濕熱而通利水道。二藥伍用，清上安下，相得益彰，化堅散瘀，利尿止痛之力增強。

【主　治】

1. 濕熱為患，以致小便淋瀝不暢、尿道灼熱疼痛等症。

2. 砂淋、石淋（尿路結石）諸症。

3. 膏淋、熱淋（尿路感染）諸症。

【常用量】

浮海石10～15克，打碎煎服；海金沙19～15克。

【經　驗】

施老臨證處方時，習慣以浮海石、海金沙並書伍用。善治尿路結石、尿路感染諸症。臨床習與血餘炭、益元散、車前草、旱蓮草伍用，其效更佳。

二、金錢草　海金沙

【單味功用】

金錢草又名大金錢草、四川金錢草。其味苦、酸，性涼。入肝、膽、腎、膀胱經。本品功專清熱利膽、通淋排石、利尿消腫、解熱毒、退黃疸，用於治療砂淋、石淋、尿道澀痛（類似腎結石，膀胱、輸尿管結石，尿路感染），以及濕熱黃疸、膽囊炎、膽道結石。另外，鮮品搗爛外用，可治療惡瘡腫毒、毒蛇咬傷等。

海金沙（見第 384 頁）。

【伍用功用】

金錢草清化濕熱，利膽退黃，利尿排石，通淋止痛；海金沙入小腸、膀胱血分，善清二經血分之伏熱，功專利尿通淋。二藥伍用，相互促進，清熱利尿，通淋排石的力量增強。

【主　治】

1. 尿路結石（腎結石、輸尿管結石、膀胱結石）。

2. 膽道結石症。

【常用量】

金錢草 10 ～ 30 克；海金沙 10 ～ 15 克。

【經　驗】

金錢草、海金沙伍用，善治膀胱結石，輸尿管結石，若與車前草、旱蓮草參合，其功益彰。也可用於治療腎結石，但須與魚枕骨、石韋參合，才有良效。又可用於治療膽道結石症，應與茵陳、柴胡、梔子伍用，其效才著。

三、滑石　浮海石

【單味功用】

滑石（見第 71 頁）。

浮海石（見第 130 頁）。

【伍用功用】

浮海石體虛輕浮，善於清肅肺氣，通利水道，軟堅散結；滑石上能發表（即蕩上中焦之濕熱），下可利水道（即蕩中下焦之濕熱），功擅蕩熱燥濕，通利六腑九竅。浮海石以清為主，滑石以利為要。二藥伍用，相互促進，清熱滲濕，軟堅化石，通淋止痛之力增強。

【主　治】

1. 石淋、砂淋（尿路結石），以致小便淋瀝不暢、尿道疼痛等症。

2. 前列腺肥大諸症。

【常用量】

滑石 6 ～ 12 克；浮海石 10 ～ 15 克。同打煎服。

【經　驗】

滑石塊、浮海石伍用，治療前列腺肥大時，宜與丹參、王不留行、牛膝之輩參合，以資提高療效。

四、浮海石　瓦楞子

【單味功用】

浮海石（見第 130 頁）。

瓦楞子（見第 201 頁）。

【伍用功用】

浮海石體質輕浮，入於肺經，清肅水之上源，而通利水道，軟堅散結，消石通淋；瓦楞子軟堅散結，化瘀止痛。二藥伍用，相得益彰，軟堅化石，散瘀止痛的力量增強。

【主　治】

1. 各種結石症（膽結石、腎結石、輸尿管結石、膀胱結石）。

2. 肝、脾腫大諸症。

【常用量】

浮海石 10 ～ 15 克；瓦楞子 10 ～ 15 克。同打煎服。

五、瓦楞子　滑石

【單味功用】

瓦楞子（見第 201 頁）。

滑石（見第 71 頁）。

【伍用功用】

瓦楞子入於血分，軟堅散結，化瘀止痛；滑石清熱滲濕，清熱祛暑，滑竅通淋。瓦楞子突出一個化字，滑石側重一個利字。二藥伍用，相互促進，軟堅化石，通淋止痛之力增強。

【主　治】

腎結石、輸尿管結石、膀胱結石諸症。

【常用量】

瓦楞子 15 ～ 25 克，打碎煎服；滑石 10 ～ 15 克。

【經　驗】

滑石入藥有滑石塊、滑石粉二種。施老臨證處方時，常取滑石塊入藥。瓦楞子、滑石塊伍用，是為治療尿路結石症而設的。臨證之際，也常與車前草、旱蓮草等藥參伍，以便加強利尿通淋作用。

六、瓦楞子　魚腦石

【單味功用】

瓦楞子（見第 201 頁）。

魚腦石又名石首魚魫。為石首魚科動物大黃魚或小黃魚頭蓋骨的耳石。其味甘、鹹，性寒。

本品功專化石通淋、解毒消炎，用於治療尿路結石（腎結石、輸尿管結石、膀胱結石），以致小便不利、小便疼痛等症，以及腦漏、中耳炎。

【伍用功用】

瓦楞子入於血分，軟堅散結，化瘀止痛；魚腦石化石通淋，解毒排石。二藥伍用，相互促進，軟堅化石，利尿通淋之力增強。

【主　治】

膽結石、腎結石、輸尿管結石、膀胱結石諸症。

【常用量】

瓦楞子 10 ～ 15 克；魚腦石 10 ～ 15 克。同打先煎。

【經　驗】

瓦楞子、魚腦石伍用，是為治療結石症而設的。治膽結石宜與金錢草、茵陳、木香、川軍參合；治尿路結石宜與海浮石、海金沙、車前草、旱蓮草伍用。

七、雞內金、芒硝

【單味功用】

雞內金（見第 182 頁）。

芒硝（見第 214 頁）。

【伍用功用】

雞內金甘平，健脾胃，消食積，止遺尿，化結石；芒硝鹹寒，潤燥軟堅，苦寒瀉火消腫，瀉下通便，軟化結石。雞內金以補為主，芒硝以瀉為要。

二藥伍用，一補一瀉，相互制約，相互為用，健胃消食，軟堅散結，清熱化石的力量增強。

【主　治】

尿路結石（腎結石、輸尿管結石、膀胱結石）諸症。

【常用量】

雞內金6～10克；芒硝3～10克。

【經　驗】

根據臨床體會，上藥共研細末，每服6克，日服2次，白開水沖服為宜。若入煎劑者，亦不宜久煎，以免破壞其有效成分而影響療效。

八、血餘炭　六一散　薏苡仁

【單味功用】

血餘炭（見第204頁）。

六一散（見第73頁）。

薏苡仁（見第174頁）。

【伍用功用】

血餘炭散瘀止血，補陰利尿；六一散利水滲濕，清熱祛暑；薏苡仁利水滲濕，清肺排膿，健脾止瀉，除痹。諸藥伍用，清熱利濕，通利小便，使邪有出路，以防砂、石積聚，痼疾復發。

【主　治】

各種結石症治癒之後，用以鞏固療效時宜服。

【常用量】

血餘炭10～12克；六一散10～15克；薏苡仁15～30克。同布包煎。

九、浙貝母 夏枯草

【單味功用】

浙貝母又名浙貝、象貝、大貝，因產於浙江象山、新昌、寧波一帶，故名浙貝、象貝。本品味苦，性寒。入心、肺經。

本品開泄力勝，長於宣肺化痰止咳，用於治療外感風熱、痰熱鬱肺致咳嗽吐痰、痰稠色黃，又長於清火散結，用於治療瘰癧、乳癰諸症，還可清熱降壓，用於治療高血壓病。另外，還可治療胃、十二指腸潰瘍病。

夏枯草（見第305頁）。

【伍用功用】

浙貝母開泄宣肺，止咳化痰，清火散結；夏枯草瀉肝膽火鬱，以解毒明目，暢利氣機以散鬱結。二藥伍用，清肝火，解毒熱，散鬱結，消瘰癧之力增強。

【主　治】

瘰癧（類似淋巴腺結核）諸症。

【常用量】

浙貝母6～10克；夏枯草10～15克。

【經　驗】

浙貝母、夏枯草伍用是為治療瘰癧（頸淋巴結核、慢性淋巴結炎）而設的。臨床之際，常與海藻、昆布、生牡蠣、元參合用。

十、玄參 牡蠣

【單味功用】

玄參（見第 117 頁）。

牡蠣（見第 100 頁）。

【伍用功用】

玄參苦寒，瀉火解毒，清熱涼血，甘寒養陰，生津潤燥；牡蠣鹹寒，軟堅散結，制酸止痛，重鎮安神，平肝潛陽，收斂固澀。玄參以解毒為主，牡蠣以散結為要。二藥參合，相互為用，滋陰涼血，瀉火解毒，軟堅散結，治瘰消腫之力益彰。

【主 治】

痰火凝結致瘰癧、癭瘤、痰核諸症。

【常用量】

玄參 10 ～ 15 克；牡蠣 15 ～ 30 克。

【經 驗】

玄參、牡蠣伍用，出自《醫學心悟》消瘰丸。以玄參、煅牡蠣、貝母各等分，煉蜜為丸，治療瘰癧。施老經驗，宜與夏枯草、浙貝母等藥伍用，其效更著。

十一、海藻 昆布

【單味功用】

海藻味苦、鹹，性寒。入肝、胃、腎經。本品苦寒清熱，鹹寒軟堅散結，故能瀉肝膽之火，軟化血管經絡，散結氣痰鬱，用於治療皮下硬結、瘰癧痰核、癭瘤、積聚、水腫、血管硬化症、中風半身不遂、睪丸腫痛。

昆布味鹹，性寒。入肝、胃、腎經。本品鹹寒質滑，能清熱化痰、軟堅散結、攻破積聚，用於治療癭瘤、瘰癧、噎膈、水腫、睪丸腫痛、帶下，以及肝、脾腫大諸症。另外，又可降低血壓，用於防治高血壓病。

【伍用功用】

海藻鹹寒，軟堅、消痰、利水、泄熱；昆布鹹寒，清熱利水，軟堅散結，破積消瘰。二藥同為鹹寒之品，參合為用，其功益彰，消痰破積，軟堅散結，消瘰化瘤之力增強。

【主　治】

1. 瘰癧痰核、癭瘤腫塊諸症。

2. 血管硬化症、中風半身不遂諸症。

3. 腫瘤、囊腫、胃腸道癌腫諸症。

【常用量】

海藻 10 ～ 15 克；昆布 10 ～ 15 克。

【經　驗】

海藻、昆布伍用，名曰二海丸，出自《證治準繩》。治氣癭（多因勞傷肺氣，復被外邪所襲而成。瘤體軟而不堅，皮色如常，無寒無熱，喜怒時多增大或縮小）。

治療腫瘤諸症用量宜大，可用到 30 ～ 60 克。

十二、橘核　荔枝核

【單味功用】

橘核又名橘米、橘仁。其味辛、苦，性平。入肝、腎經。本品既能行氣散結，又能理氣止痛，用於治療小腸疝氣、膀胱氣痛、睾丸腫痛、腰痛、乳癰初起等症。

荔枝核又名荔仁、大荔核。其味辛，性溫。入肝、腎經。本品走肝經血分，以行血中之氣，能祛寒散滯、行氣止痛，用於治療肝經寒氣凝滯引起的小腸疝氣、睾丸腫痛、胃脘疼痛，婦女氣滯血瘀致少腹刺痛等症。

【伍用功用】

橘核沉降，入足厥陰肝經，功專行氣、散結、止痛；荔枝核善走肝經血分，功擅行氣、散寒、止痛。二藥參合，專入肝經，直達少腹，祛寒止痛，散結消腫之功益彰。

【主　治】

1. 小腸疝氣，陰囊、睾丸腫痛等症。
2. 氣滯血瘀，少腹刺痛等症。
3. 腹內包塊（慢性附件炎、卵巢囊腫等）諸症。
4. 虛寒性帶下等症。

【常用量】

橘核 6 ～ 10 克；荔枝核 6 ～ 10 克。

【經　驗】

橘核、荔枝核伍用，應用範圍甚廣，治小腸疝氣，陰囊、睪丸腫痛者，習慣與炒小茴、吳茱萸合用；治氣滯血瘀所致胃脘疼痛、少腹疼痛，宜與香附、烏藥參合。

施老經驗，橘核、荔枝核均以鹽炙入藥，意即令其專走下焦，以提高治療作用也。

十三、合歡皮　刺疾藜

【單味功用】

合歡皮因其能安五臟，和心志，令人歡樂無憂而得名。其味甘，性平。入心、肝經。本品既能安神解鬱，用於治療七情所傷而引起的忿怒憂鬱、虛煩失眠等症，又能理氣止痛、活血消腫，用於治療肝胃氣痛、跌打損傷、骨折腫痛，以及肺癰咳吐膿血等症。另外，也可用於治療癰疽瘡腫諸症。

刺蒺藜（見第 300 頁）。

【伍用功用】

合歡皮甘平，補陰之功最捷，既能安五臟、和心志、安心神、解鬱結，又能明目消腫、和血止痛、長肌肉、續筋骨；白蒺藜性升而散，能疏肝解鬱、息風降壓、祛風止癢、行瘀祛滯、主惡血、破癥瘕積聚。合歡皮以補為主，白蒺藜以散為要。二藥伍用，一補一散，補瀉兼施，活血祛瘀，軟堅散結，消肝脾腫大甚妙。

【主　治】

慢性肝炎、肝硬化等疾引起的肝脾腫大諸症。

【常用量】

合歡皮 10 ～ 15 克；刺蒺藜 10 ～ 15 克。

【經　驗】

合歡皮、刺蒺藜伍用，係施師獨創，善治肝脾腫大諸症，證實確實有效。1972 年祝諶予老師在中國醫學科學院西醫學習中醫班授課期間，傳授了這一經驗，有位專治肝病的學員單用這一對藥進行臨床觀察，證實確實有效。

十四、薏苡仁　烏梅

【單味功用】

薏苡仁（見第 174 頁）。

烏梅（見第 185 頁）。

【伍用功用】

生薏苡仁甘淡微寒，清利濕熱，排膿消腫，消散皮膚軟疣；烏梅酸溫，收斂止瀉，生津安蛔，軟堅消散胬肉。二藥伍用，祛濕軟堅、散結消瘤甚妙。

【主　治】

子宮肌瘤、卵巢囊腫、盆腔炎性包塊等症。

【常用量】

生薏苡仁 30 ～ 60 克；烏梅 15 ～ 30 克。

【經　驗】

生薏苡仁、烏梅伍用，為祝師治療婦女子宮肌瘤、卵巢囊腫、炎性包塊經驗所得。常取生薏苡仁 60 克，烏梅 30 克，入丸藥施治。

第二十二章　補肝腎、強筋骨類

一、杜仲　續斷

【單味功用】

杜仲味甘，性溫。入肝、腎經。本品既能補肝腎、強筋骨、益精氣、強腎志，用於治療肝腎不足、精氣虧損所引起的腰膝酸痛、筋骨痿軟，以及小便頻數、陽痿等症；又能補肝腎、降血壓，用於治療高血壓病，證屬肝腎兩虛，症見頭昏、耳鳴、陽痿、夜間多尿者；還可補腎安胎，用於治療腎虛下元不固，以致胎漏、腹痛、胎動欲墮等症。

續斷又名川斷。其味苦，性溫。入肝、腎經。本品既能補肝腎、強筋骨、通血脈、止疼痛，用於治療肝腎不足，血脈不利所引起的腰腿疼痛、足膝無力，以及風濕痹痛、筋骨拘急等症；又能補肝腎、固衝任，用於治療衝任不固所引起的月經過多、崩漏下血、腰痛、腹痛，以及妊娠下血、胎動不安等症；此外，還能通利血脈、疏通關節、接骨療傷，用於治療跌打損傷所引起的腰膝、四肢關節腫痛等症。

【伍用功用】

杜仲補肝腎，強筋骨，降血壓，善走經絡關節之中；續斷補肝腎，強筋骨，通利血脈，在於筋節氣血之間。二藥伍用，其功益彰，補肝腎，壯筋骨，通血脈，止崩漏，安胎的力量增強。

【主　治】

1. 肝腎不足，致腰酸腰痛、下肢軟弱無力等症。

2. 風濕為患，腰膝疼痛等症。

3. 婦女崩漏下血，胎動不安，腰痛欲墮等症。

【常用量】

杜仲 10 ～ 12 克；續斷 10 ～ 15 克。同炒。

【經　驗】

杜仲、續斷伍用，名曰杜仲丸，出自《赤水玄珠》。用於治療妊娠腰背痛。《本草綱目》云，治妊娠胎動，兩三月墮。杜仲、續斷各等分，又名「千金保孕丸」。治妊娠腰背痛，善於小產，服此可免墮胎之患。

根據臨床體會，杜仲、續斷二者伍用應用範圍甚廣，不論內傷腰痛，還是外傷腰痛種種，均可選用。並以炒品入藥為宜。

二、熟地黃　細辛

【單味功用】

熟地黃（見第 67 頁）。

細辛（見第 118 頁）。

【伍用功用】

熟地甘溫，補血生津，滋腎養肝；細辛辛溫，發散風寒，祛風止痛，溫肺化飲。熟地以守為主，細辛以走為要。熟地質體滋膩，易於助濕礙胃（即膩膈），細辛體質輕浮上升，氣味辛散，容易傷正。故以細辛之辛散，制熟地之滋膩；又用熟地之滋膩，制細辛之辛散。二藥伍用，一守一走，互制其短，而展其長，故有補真陰、填骨髓、止腰痛之妙用。

【主　治】

腰痛。

【常用量】

熟地黃 6 ～ 12 克；細辛 1.5 ～ 3 克。

【經　驗】

施老臨證處方時，習慣以大熟地、細辛並書伍用。用於治療腰痛，確有實效，不論腎虛腰痛，還是風濕腰痛，偏於陰虛者，均宜使用。

三、續斷　黃精

【單味功用】

續斷（見第 399 頁）。

黃精味甘，性平。入肺、脾、腎經。本品質潤，善補脾陰，為滋補強壯之品。上入於肺，有養陰潤肺之功，用於治療陰虛肺燥所引起的咳嗽痰少，或乾咳無痰等症，又可用於肺結核之咳嗽痰少、咯血、胸痛等症；中入於脾，有滋養補脾之功，用於治療脾胃虛弱引起的飲食減少、神疲體倦、舌乾苔少等症；下入於腎，可補陰血、填精髓、理虛弱，用於治療病後虛弱、陰血不足所引起的腰膝酸軟、頭暈眼黑、視物不明等症。

【伍用功用】

續斷補肝腎，強筋骨，通利血脈；黃精補中益氣，滋陰填髓，使五臟調和，肌肉充盛，骨髓堅強。

二藥伍用，補肝腎，強筋骨，益氣血，療虛損，止腰痛之力增強。

【主　治】

肝腎不足，精血虧損，以致食慾不振、疲乏無力、腰酸腰痛等症。

【常用量】

續斷 10 ～ 12 克；黃精 10 ～ 15 克，鮮品 30 ～ 60 克。

四、刺蒺藜　沙苑子

【單味功用】

刺蒺藜（見第 300 頁）。

沙苑子又名潼蒺藜、沙蒺藜。其味甘，性溫。入肝、腎經。

本品質體柔潤，能滋補肝腎、補腎固精、益精明目，以治肝腎不足引起的眼目昏花、視力減退、虛勞腰痛、遺精早泄、小便頻數、婦女帶下等症。

【伍用功用】

刺蒺藜色白有刺，性升而散，入走肝經，為疏散風熱，疏理肝氣之藥；沙苑子色紫無刺，性沉而降，偏走腎經，為補腎陰、填精髓之品。刺蒺藜以升為主，沙蒺藜以降為要。

二藥伍用，一升一降，一入肝，一走腎，肝腎同治，升降調和，理氣散鬱，平補肝腎，益腎固精，養肝明目，收縮瞳神之功增強。

【主 治】

1. 肝腎不足，以致頭昏、目眩、視物不清等症。

2. 腎虛腰酸、腰痛、遺精早泄、小便頻數等症。

3. 婦女帶下諸症。

【常用量】

刺蒺藜 6 ～ 10 克；沙苑子 6 ～ 10 克。

五、蠶沙　夜明砂

【單味功用】

蠶沙（見第 220 頁）。

夜明砂色黑如砂粒而得名。其味辛，性寒。入肝經。本品為肝經血分藥，能清肝熱、散瘀血、消障翳、明眼目，用於治療肝熱目赤、白睛溢血、雀目、內外障翳，以及小兒痲疹後角膜軟化、小兒疳積以蟲積腹脹為主者。另外，也可治瘰癧、瘧疾。

【伍用功用】

晚蠶沙得蠶純清之氣，味辛直通上竅，具有升清化濁、祛風除濕之功；夜明砂乃蝙蝠濁陰之氣所凝，降多升少，入走肝經血分，善破積滯、消瘀血、清肝明目而令夜視明亮。

二藥參合，一升一降，一陰一陽，清血熱，散血結，清肝熱，降濁氣，明目除障之力益彰。

【主　治】

肝熱目赤，以致頭昏眼花、目生白翳等症。

【常用量】

蠶沙 6 ～ 10 克；夜明砂 6 ～ 10 克。同布包煎。

六、枸杞子　菊花

【單味功用】

枸杞子味甘，性平。入肝、腎經。本品質體柔潤多液，是一味補養肝腎充精血之品。

功擅補陰壯水、滋水涵木，以治肝腎不足、精血虧損所引起的腰膝酸軟、頭昏耳鳴、遺精滑泄，以及肝腎不足、精血不能上榮於目所引起的眼目昏花、視力減退（類似早期老年性白內障）。

另外，它對肝臟尚有保護作用，可用於治療慢性肝炎、肝硬化，證屬陰虛者。還可用於消渴、虛癆咳嗽。

菊花（見第 40 頁）。

【伍用功用】

枸杞子甘寒滋潤，色赤入走血分，善補腎益精，養肝明目；菊花體質輕清主升，入金水陽分，為祛風清熱，平肝明目之要品。二藥伍用，滋腎養肝，清熱明目之力增強。

【主　治】

肝腎不足，以致視物不明、頭昏眼花、頭脹頭痛、腰膝酸痛等症。

【常用量】

枸杞子 10 ～ 15 克；菊花 6 ～ 10 克。

【經　驗】

枸杞子、菊花伍用，出自《醫級寶鑒》杞菊地黃丸。治肝腎陰虛，以致頭昏目眩、迎風流淚、久視昏暗、眼乾澀痛等症。

七、狗脊　功勞葉

【單味功用】

狗脊又名金狗脊、金毛狗脊。其味苦、甘，性溫。入肝、腎經。為強筋骨要藥。能補肝腎、強筋骨、祛風濕、利關節，用於治療肝腎不足、風濕日久以致腰背酸痛、足膝無力、病後足腫，也可用於腰脊僵硬、疼痛、屈伸不利等症（類似類風濕性脊椎炎）。另外，也可治療尿頻、遺精、帶下。

功勞葉味微苦、甘，性平。入肺、腎經。為清涼滋補之要品。能補中臟、養精神、退虛熱、止咳嗽、活血瘀、除百病，用於治療肺癆（類似肺結核）咳嗽、咯血、骨蒸潮熱、頭暈、耳鳴失眠、腰膝酸痛、無力等症。

【伍用功用】

狗脊補肝腎，強腰膝，祛風濕，堅筋骨；功勞葉補肝腎，養真陰，退虛熱，斂精血，止咯血，堅筋骨，除酸痛。二藥伍用，相得益彰，補肝腎，強筋骨，壯筋骨，療酸痛的力量增強。

【主 治】

1. 肝腎不足，以致頭暈耳鳴、腰膝酸痛、足軟無力等症。

2. 風濕為患，腰背酸痛、膝足無力等症。

【常用量】

狗脊 6 ～ 15 克；功勞葉 6 ～ 10 克。

【經 驗】

筆者臨證之際，每遇腰腿疼痛者，常取二藥為治。亦可與雞血藤、懷牛膝參合，其效更彰。

第二十三章 祛（疏）風除濕、通絡止痛類

一、桑枝　桑寄生

【單味功用】

桑枝（見第 37 頁）。

桑寄生味苦，性平。入肝、腎經。本品得桑之餘氣而生，質厚而柔，不寒不熱，為補腎補血之要劑。

它既可祛風濕、舒筋絡而利關節，補肝腎、強筋骨而增強抗病能力，用於治療風濕痹痛（類似風濕關節炎、風濕性肌炎），兼見肝腎不足致腰膝酸痛、筋骨痿軟者；又能補肝腎而降血壓，用於治療高血壓病、冠心病，證屬肝腎不足、陰虛陽亢，以致頭痛、眩暈、耳鳴、心悸者；還能補肝腎、養血安胎、固衝止崩，用於治療肝腎虛損、衝任不固所引起的胎動不安、胎漏、崩中等症；此外，還可用於治療小兒麻痹後遺症以及肌膚甲錯（皮膚乾燥症）。

【伍用功用】

桑枝橫行四肢，行津液，利關節，清熱祛風，除濕消腫，通絡止痛；桑寄生補肝腎，強筋骨，祛風逐濕，補血通脈。桑枝以通為主，桑寄生以補為要。二藥參合，一補一通，相互為用，補肝腎，壯筋骨，祛風濕，通絡道，止疼痛，降血壓益彰。

【主　治】

1. 風濕為患，經氣閉阻，以致腰酸腰痛、關節屈伸不利、筋骨疼痛等症。

2. 高血壓病、冠心病，證屬肝腎不足、陰虛陽亢，症見頭痛、頭暈、耳鳴、心悸、肢體麻木。

【常用量】

桑枝 15 ～ 30 克；桑寄生 15 ～ 30 克。

【經　驗】

桑寄生、桑枝伍用，善治腰腿麻木、疼痛諸症，不論是風濕為患，還是動脈硬化、下肢血供不良所致者均宜選用。

桑寄生有利尿、降壓、降低膽固醇之功，桑枝有通經絡、行水氣、祛風濕、利關節之效。前者以補肝腎為主，後者以通經絡為要。

二藥參合，通補並用，治腰腿痛甚妙。中、老年人血壓偏高、下肢水腫者，亦宜使用。

二、羌活　獨活

【單味功用】

羌活因產於羌胡而得名。其味辛、苦，性溫。入膀胱、腎經。本品氣雄而散，味薄上升，它既能發汗解表，散足太陽膀胱經游風、頭風，用於治療外感風寒所引起的發熱惡寒、頭痛、身痛等症；又能祛風濕、利關節、止疼痛，用於治療風寒濕邪侵襲機體所引起的肢節疼痛、肩背酸痛，尤其善治上半身的疼痛等症。

獨活一莖直上，不為風搖而得名。其味辛、苦，性微溫。入膀胱、腎經。本品升中有降，能祛風勝濕、宣痹止痛，用於治療風濕痹痛、腰膝酸重、兩足沉重疼痛、動作不利等症；又能發表袪風、勝濕止痛，用於治療外感風寒挾濕所引起的發熱、惡寒、頭痛、身痛、關節酸痛等症；另外，還能發散鬱熱，用於治療風火牙痛之證。

【伍用功用】

羌活行上焦而理上，長於袪風寒，能直上巔頂，橫行肢臂，治游風頭痛，風濕骨節疼痛等症；獨活行下焦而理下，長於袪風濕，能通行氣血，疏導腰膝下行腿足，治伏風頭痛、腰腿膝足濕痹等症。

二藥伍用，一上一下，直通足太陽膀胱經，共奏疏風散寒、除濕通痹、活絡止痛之功。

【主　治】

1. 風痹為患，周身竄痛、項背攣急、疼痛等症。

2. 外感風寒，以致發熱惡寒，項背拘急、疼痛，頭痛，關節疼痛者。

3. 厲節風（為痹證的一種，多由風寒濕邪侵襲經絡，流注關節所致，症見關節腫痛，游走不定，痛勢劇烈，屈伸不利，晝輕夜重，邪鬱化熱，則見關節紅腫熱痛）。

【常用量】

羌活 3 ～ 6 克；獨活 6 ～ 10 克。

【經　驗】

羌活、獨活伍用，出自《外台秘要》。唐・王燾以獨活、羌活、松節各等分，用酒煮過，每日空腹飲一杯，治厲節風痛。

金元著名醫家李東垣：「羌獨活治風寒濕痹，酸痛不仁，諸風掉眩，頸項難伸。」《本草求真》說：「羌之氣清，行氣而發散營衛之邪。獨之氣濁，行血而溫養營衛之氣。羌有發表之功，表之表。獨有助表之力，表之裏。羌行上焦而上理，上屬氣，故云羌活入氣，則游風頭痛、風濕骨節疼痛可治。獨行下焦而下理，下屬血，故云獨活入血，則伏風頭痛、兩足濕痹可治。」

筆者體會，二藥參合，直通督脈，疏調太陽之經氣，用於治療各種原因引起的項背拘急、疼痛等症，均有良效。

三、海桐皮　秦艽

【單味功用】

海桐皮味苦，性平。入肝、腎經。能祛風濕、通經絡、止痹痛，用於治療風濕痹痛、血脈不和、四肢拘急、腰膝疼痛等症。

秦艽又名秦膠、左秦艽。其味苦、辛，性微寒。入胃、肝、膽經。本品陰中微陽，可升可降，它既能祛風濕、療痹痛，用於治療痹證（行痹、著痹、痛痹均可使用），亦可用於風濕性關節炎、類風濕性關節炎；又能退虛熱，用於治療陰虛內熱、骨蒸潮熱等症；另外，還能治療濕熱黃疸以及半身不遂、上肢拘攣者。

【伍用功用】

海桐皮祛風除濕，通絡止痛；秦艽祛風濕，退虛熱，通絡道，舒筋脈。海桐皮入藥用皮，偏於治上半身之疼痛；秦艽入藥用根，偏於治下半身之疼痛。二藥伍用，直通上下，通行十二經脈，以祛風除濕，通絡止痛益彰。

【主 治】

1. 風濕為患，絡道經氣閉阻，氣血循行不暢，以致腰腿肢節疼痛、周身肌肉酸痛，甚則肢體攣急不遂等症。

2. 小兒麻痹後遺症。

【常用量】

海桐皮 6 ～ 10 克；秦艽 6 ～ 12 克。

四、海風藤　絡石藤

【單味功用】

海風藤味辛、苦，性微溫。入肝經。本品能祛風濕、通經絡，用於治療風寒濕痹引起的腰膝疼痛、關節不利、筋脈拘攣，以及中風後遺症的手足不遂，也可用於治療胃脘寒痛（類似胃、十二指腸潰瘍）、腹痛泄瀉之症。

絡石藤味苦，性微寒。入心、肝、腎經。本品既能舒筋活絡、宣通痹痛，治風濕痹痛、筋脈拘攣、屈伸不便等症；又能涼血熱、消癰腫，以治咽喉疼痛（類似扁桃體炎、咽炎、喉炎）、癰腫。

【伍用功用】

海風藤祛風濕，通經絡；絡石藤祛風通絡，涼血消癰。二者均以莖枝入藥，且同走肝經，故二藥常相須而行，以起協同之功，祛風濕，舒筋骨，通經絡，止疼痛的力量增強。

【主 治】

1. 風濕痹痛、筋脈拘急、全身游走性疼痛等症。

2. 風濕化熱，關節腫痛等症。

3. 半身不遂諸症。

【常用量】

海風藤 10～15 克；絡石藤 10～15 克。

【經 驗】

海風藤、絡石藤伍用，側重於舒筋活絡，故絡脈不和，氣血循行不暢，肢體麻木、疼痛，以及半身不遂諸症均宜使用。

若伍以雞血藤、鈎藤、威靈仙，其效更著。

五、海桐皮 豨薟草

【單味功用】

海桐皮（見第 411 頁）。

豨薟草味辛、苦性，微寒。入肝、心經。它既能祛風濕、通經絡、活血脈、止痹痛，用於治療風濕痹痛，以腰膝冷痛為甚者，又治中風口眼喎斜、語言不利、半身不遂等症；又能清熱、解毒、除濕，用於治療瘡癰腫毒、風熱癢疹、皮膚濕疹、濕熱黃疸；還能清熱、鎮靜、降壓，用於治療高血壓。

【伍用功用】

海桐皮祛風除濕，通絡止痛；豨薟草祛風除濕，活血通絡，解毒。海桐皮祛風濕，通經脈，偏於走上，善治上半身疼痛等症；豨薟草長於走竄，開泄之力甚強，為祛風除濕活血之要藥，善治腰膝無力、四肢痿軟等症。二藥伍用，祛風濕，通血脈，利關節，強筋骨益彰。

【主　治】

1. 風濕痹痛、筋骨不利、骨節疼痛、肢體軟弱無力等症。

2. 半身不遂諸症。

3. 小兒麻痹後遺症。

【常用量】

海桐皮 6 ～ 10 克；豨薟草 6 ～ 10 克。

【經　驗】

海桐皮、豨薟草伍用，除用於治療風濕痹痛、中風半身不遂外，更多用於治療小兒麻痹後遺症，並習與全鹿丸參合使用，其效更佳。

六、吳茱萸　木瓜

【單味功用】

吳茱萸（見第 202 頁）。

木瓜（見第 185 頁）。

【伍用功用】

吳茱萸辛開苦降，專走下焦，為厥陰肝經的主藥，能溫經散寒，疏肝解鬱，行氣止痛；木瓜味酸，得木之正氣最多，主走肝經，能和胃化濕，補肝體制肝用，為疏筋活絡之上品。吳茱萸以散為主，木瓜以收為要。

二藥參合，一散一收，相互制約，相互為用，共奏和胃化濕、舒筋活絡、溫中止痛之功。

【主 治】

1. 寒濕為患，小腿攣急、抽痛（俗稱小腿肚轉筋）等症。

2. 暑濕為患，嘔吐腹瀉，小腿轉筋，筋脈拘攣等症。

3. 腳氣上沖，噁心嘔吐，心煩心悸，腹痛等症。

4. 下肢痿軟無力等症。

5. 疝氣腹痛諸症。

【常用量】

吳茱萸 3 ～ 10 克；木瓜 10 ～ 15 克。

【經 驗】

吳茱萸、木瓜伍用，名曰茱萸湯，出自《千金方》。主治腳氣入腹、困悶欲死、腹脹。《直指方》名曰木瓜湯，主治霍亂轉筋。筆者亦常用於治療夜間小腿肚轉筋（腓腸肌痙攣），亦有良效。

七、白芍 甘草

【單味功用】

白芍（見第 59 頁）。

甘草（見第 71 頁）。

【伍用功用】

白芍養血斂陰，柔肝止痛，平抑肝陽；甘草補中益氣，瀉火解毒，潤肺祛痰，緩急止痛，緩和藥性。白芍味酸，得木之氣最純；甘草味甘，得土之氣最厚。

二藥伍用，有酸甘化陰之妙用，共奏斂陰養血、緩急止痛之效用。

【主　治】

1. 氣血不和，筋脈失養，以致下肢無力、拘攣、疼痛等症。

2. 腹中疼痛諸症（類似腸痙攣性疼痛）。

3. 血虛頭痛諸症。

【常用量】

白芍 10 ～ 60 克；甘草 6 ～ 10 克。

【經　驗】

白芍、甘草伍用，名曰芍藥甘草湯，出自《傷寒論》。治腿腳攣急，或腹中疼痛。實驗研究，芍藥甘草湯有鎮靜、鎮痛、鬆弛平滑肌等作用。

白芍、甘草伍用，治腳攣急之理，近代醫家曹穎甫云：「一以達營分，一以和脾陽，使脾陽動而營陰通，則血能養筋而腳伸矣。」

筆者體驗，治療血虛頭痛，宜與製首烏、白蒺藜、白僵蠶參合應用。

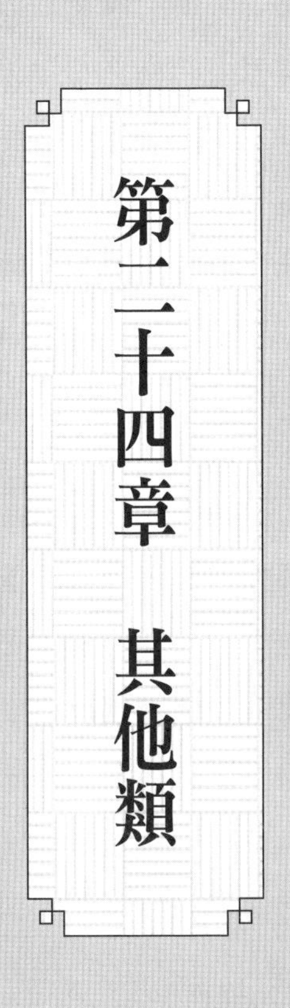

第二十四章　其他類

一、黨參　黃耆

【單味功用】

黨參味甘，性平。入脾、肺經。它既能補中益氣、生津止渴，用於治療脾胃虛弱致食少便溏、四肢無力、面目浮腫、口乾口渴、自汗等症；又能補氣養血，用於治療血虛萎黃、心悸、氣短，以及慢性出血性疾患所引起的氣血兩虧之證；還能補脾養肺，用於治療慢性咳嗽，證屬脾肺兩虛者；此外，還可治療脫肛、子宮脫垂。

黃耆（見第 102 頁）。

【伍用功用】

黨參甘溫補中，和脾胃，促健運，益氣生血；黃耆甘溫，補氣升陽，溫分肉，實腠理，益衛固表，托毒生肌，利水消腫。黨參補中氣，長於止瀉；黃耆固衛氣，擅長斂汗。黨參偏於陰而補中，黃耆偏於陽而實表。二藥相合，一裏一表，一陰一陽，相互為用，其功益彰，共奏扶正補氣之功。

【主　治】

1. 久病虛弱諸症。

2. 中氣不足，中氣下陷所引起的內臟下垂、子宮脫垂、脫肛諸症。

3. 脾胃虛弱，消化不良，食少便溏，倦怠乏力，動則汗出等症。

【常用量】

黨參 10 ～ 15 克；黃耆 10 ～ 15 克。

【經　驗】

黨參、黃耆伍用，出自《脾胃論》補中益氣湯。用於治療脾胃氣虛所引起的身熱有汗、口乾口渴、喜用熱飲、頭痛惡寒、少氣懶言、飲食無味、四肢乏力、舌嫩色淡、脈虛大，或中氣不足、清陽下陷所引起的脫肛、子宮脫垂、久痢、久瘧等證。

二、升麻　柴胡

【單味功用】

升麻（見第 80 頁）。

柴胡（見第 89 頁）。

【伍用功用】

升麻辛甘微寒，能發表透疹，清熱解毒，升陽舉陷；柴胡苦辛微寒，透表泄熱，疏肝解鬱，升舉陽氣。升麻以引陽明清氣上行為主，柴胡以升少陽清氣上行為要。升麻行氣於右，柴胡行氣於左。二藥參合，一左一右，升提之力倍增。

【主　治】

1. 中氣不足，氣虛下陷所引起的脫肛、子宮脫垂、胃下垂以及崩中帶下諸症。

2. 清陽下陷所引起的泄瀉。

【常用量】

升麻 3 ～ 6 克；柴胡 6 ～ 10 克。

【經　驗】

升麻、柴胡伍用，出自《脾胃論》補中益氣湯、《醫學衷中參西錄》升陷湯。

張錫純創升陷湯：「治胸中大氣下陷，氣短不足以息。或努力呼吸，有似乎喘。或氣息將停，危在頃刻。其兼證，或寒熱往來，或咽乾作渴，或滿悶怔忡，或神昏健忘，種種病狀，誠難悉數。其脈象沉遲微弱，關前尤甚。其劇者，或六脈不全，或參伍不調。」

柴胡、升麻伍用之理，張錫純說：「柴胡為少陽之藥，能引大氣之陷者自左上升。升麻為陽明之藥，能引大氣之陷者自右上升。」近年來，祝諶予老師亦常用於治療肺癌手術後，或施用放療、化療之後，證屬氣虛下陷，整體機能衰弱者，也有良效，但宜與黨參、黃耆、半枝蓮、藤梨根配伍使用才好。

三、桑葉　黑脂麻

【單味功用】

桑葉（見第 37 頁）。

黑脂麻又名黑芝麻、油麻、小胡麻。其味甘，性溫。入肺、脾、肝、腎經。本品質潤多脂，長於滋腎陰、養肝血、補脾氣、益肺氣、潤腸燥、滑大便，用於治療病後虛弱、肝腎陰虧致頭暈、眼花、耳鳴、頭髮早白、病後脫髮、疲乏無力，以及血虛肢體麻木、陰虛脅痛、腸燥便秘、氣虛便秘。

此外，也可用於治療高血壓病、動脈硬化，證屬肝腎陰虛者。

【伍用功用】

桑葉輕清升散，疏風清熱，平肝明目；黑脂麻質潤多脂，色黑降下，善入肝腎，滋腎養肝，潤燥烏髮，滑腸通便。桑葉以升為主，黑脂麻以降為要。

二藥參合，一升一降，清上滋下，補益肝腎，滋陰潤燥，養血涼血，烏須黑髮之力增強。

【主　治】

1. 陰虛血燥致頭暈目眩、視物不明、大便乾燥等症。

2. 髮鬚早白、脫髮等症。

【常用量】

桑葉 6 ～ 10 克；黑脂麻 10 ～ 30 克。

【經　驗】

桑葉、黑脂麻伍用，名曰桑麻丸，又名扶桑丸。治肝經虛熱引起的頭眩眼花，久咳不癒，津枯便秘，風濕麻痹，肌膚甲錯。

清代張璐云：「桑葉同黑脂麻蜜丸久服，鬚髮不白，不老延年。」

施老以黑脂麻為君，佐以桑葉，用於治療頭髮、鬍鬚早白，脫髮諸症，常收顯效。亦可與何首烏、生地之輩伍用，其效更著。

四、紫石英　白石英

【單味功用】

紫石英（見第316頁）。

白石英味甘、辛，性溫。入肺、胃、心、腎經。本品能溫肺腎、安心神、利小便，用於治療肺寒咳喘、陽痿、消渴、驚悸、小便不利，以及肺痿（多由燥熱薰灼，久咳傷肺，或其他疾病誤治之後，重傷津液，因而肺失滋潤，漸致枯萎不榮。症見咳嗽、吐稠黏涎沫、咳聲不揚、動則氣喘、口乾咽燥、形體消瘦，或有潮熱，甚則皮毛乾枯，舌乾紅，脈虛數），肺癰（類似肺膿瘍），咯血（類似支氣管擴張等）。

【伍用功用】

紫石英鎮心定驚，溫腎養肝，溫肺，暖宮；白石英鎮靜安神，溫運肺氣。紫石英入於血分，白石英入走氣分。二藥伍用，氣血並治，相得益彰，鎮心神，安魂魄，溫肺氣，平沖逆，暖下元之功增強。

【主　治】

1. 心肺不足致驚悸怔忡、咳逆上氣、心腹結氣疼痛等症。

2. 男子元陽虛憊、頭暈目眩等症。

3. 女子氣血不足、宮寒不孕以及崩漏、帶下等症。

【常用量】

紫石英10～25克；白石英10～25克。同打先煎。

五、白茅根　白茅花

【單味功用】

白茅根（見第 48 頁）。

白茅花味甘，性涼。色白質輕主升，入肺經。本品能散熱止血，用於治療吐血、衄血、咯血、牙齦出血等症。外敷可治創傷出血。

【伍用功用】

白茅根色白、味甜，性寒。其氣能升能降，以降為主，專清血分之熱，而清熱生津、涼血止血、利尿消腫；白茅花色白、體輕，其氣上行升散，以升為主，善清氣分之熱，以散熱止血。二藥伍用，一升一降，升降和合，一氣一血，氣血兩清，清熱散瘀，涼血止血之功增強。

【主　治】

1. 血熱妄行，以致吐血、衄血、咯血、牙齦出血等症。

2. 各種原因引起的肺出血諸症。

【常用量】

白茅根 10 ～ 30 克；白茅花 4.5 ～ 10 克。

六、升麻　荊芥穗

【單味功用】

升麻（見第 80 頁）。

荊芥穗（見第 45 頁）。

【伍用功用】

升麻屬陽，性升上行，既能引清氣上升，又能扶助陽氣，捍禦陰邪；荊芥穗入手太陰、足厥陰氣分，長於祛經絡中之風熱，並能散瘀止血。二藥炒黑入藥，令其入於血分出於氣分。二藥伍用，升清陽，除敗血，止出血之功增強。

【主　治】

1. 血不循經，溢於脈外，以致尿血、便血等症。

2. 婦女崩中漏下諸症。

3. 產褥熱。

【常用量】

升麻 3 ～ 10 克；荊芥穗 6 ～ 10 克。

【經　驗】

施老治療出血性疾病頗有經驗，若中、下焦出血者，習慣以黑升麻、黑芥穗伍用治之。其治療機理，是血見黑則止，還有升清降濁、散瘀止血的作用。另外，二者炒黑入藥，既能入於血分，又可出於氣分，以引邪外出，故善治產褥熱之發燒等症。

七、蒼朮　黃柏

【單味功用】

蒼朮（見第 172 頁）。

黃柏（見第 65 頁）。

【伍用功用】

蒼朮辛烈溫燥，可升可降，功擅祛風勝濕，健脾止瀉；黃柏苦寒沉降，能清熱燥濕，瀉火解毒，善清下焦濕熱。二藥參合，一溫一寒，相互制約，相互為用，並走於下，清熱燥濕，消腫止痛，除濕止帶的力量增強。

【主　治】

1. 濕熱下注，致筋骨疼痛、下肢痿軟以及濕瘡諸症。

2. 濕熱為患，症見小便淋濁、女子帶下等。

3. 風濕性關節炎，關節紅腫熱痛者。

4. 結節性紅斑諸症。

【常用量】

蒼朮 6～10 克；黃柏 6～10 克。

【經　驗】

蒼朮、黃柏伍用，名曰二妙散，出自《丹溪心法》。治濕熱下注而致的筋骨疼痛，或足膝紅腫熱痛，或下肢痿軟無力，或濕熱帶下，下部濕瘡等。蒼朮、黃柏伍用，《世醫得效方》名曰蒼朮散。主治同上。

筆者治風濕性關節炎、有風濕活動者，以及結節性紅斑時，常與赤芍、當歸尾、丹參、乳香、沒藥、雞血藤參合，其效亦佳。

八、白朮　黃芩

【單味功用】

白朮（見第 192 頁）。

黃芩（見第91頁）。

【伍用功用】

白朮苦溫味厚，陽中之陰，可升可降，補脾益氣，健中增食，燥濕利水，固下安胎；黃芩苦寒而降，清熱燥濕，瀉火解毒，祛熱安胎，又善除胃熱，瀉肝、膽、大腸之火。二藥伍用，一補一瀉，一溫一寒，相互制約，相互促進，清熱涼血，補脾統血，瀉火利濕，安胎的力量增強。

【主　治】

1. 濕熱內蘊，胎熱升動，症見噁心嘔吐、胎動不安等。

2. 習慣性流產諸症。

【常用量】

白朮10～15克；黃芩6～12克。

【經　驗】

白朮、黃芩伍用，名曰良方白朮散，出自《景岳全書》。治妊娠傷寒內熱等症。清代張璐云：「黃芩助白朮安胎，蓋黃芩能清熱安胎，白朮能補脾統血也。此惟胎熱升動不寧者宜之。」

朱丹溪稱黃芩、白朮為安胎之聖藥，夫芩朮非能安胎者，乃祛其濕熱而胎自安耳。

根據臨床體驗，白朮、黃芩伍用，善治妊娠惡阻、胎動不安等症。還可用於習慣性流產諸症，若與杜仲、續斷合用，其效更著。

九、桔梗 杏仁

【單味功用】

桔梗（見第124頁）。

杏仁（見第142頁）。

【伍用功用】

桔梗既升又降，以升為主，功擅宣通肺氣，升清降濁，清源利水，疏通腸胃；杏仁辛散苦降，以降為主，長於宣通肺氣，潤燥下氣，滑腸通便。二藥伍用，一升一降，升降調和，清上安下，止痢甚妙。

【主 治】

痢疾初起，表現為半痢半糞者。

【常用量】

桔梗6～10克；杏仁6～10克。

【經 驗】

桔梗、杏仁為對，為施老20世紀30年代之經驗，用之得當，其效甚妙。

桔梗辛開苦降，宣散升提，以升為主；杏仁苦辛而溫，既能宣通肺氣，又能潤腸通便。桔梗以升為主，杏仁以降為要。

二藥參合，一升一降，升降兼備，大腸功能恢復正常，故可治療痢疾諸症。

十、檳榔　南瓜子

【單味功用】

檳榔（見第 273 頁）。

南瓜子味甘，性溫。入胃、大腸經。本品功專殺蟲、驅蟲，用於治療絛蟲病、蛔蟲病、血吸蟲病，尤宜治療絛蟲，不論豬肉絛蟲，還是牛肉絛蟲，均有良效。

其治療機理，正如現代醫藥研究所知，南瓜子含有脂肪、脲酶、蛋白質、維生素 B、維生素 C 等，它對絛蟲有麻痺作用，其作用主要在絛蟲的中段和後段。

【伍用功用】

檳榔殺蟲消積，下氣通便，利水消腫；南瓜子殺蟲。據現代醫學研究所知，二者又均可麻痺蟲體，驅除絛蟲，然而，檳榔作用於絛蟲的頭和未成熟的節片，也就是絛蟲的前段，南瓜子作用於絛蟲的中段和後段。故二藥伍用，其效益彰，驅除絛蟲甚效。

【主　治】

腸寄生蟲（絛蟲）症。

【常用量】

檳榔 15 ～ 100 克；南瓜子 30 ～ 120 克，打碎煎服。

十一、鴉膽子　龍眼肉

【單味功用】

鴉膽子味極苦，性寒。有毒。入大腸、肝、膽經。本品苦寒降泄、燥濕清熱、清肝膽濕熱、涼血解毒、防腐生肌、除腸中積垢，用於治療熱性赤痢、休息痢等疾。外用，可治贅疣、雞眼。

【伍用功用】

龍眼肉味苦，性平。入心、脾經。本品長於補益心脾、補血養肝，用於治療心脾虛損、氣血不足致體力衰弱、失眠健忘、驚悸怔忡以及眩暈等症。

鴉膽子涼血解毒，殺蟲止痢，防腐生肌；龍眼肉補心安神，養血益脾。鴉膽子以祛邪為主，龍眼肉以扶正為要。鴉膽子腐蝕作用較強，內服易於刺激胃腸，引起噁心嘔吐、胸悶腹痛等症，故用龍眼肉之甘緩補中，以減少胃腸刺激症狀，以展其治療作用。

【主　治】

1. 阿米巴痢疾。

2. 熱性赤痢。

【常用量】

鴉膽子去殼取仁（不宜打碎），外用龍眼肉包裹，飯後吞服，成人每服 5 ～ 20 粒，日服 3 次，連服 10 ～ 14 天。

【經驗】

鴉膽子、龍眼肉伍用，善治阿米巴痢疾。施老告云：亦可用饅頭皮包裹吞服，其效也可。

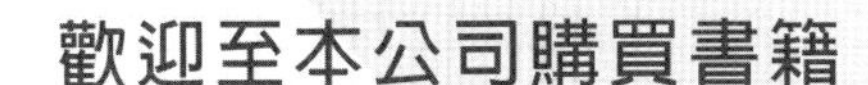

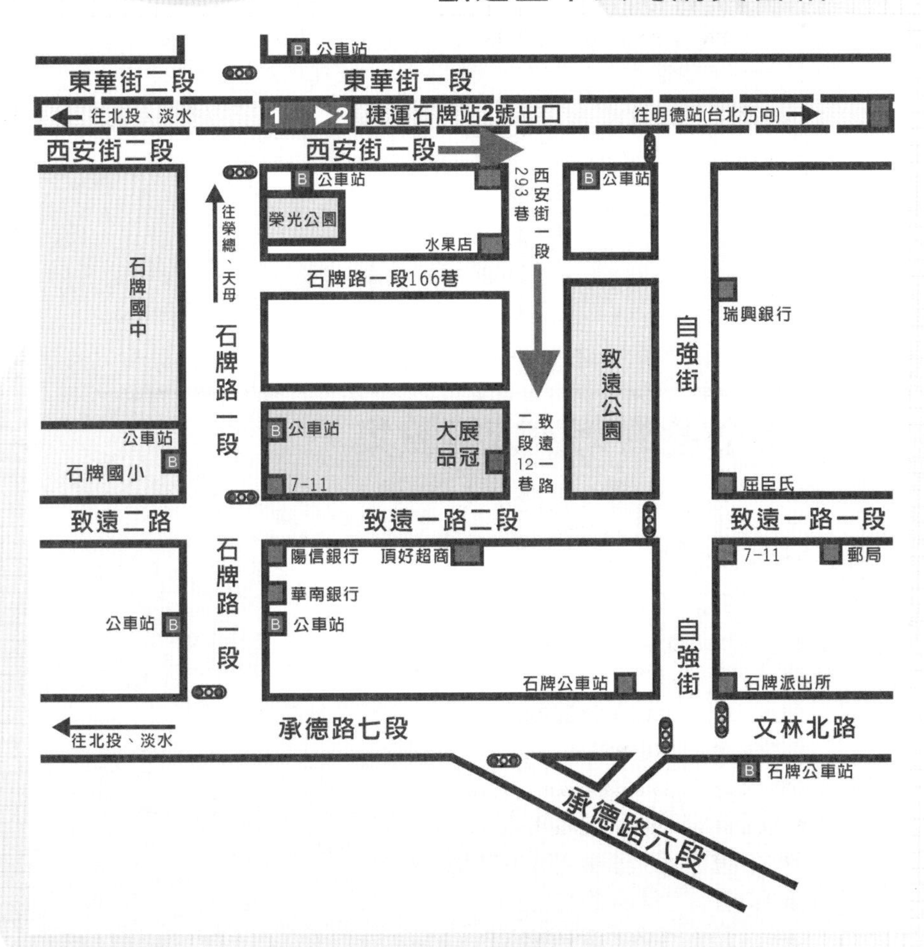

建議路線

1.搭乘捷運・公車

淡水線石牌站下車，由石牌捷運站2號出口出站(出站後靠右邊)，沿著捷運高架往台北方向走(往明德站方向)，其街名為西安街，約走100公尺(勿超過紅綠燈)，由西安街一段293巷進來(巷口有一公車站牌，站名為自強街口)，本公司位於致遠公園對面。搭公車者請於石牌站(石牌派出所)下車，走進自強街，遇致遠路口左轉，右手邊第一條巷子即為本社位置。

2.自行開車或騎車

由承德路接石牌路，看到陽信銀行右轉，此條即為致遠一路二段，在遇到自強街(紅綠燈)前的巷子(致遠公園)左轉，即可看到本公司招牌。

國家圖書館出版品預行編目資料

施今墨對藥臨床經驗集／呂景山　著　　——初版
——臺北市，大展出版社有限公司，2021〔民 110.07〕
面；21 公分——（中醫保健站；101）
ISBN 978-986-346-333-7（平裝）
1. 方劑學
414.6　　110007395

施今墨對藥臨床經驗集

著　　者／呂　景　山
責任編輯／郝　志　崗
發 行 人／蔡　森　明
出 版 者／大展出版社有限公司
社　　址／台北市北投區（石牌）致遠一路 2 段 12 巷 1 號
電　　話／（02）28236031 · 28236033 · 28233123
傳　　真／（02）28272069
郵政劃撥／01669551
網　　址／www.dah-jaan.com.tw
E-mail／service@dah-jaan.com.tw
登 記 證／局版臺業字第 2171 號
承 印 者／傳興印刷有限公司
裝　　訂／佳昇興業有限公司
排 版 者／弘益企業行
授 權 者／山西科學技術出版社
初版 1 刷／2021 年（民 110）7 月

定　價／450 元

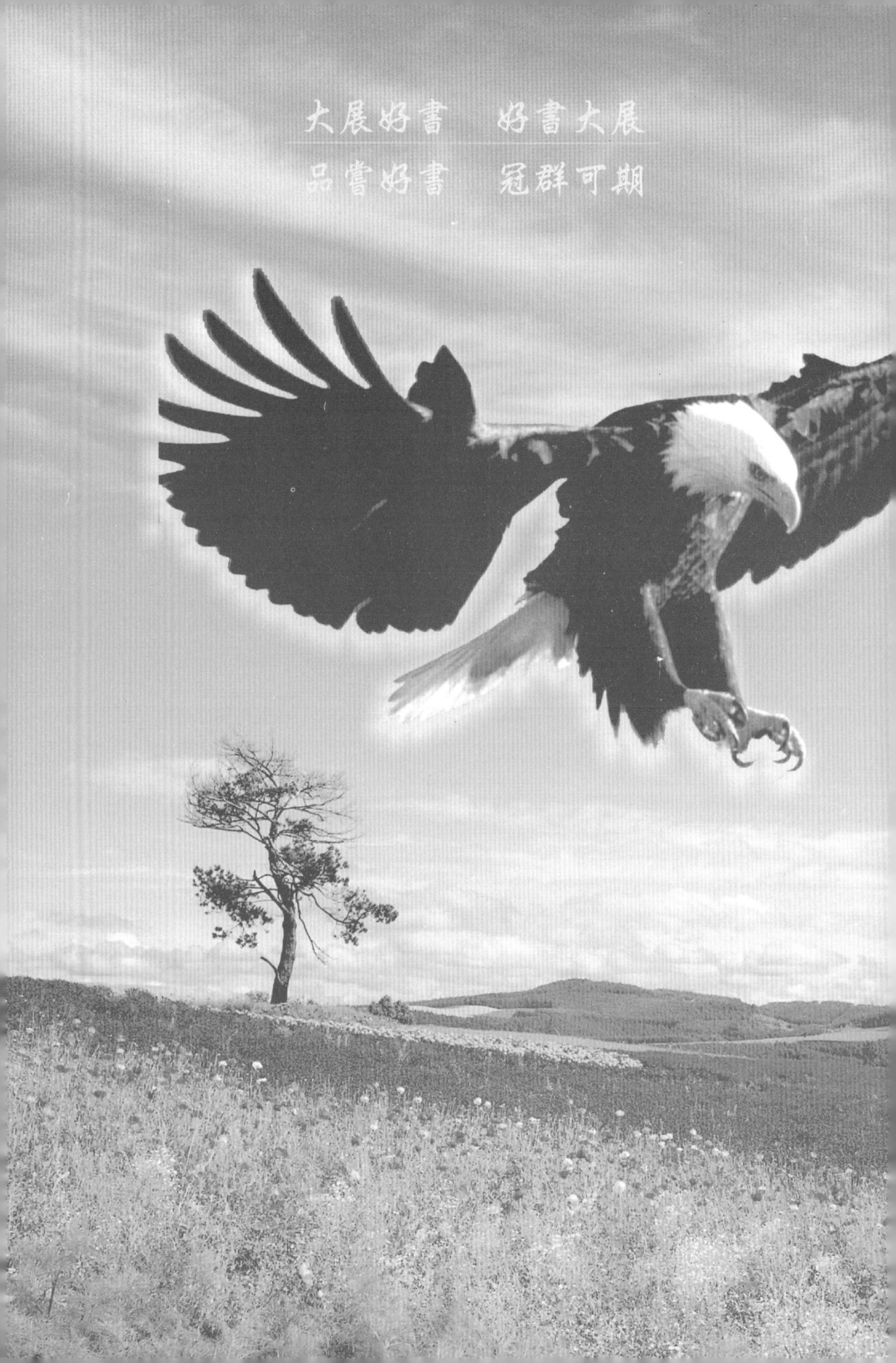
大展好書　好書大展
品嘗好書　冠群可期

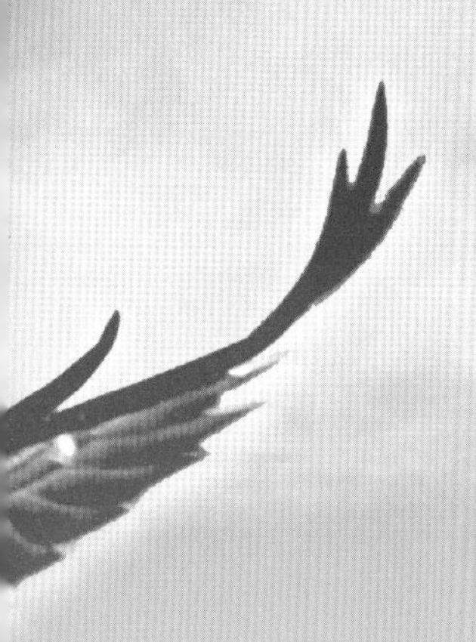